连建伟治肝经验集

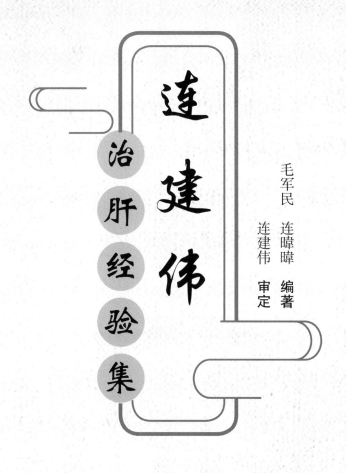

毛军民 连暐暐 编著
连建伟 审定

人民卫生出版社
·北 京·

图书在版编目(CIP)数据

连建伟治肝经验集 / 毛军民，连暐暐编著. —北京：人民卫生出版社，2022. 10
ISBN 978-7-117-33449-5

Ⅰ. ①连… Ⅱ. ①毛… ②连… Ⅲ. ①肝病（中医）-中医临床-经验-中国-现代 Ⅳ. ①R256. 4

中国版本图书馆 CIP 数据核字（2022）第 146981 号

人卫智网	www.ipmph.com	医学教育、学术、考试、健康，购书智慧智能综合服务平台
人卫官网	www.pmph.com	人卫官方资讯发布平台

连建伟治肝经验集
Lian Jianwei Zhigan Jingyan Ji

编　　著：毛军民　连暐暐
出版发行：人民卫生出版社（中继线 010-59780011）
地　　址：北京市朝阳区潘家园南里 19 号
邮　　编：100021
E - mail：pmph @ pmph.com
购书热线：010-59787592　010-59787584　010-65264830
印　　刷：北京汇林印务有限公司
经　　销：新华书店
开　　本：710 × 1000　1/16　印张：15　插页：4
字　　数：238 千字
版　　次：2022 年 10 月第 1 版
印　　次：2022 年 11 月第 1 次印刷
标准书号：ISBN 978-7-117-33449-5
定　　价：78.00 元
打击盗版举报电话：010-59787491　E-mail：WQ @ pmph.com
质量问题联系电话：010-59787234　E-mail：zhiliang @ pmph.com
数字融合服务电话：4001118166　E-mail：zengzhi @ pmph.com

连建伟简介

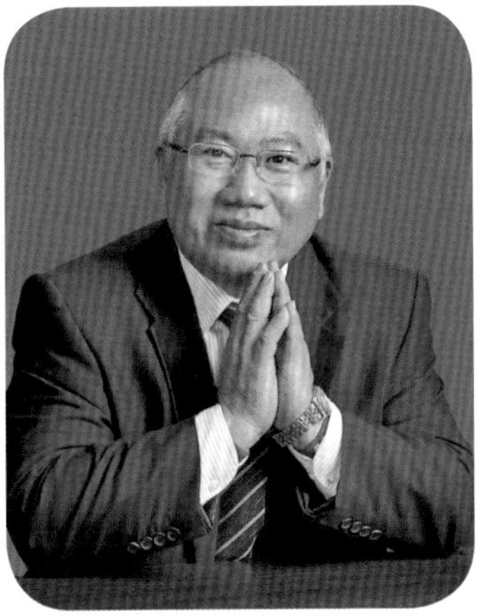

连建伟，男，1951年2月生，浙江嘉善人。1980年毕业于北京中医学院首届中医研究生班，浙江中医药大学教授、主任中医师、博士研究生导师，系享受国务院政府特殊津贴专家，第二届全国名中医，第三、四、五、六、七批全国老中医药专家学术经验继承工作指导老师，首批浙江省国医名师。历任浙江中医学院方剂教研室主任，基础部副主任、主任，浙江中医学院副院长，浙江中医药大学副校长，第七、八届浙江省政协常委，第十、十一届全国政协委员，中华中医药学会方剂学分会主任委员、名誉主任委员。现任浙江省文史研究馆馆员，浙江省干部医疗保健专家。

毛军民简介

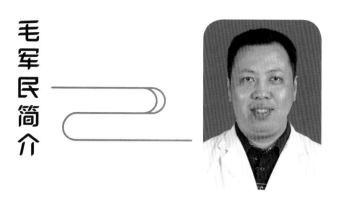

毛军民，男，1972 年 8 月生，浙江松阳人。副主任中医师，中国中医科学院中医学博士后，上海中医药大学中医内科学博士，浙江中医药大学中医临床基础博士，第四批全国老中医药专家学术经验继承工作继承人，师从全国名中医连建伟教授。曾任中国人民解放军南京军区杭州疗养院中医科副主任，全军中医药学会内科专业委员会常务委员，浙江省中医药学会理事。主编和参编中医书籍 5 部，发表中医学术论文 20 余篇。勤求古训，博采医家之长，擅治妇科和脾胃病证。

连暲暲简介

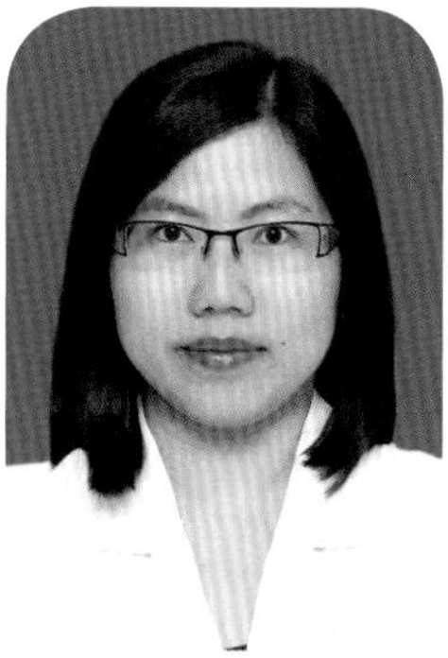

连暲暲，女，1981 年 12 月生，浙江嘉善人。浙江省中医院中医内科主治中医师，浙江中医药大学中医学硕士，第六批全国老中医药专家学术经验继承工作继承人，任浙江省中医药学会内科分会青年委员会委员。主编和参编中医书籍 8 部，发表中医学术论文 10 余篇。师从全国名中医连建伟教授，擅治脾胃病，对其他内科杂病也有深入研究。

上以療君親之疾
下以救貧賤之厄
中以保身長全以
養其生

傷寒雜病論序

連建偉書

治心何日能忘我
操術隨時可誤人

岳美中撰　連建偉書

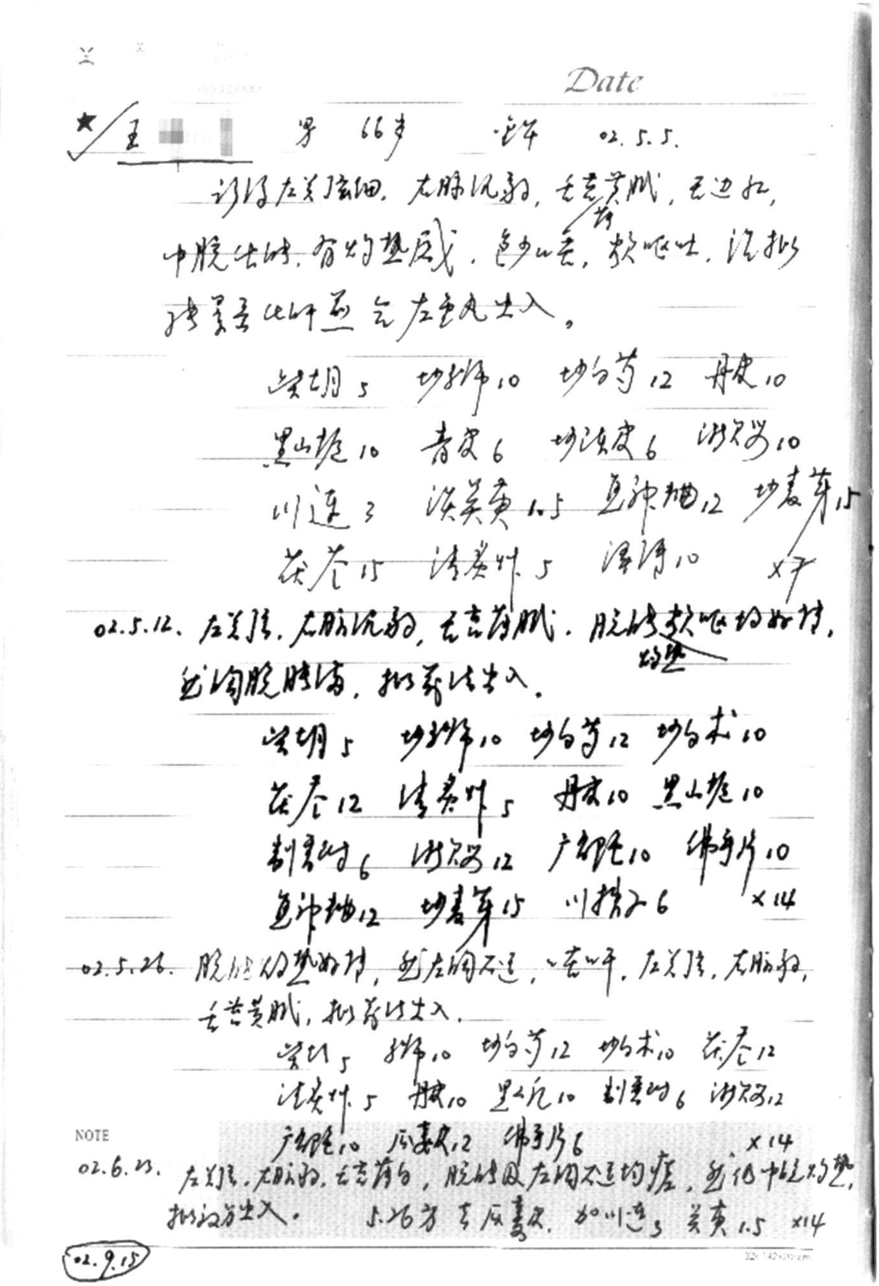

王某胃痛案连师手迹（2002 年）

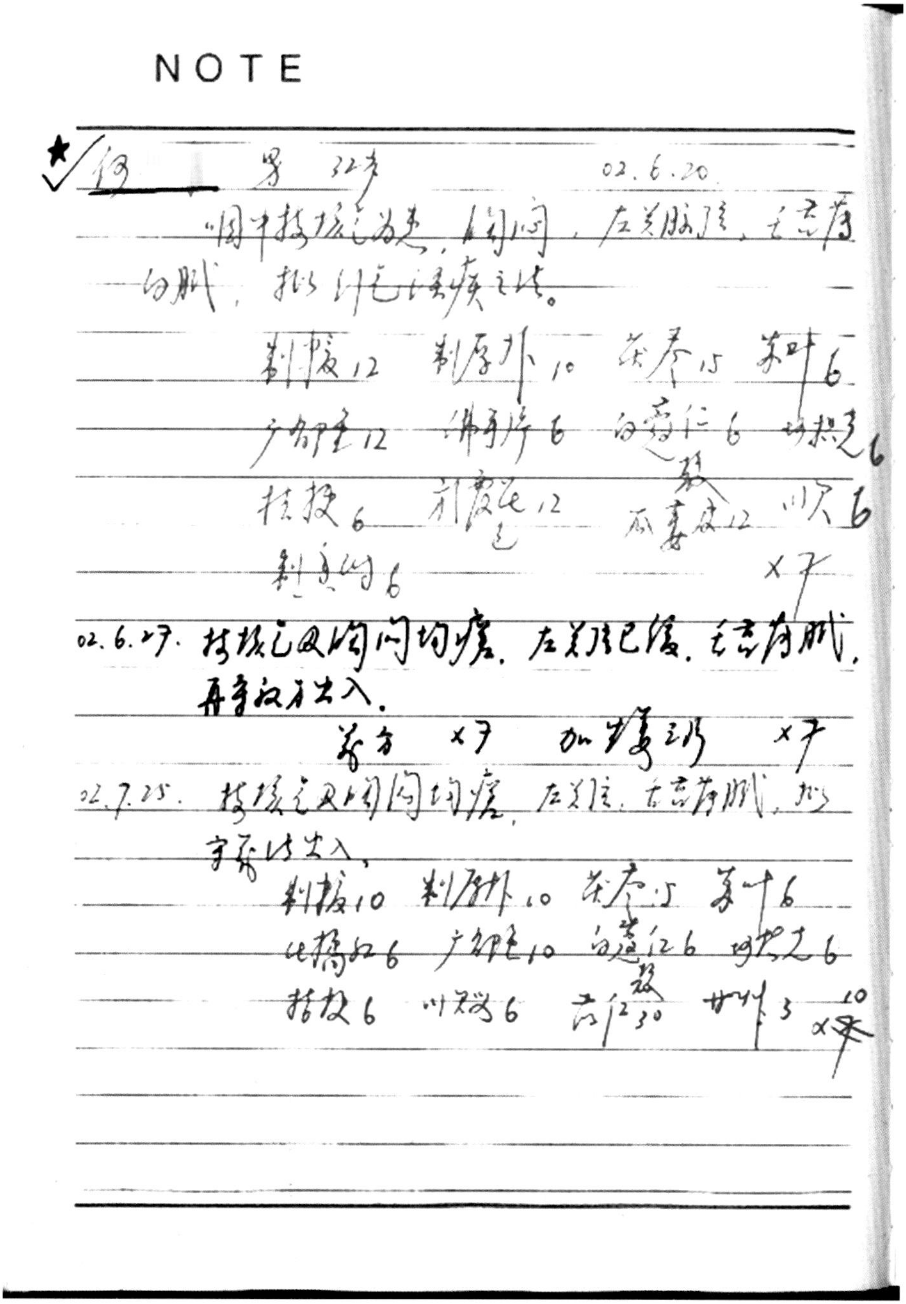

NOTE

何 男 32岁 02.6.20.

咽中梅核气为患，闷闷，左关脉弦，舌苔薄白腻，拟以理气化痰之法。

制半夏12 制厚朴10 茯苓15 苏叶6

广郁金12 佛手片6 白蔻仁6 川朴花6

桔梗6 [illegible]12 瓜蒌皮12 川贝6

制香附6 ×7

02.6.27. 梅核气及闷闷均瘥，左关脉已缓，舌苔薄腻，再予以方出入。

前方 ×7 加[illegible] ×7

02.7.25. 梅核气及闷闷均瘥，左关弦，舌苔薄腻，拟守前法出入。

制半夏10 制厚朴10 茯苓15 苏叶6

化橘红6 广郁金10 白蔻仁6 川朴花6

桔梗6 [illegible]6 薏苡仁30 甘草3 ×10

何某梅核气案连师手迹（2002年）

前　言

中国医药学源远流长，上溯先秦，下至当今，群贤辈出，代有传人，创造了灿烂的中医药文化，积累了丰富的理论和经验。名老中医药专家的学术思想、临证经验是中医药学伟大宝库中的重要财富。中医药的发展离不开继承，继承是发展的前提和基础。认真继承名老中医药专家的学术思想、辨证思维、临证经验和用药特色，并使之不断发扬光大，是我们的光荣使命和重要职责。

连建伟教授是我国当代著名的中医学家，系第二届全国名中医、首批浙江省国医名师，从事临证实践和医学教育逾五十年。连师以过人的才智、广博的知识在中医学领域勤勉治学，以振兴岐黄为己任，取得了令人瞩目的成就，为第三、四、五、六、七批全国老中医药专家学术经验继承工作指导老师，亦被国家中医药管理局遴选为第一批中医药传承博士后合作导师。连师融古贯今，博采众长，对各家学说兼收并蓄，不抱门户之见，上自《内》《难》典籍，下至清代叶、薛、吴、王及近代名家之著述，无不博览。他对仲景《金匮要略》和《伤寒论》做过深入研究，从中领悟到辨证论治的思想和方法；他对东垣《脾胃论》十分推崇，认为此书开创了中医脾胃学说的先河，其中有很多精辟的论述，对临证有指导作用；他又折服于叶天士《临证指南医案》，认为其中很多内容富于巧思，体现了辨证论治的精神。

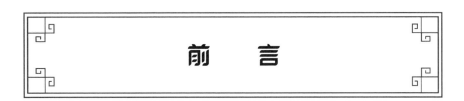

连师的临证功夫，素为吾侪所服膺。观其验案，常可体会到为医者需牢牢把握辨证论治之旨、巧妙运用进退攻守之意。他强调辨证论治是中医学的精华，要善于透过纷繁复杂的临证征象，审明主症，查找出疾病的症结，据此立法遣方用药，方能切中肯綮，屡建奇功。比如，他用肾气丸治疗糖尿病、哮喘、慢性肾功能不全，用补中益气汤治疗便血、尿失禁、妇人阴脱，用当归芍药散治疗妇人盆腔炎症，用十味温胆汤治疗心脏神经官能症，用甘露消毒丹治疗乙型肝炎，用景岳化肝煎合左金丸治疗糜烂出血性胃炎，用逍遥散合当归贝母苦参丸治疗泌尿系统感染，等等。我曾亲见连师治一尿血病人，二十年来小溲出血，多次行相关检查，血尿原因不明，曾服滋肾养肝及益气温阳之剂而皆罔效，镜下血尿多为(++～+++)，迁延不愈，连师据其左关脉弦、右关脉实，舌苔薄黄腻，断为肝火炽盛、血分有热，投以丹栀逍遥散化裁，寥寥数味，服方2个月后，顽疾痊愈。他又凭左关脉弦，以逍遥散加减治疗一慢性胰腺炎患者，1个月后患者复查CT，提示胰腺组织已正常，这样的效果令浙江大学医学院附属第一医院消化科的专家惊叹不已。平脉辨证，知常达变，补偏救弊，谨察阴阳所在而调之，是谓良工。连师强调，临证要保留完整的病案，既可记存备忘，又可供日后写作之用。札记盈箧，方能著作等身。每次门诊，他都会做好每个患者的病案记录，这个工作，他已经坚持了五十余年，记录了数百本笔记。自连师1968年开始行医，无论是谁，只要说出姓名、求诊时间，都能从笔记本中找出当时病案记录。病案记录不但有利于更好地了解病情的发生、发展和转归，而且有利于总结自己行医的经验，还会让病人对医者产生由衷的信赖。无怪乎有的病人过了四十几年，还会四处打听，祖孙三代人一起辗转来到杭州，再请连师看病。

中医典籍浩如烟海，往往皓首难穷究竟。连师胸襟博大，视野开阔，治学兼收并蓄。他的方药不拘一格，常常把平时收集的一些民间单方、验方和经验用药融加进去，出奇制胜。他在精研历代名方的基础上，锐意创新，不落前人窠臼。他对仲景经方和后世时方都做了潜心研究，探赜索隐，洞察其组方规律，从中悟出新意，创制了很多新方，意蕴深远，值得师法。

中医学认为，在以脏腑为中心的生命活动中，肝具有独特的作用和重要的地位，《素问·阴阳类论》言肝“其脏最贵”。中医学将肝脏功能失调视为疾病发生的主要根源之一，连师在临证过程中对中医肝病深有心得，杂病从肝论治经验也颇具特色。本书主要阐述连师治肝的学术思想、辨治经验与临证医案等，辨证、立法、方药均突出连师之所长，共分六章：

第一章治肝理法源流考，追溯源流，总结历代医家治肝经验；第二章学术思想与治疗经验，主要介绍连师治肝学术思想的理论基础和肝病辨治经验要点；第三章治法集要，列举连师常用的治肝20法，从主治、方药、加减等方面进行论述；第四章治肝药对，介绍连师常用的治肝药对50组，解释药对的配伍理论、适应证及剂量，并佐以医案解释药对的运用特色；第五章临证实录，收录连师治肝验案，每案后面附有评析，重点介绍了连师在临证中辨治肝病的思路；第六章名医之路，概述连师的从医经历和业绩。

连师之学是可励后人之学，其求学之精神、治学之态度、教学之箴言，可坚后辈之志、启学子之心、明医道之径。我自1990年就读本科起，迄今已追随老师学业问道三十余载，抚今追昔，百感交集。回想当年考入浙江中医学院，初涉杏林，老师任中医专业90年级主任。那时他已是业内颇有名望的学者，上课总能引经据典，旁征博引，引领我们后学入得正途，少走弯路；就读硕士、博士及博士后研究期间，老师任浙江中医药大学副校长，忙于教学、临床、行政，但他仍常在百忙之中为我释疑解惑、指点迷津。对于我的论文，从总体布局到遣词用句，甚至是标点符号等细节，他都要精心斟酌，仔细批改，使我得到进一步的深造，获益匪浅。饮水思源，师恩难忘！

本书由我及连建伟教授师承弟子连暐暐共同整理，老师学验宏丰，我等虽追随多年，亦只似管中窥豹，时见一斑，且限于水平，疏漏之处，在所难免，尚希医学同道不吝教正。

毛军民

2022年7月

目录

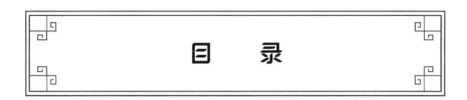

第一章　治肝理法源流考

肝位于腹部，横膈之下，右胁之内。肝在五行中属木，其华在爪，在体合筋，在窍为目，在液为泪，在志为怒，为罢极之本，魂之居也。肝具升生之性，主疏泄，保证一身气机流畅，冲和条达；又主藏血，血为阴，可制约肝阳，防止肝的阳气升腾太过，故有“体阴用阳”之谓。在病理上，肝具有易于郁结、上扰、下迫、横乘、流窜的特点，又有太过、不及、热化、寒化的病理变化，常常影响机体的上下左右，多致乘土、刑金、冲心、耗肾之变，造成广泛的影响，故清代魏之琇《续名医类案·疡症》中云：“夫肝木为龙，龙之变化莫测，其于病也亦然……《内经》微露一言曰：肝为万病之贼。六字而止，似圣人亦不欲竟其端矣。殆以生杀之柄，不可操之人耳。”

肝脏象理论一直为历代医家所重视，特别是关于肝病的证治，从《内经》《难经》《伤寒杂病论》直至近代，经过不断归纳总结，形成了丰富充实的体系，连师治肝的理论亦来源于此。

第一节　《内经》时期

中医对肝脏的认识，早在《内经》就有较为详细的论述。

对于肝的部位和形态，《内经》中虽然没有细致描述，但是有“邪在肝，则两胁中痛”的论述。《内经》更重视肝的生理功能，如《素问·刺禁论》中提出“肝生于左，肺藏于右”，这种认识是以五行学说为基础，与自然界方位、气候、性味等相结合来看待的。“东方生风，风生木，木生酸，酸生肝”，东方属木，木主生发之气，故肝生于左，指肝脏的生发之气出于左，突出肝主左而有升生勃发之特性，注重了肝脏的功能表现，而非描述了肝脏的位置，故有“脏在右，气行左”之说。

《内经》中对肝脏的生理特性有大量的论述。如“厥阴常多血少气”“肝为阴中之少阳”“肝者，将军之官”，均阐明了肝脏体柔用刚的特性，明确指出肝为刚脏，主藏血，以血为体，以气为用，体阴而用阳。《内经》又阐明了肝脏喜升喜动的特性，如“肝者……此为阳中之少阳，通于春气”“春者，木始治，肝气始生”“风气通于肝”等，将肝主动主升、喜条达恶抑郁的特性，归属自然界风木、春气的温和之类象。

《内经》论述肝脏的生理功能，一是主藏血，提出了“肝藏血”“人卧血归于肝”；二是肝主疏泄，如“土得木而达”；三是肝主情志谋虑，如“神在天为风……在脏为肝……在志为怒”“肝藏魂”“肝藏血，血舍魂”“肝者，罢极之本，魂之居也”“肝者，将军之官，谋虑出焉”；四是肝主筋，如“肝主筋”“食气入胃，散精于肝，淫气于筋”“肝主身之筋膜”“脏真散于肝，肝藏筋膜之气也”等。

在病理方面，《内经》指出肝脏发病与外邪侵袭、情志不畅、饮食劳伤等因素有关，如“风伤肝”“怒伤肝”“风客淫气，精乃亡，邪伤肝也”“寒气客于厥阴之脉……则血泣脉急，故胁肋与少腹相引痛矣”“肝气虚则恐，实则怒”“久视伤血……久行伤筋”等。此外，《内经》详细论述了肝气、肝火、肝风的病证，如肝气肝郁证，“肝病者，两胁下痛引少腹，令人善怒……气逆则头痛，耳聋不聪，颊肿”；肝热肝火证，“肝热病者，小便先黄，腹痛多卧身热，热争则狂言及惊，胁满痛，手足躁，不得安卧”“肝气热，则胆泄口苦筋膜干，筋膜干则筋急而挛，发为筋痿”；肝阳肝风证，“诸风掉眩，皆属于肝”“诸暴强直，皆属于风”“徇蒙招尤，目冥耳聋，下实上虚，过在足少阳、厥阴，甚则入肝”等，对肝病诊断均有一定的指导意义。

在治疗方面，《内经》提出“肝苦急，急食甘以缓之”“肝欲散，急食辛以散之，用辛补之，酸泻之”等原则，确立了甘缓、辛散、酸收三大治法，成为后世治肝法的理论基础。在方药方面，《内经》制方虽仅十三个，但已有生铁落饮、四乌鲗骨一藘茹丸等四个方剂涉及肝病的治疗。如四乌鲗骨一藘茹丸治血枯证，乃“气竭伤肝，故月事衰少不来也”，服之能“利肠中及伤肝也”。《内经》中还有明确的肝病食疗法，如“肝色青，宜食甘，粳米牛肉枣葵皆甘”等。

《内经》关于肝的生理功能，肝病的病因病理、诊断治疗的阐述，为后世肝病辨证论治体系的建立奠定了扎实的理论基础。

第二节 东汉时期

东汉时期张仲景著述的《伤寒杂病论》是我国第一部理法方药完备的经典巨著，开创了中医辨证论治的先河。仲景宗《内经》《难经》之旨，治肝思想虽散见在各篇条文之中，但确立了治疗肝病的疏、和、清、缓、温、养诸法，为肝病的辨证论治起到了承前启后的作用。

一、疏肝法。有疏肝和胃法，如四逆散，治肝胃气滞，阳郁致厥之"少阴病，四逆，其人或咳或悸，或小便不利，或腹中痛，或泄利下重"；有疏肝通络法，如旋覆花汤，治肝脏受邪而疏泄失职，厥阴经脉气血郁滞、着而不行之"肝着，其人常欲蹈其胸上，先未苦时，但欲饮热"；有疏肝平冲法，如奔豚汤，治因惊恐恼怒，肝气郁结化热，随冲气上逆之"奔豚气上冲胸，腹痛，往来寒热"；有开郁化痰法，如半夏厚朴汤，治肝气郁结，气机不畅，气滞痰凝，上逆于咽喉之"妇人咽中如有炙脔"。

二、和肝法。有和解少阳法，如小柴胡汤，治外邪侵入少阳，正邪分争，少阳枢机不利之"往来寒热，胸胁苦满，嘿嘿不欲饮食，心烦喜呕，或胸中烦而不呕，或渴，或腹中痛，或胁下痞硬，或心下悸，小便不利，或不渴，身有微热，或咳者"；又如大柴胡汤，治少阳病不解，兼有阳明里实之"按之心下满痛者"。有调和寒热法，如乌梅丸，治寒热错杂之蛔厥。

三、清肝法。有清肝利湿法，如茵陈蒿汤，治肝胆湿热内蕴，脾胃清浊升降失常，导致的"寒热不食，食即头眩，心胸不安，久久发黄为谷疸"；有清肝止利法，如白头翁汤，治肝热下迫大肠，气滞壅塞，恶秽之物欲出不得，"热利下重者"；有清肝息风法，如风引汤，治肝阳亢盛，风邪内动之"大人风引，少小惊痫瘛疭"。

四、缓肝法。有缓肝养心法，如甘麦大枣汤，治情志不舒，肝郁化火，伤阴耗液，心脾两虚所致的"妇人脏躁，喜悲伤欲哭，象如神灵所作，数欠伸"；有缓肝建中法，如小建中汤、黄芪建中汤，治气血阴阳不足，"虚劳里急"。

五、温肝法。有暖肝温中法，如吴茱萸汤，治肝胃阳虚，寒饮内停，浊阴上逆之"食谷欲呕"或"干呕，吐涎沫，头痛者"；有暖肝缓急法，如当归生姜羊肉汤，治肝血不足，气虚寒凝，筋脉拘急而“寒疝腹中痛，及胁痛里急者”。

六、养肝法。有养肝安神法，如酸枣仁汤，治肝阴不足，心血亏虚所致的“虚劳虚烦不得眠”；有养肝安胎法，如当归散，治妇人肝血不足，脾失健运，湿热内阻之胎动不安。

仲景治肝方法为后世医家之圭臬，开温肝养肝法之先河，其疏肝通络之法为后世活血化瘀法的运用和络病学说的形成奠定了理论基础。此外，仲景“肝病实脾”的思想，具有重要的指导意义，一直为历代医家所师法。

第三节 晋唐时期

晋代王叔和《脉经》在继承《内》《难》和仲景学说的基础上，对肝病有了进一步的论述。如详细分析了病在肝的脉象，《脉经》云：“肝脉沉之而急，浮之亦然。苦胁下痛，有气支满，引少腹而痛，时小便难，苦目眩头痛，腰背痛，足为逆寒，时癃，女人月使不来。”肝病根据脉象和证候的不同，分为可治和不治两类，如“肝病，其色青，手足拘急，胁下苦满，或时眩冒，其脉弦长，此为可治，宜服防风竹沥汤、秦艽散”“肝病，胸满胁胀，善恚怒，叫呼，身体有热而复恶寒，四肢不举，面目白，身体滑，其脉当弦长而急，今反短涩，其色当青，而反白者，此是金之克木，为大逆，十死不治”。

隋代巢元方《诸病源候论》中的“肝病候”继承了《内经》肝脏象理论，较为详细地阐述了“肝气盛”和“肝气不足”的证候，如：“肝气盛，为血有余，则病目赤，两胁下痛引小腹，善怒。气逆则头眩，耳聋不聪，颊肿，是肝气之实也，则宜泻之。肝气不足，则病目不明，两胁拘急，筋挛，不得太息，爪甲枯，面青，善悲恐，如人将捕之，是肝气之虚也，则宜补之。”巢氏强调肝病多为病久而成，与情志关系密切，“肝脏病者，愁忧不乐，悲思嗔怒，头旋眼痛”。此外，他还从脉象来分析肝病的病机及预后，如：“春，肝木王，其脉弦细而长，是平脉也。反得微涩而短者，是肺之乘肝，金之克木，大逆，十死不治……死肝脉来，急益劲，如新张弓弦，曰肝死。”

唐代孙思邈著《备急千金要方》《千金翼方》，以五脏六腑为纲、寒热虚实为目，通过脉象、症状和施治方药对肝实热、肝胆俱实、肝虚寒、肝胆俱虚、肝劳、筋极、坚癥积聚等肝病进行了详细的阐述，是仲景“脉证并治”思想的传承，初步形成了肝病辨证论治体系。如论肝实热证，“左手关上脉阴实者，足厥阴经也，病苦心下坚满，常两胁痛，息忿忿如怒状，名曰肝实热也”，治疗肝实热证，有竹沥泄热汤、泻肝前胡汤、防风煮散、远志煮散、地黄煎等；论肝虚寒证，“左手关上脉阴虚者，足厥阴经也，病苦胁下坚，寒热，腹满不欲饮食，腹胀，悒悒不乐，妇人月经不利，腰腹痛，名曰肝虚寒也”，治疗肝虚寒证，有补肝汤、防风补煎、槟榔汤等。此外，孙氏还对黄疸病、目病等也有详细的论述，并处以方剂，有重要的参考价值。

第四节 宋元时期

宋代钱乙在《内经》五脏、五行理论基础上，结合张仲景《金匮要略》和孙思邈《备急千金要方》中有关脏腑病症的论述，创立五脏辨证理论。对于肝病的虚实辨证，钱氏认为“肝主风，实则目直，大叫，呵欠，项急，顿闷，虚则咬牙，多欠气”。同时，钱氏还论述了肝病与其他脏腑之间的关系，如对于“肝病胜肺”病证，钱氏提出肝病发于秋令肺金当旺之时，乃是“肝强胜肺，肺怯不能胜肝，当补脾肺治肝，益脾者，母令子实故也”；对于“肺病胜肝”证，又云“肺胜肝，当补肾肝治肺脏，肝怯者，受病也”。钱氏突出五脏辨证论治，尤重脏腑虚实和五脏之间的生克制化关系，并创立了肝病证治主方，如泻肝火之泻青丸、滋水涵木之六味地黄丸等，沿用至今，疗效卓著。

宋代的《太平惠民和剂局方》是一部流传较广、影响较大的中医方书，其中许多治疗肝病的有效方剂至今仍在广泛应用，如逍遥散等。

《圣济总录》将肝病分“肝虚”“肝实”“肝胀”“肝著”“肝风筋脉抽掣疼痛”“煎厥”“肝气逆面青多怒”“薄厥”“肝病筋急”等类型进行详细论述，是对其理法方药体系的进一步完善。

金元时期，张元素在学习前人古典著作的同时，结合自己数十年的临证经验，自成从脏腑寒热虚实以言病机辨证的学说体系，提出了一套完整的方药理论及药物的升降浮沉、引经报使学说，其中有专论肝病法时补泻法和标本寒热虚实用药式，给后世以深远的影响。张氏在《医学启源》中首先提出了肝病的脉证法，进而以肝脏生理特点为基础，根据肝脏本气及经络循行部位，结合寒热虚实指导肝病的辨证，并将肝病分为“本病”和“标病”，明确了虚实标本的用药方法。对于肝病的治疗，从补虚、泻实、温寒、清热等方面进行论述，如“肝苦急，急食甘以缓之，甘草”“肝欲散，急食辛以散之，川芎。补以细辛之辛，泻以白芍药之酸。肝虚，以陈皮、生姜之类补之”。上述治则，基本取法于《素问·脏气法时论》，并结合其医疗实践，有理论，有经验，对于现代临证，也是极有价值的参考文献。

朱丹溪对“相火论”提出了自己的见解，并首次提出“肝司疏泄”的概念。《格致余论·阳有余阴不足论》中指出：“主闭藏者，肾也，司疏泄者，肝也，二脏皆有相火，而其系上属于心。心，君火也，为物所感则易动。心动则相火亦动，动则精自走，相火翕然而起，虽不交会，亦暗流而疏泄矣。”丹溪“肝司疏泄”学说是建立在“相火论”和“阳有余阴不足论”的基础上，在生理上强调肝肾相火可以推动男子精液正常排泄，在病理上强调相火对阴精的损伤，这是对刘河间“火热论”、李东垣“元气阴火论”的发展创新。由于肝脏对维持人体气机升降正常有重要的作用，故丹溪强调：“气血冲和，万病不生，一有怫郁，诸病生焉。故人身诸病，多生于郁。”他在《金匮钩玄》中，单独把“六郁”作为一种病证来论述，创制了越鞠丸以解诸郁，使中医对郁证的认识和治疗理论逐渐完善起来，后世不少医家都宗此而有所发展。

第五节 明清时期

明代张景岳把肝病的病机分为肝气和肝血两个方面的变化，认为肝气有余不可补，而肝血不足则必须补。《质疑录》云：“足厥阴肝为风木之脏，喜条达而恶抑郁……举世尽曰伐肝，故谓肝无补法。不知肝气有余不可补，补则气滞而不舒……肝血不足，则为筋挛，为角弓，为抽搐，为爪枯，为目眩，为头痛，为胁肋痛，为少腹痛，为疝痛诸证。凡此皆肝血不荣也，而可以不补乎？”此说虽有一定道理，但在临证上也有其片面性。

明代李中梓提出了“乙癸同源，肾肝同治”之论，他运用类比的方法阐发“乙癸同源”的含义，强调了水与木、精与血之间的密切关系。《医宗必读·乙癸同源论》云：“东方之木，无虚不可补，补肾即所以补肝；北方之水，无实不可泻，泻肝即所以泻肾。”

清代沈金鳌在《杂病源流犀烛》中分析了肝病的病理和治法，对于具体病证，沈氏也有独到的见解。如胁痛，他提出“胁痛多半是实，不得轻于补肝，能令肝胀也”“今胠胁肋痛，固由于肝邪之实，而所谓肝邪者，不越气、血、食、痰、风寒五端”。在肝病的治疗上，他提出“治实大忌柴胡，若川芎则必用。暴怒伤血，必和血……死血阻滞，必日轻夜重，午后发热，脉短涩，当去瘀……有块必消块……气痛须调气……有痰须导痰……食积当消导”等。在用药上，他主张需分肝实和肝虚，别而治之。肝实宜清热降气，用橘皮、黄连、黄芩、紫苏子等；肝虚宜用辛散甘缓，用当归、生姜、甘菊、胡麻等。

林珮琴在《类证治裁》中提出“凡上升之气，自肝而出”的观点，人体脏腑的气化和气机的升降出入，必须依赖肝气的升发鼓舞，如肝气升发功能失调，则“诸病多自肝来”。林氏还提出肝气与肝火、肝风有着密切关系，强调肝气、肝郁容易出现化火、化风等病理变化。在肝病论治上，林氏主张顺应肝的生理特性，指出“夫肝主藏血，血燥则肝急。凡肝阴不足，必得肾水以滋之，血液以濡之，味取甘凉，或主辛润，务遂其条畅之性，则郁者舒矣。凡肝阳有余，必需介属以潜之，柔静以摄之，味取酸收，或佐酸降，务清其营络之热，则升者伏矣”“大抵肝为刚脏，职司疏泄，用药不宜刚而宜柔，不宜伐而宜和，正仿《内经》治肝之旨也”。

李冠仙在《知医必辨》中详论肝气的生理和病理，以及常见病证，提出：“人之五脏，惟肝易动而难静。其他脏有病，不过自病，亦或延及别脏，乃病久而生克失常所致。惟肝一病，即延及他脏。”肝气为病，多冲逆三焦，病及诸脏，涉于十二经，“五脏之病，肝气居多，而妇人尤甚”。这些论述，充分体现了肝为一身气机升降出入枢纽的生理特性，亦揭示了肝气为病最杂而治法最广的一般规律。李氏在详细阐述《内经》“治肝三法”（辛散、酸敛、甘缓）的基础上，又发展补充了“治肝七法”：急则泻心子，一法也；虚则补肾母，二法也；清金降肺以平之，三法也；平甲木以和乙木，四法也；养阴潜阳，五法也；肝病实脾，六法也；有实火则泻肝，七法也。此七法合《内经》三法，对于肝病的治疗，已大体齐备，可谓简练且实用。

魏玉璜在《续名医类案》中针对时医多以辛燥之品治肝的弊端，另论“养肝阴”法，制方“一贯煎”，丰富了肝病的证治组方理论，至今仍为临证所常用。

唐容川论肝胆病机，特别重视肝气疏泄之功用，认为肝之所以具备藏血、舍魂、温脏、调和脾胃等功能，无不与肝气有关。

何梦瑶认为百病皆生于郁，郁而不舒，则皆肝木之病也。凡气、血、湿、食、痰、火六郁以气郁为本，所以擅治郁者必擅调肝，木郁达之，肝气一和则气机得畅，诸郁未有不解之理。

医家王旭高以擅治肝而著称于医林，他认为“肝气、肝风、肝火三者同出异名，其中侮脾乘胃，冲心犯肺，挟寒挟痰，本虚标实，种种不同，故肝病最杂而治法最广”，并根据肝气、肝火和肝风的特点，提出了详尽具体的治肝三十法。如他提出治肝气有九法：①疏肝理气，②疏肝通络，③柔肝，④缓肝，⑤培土泄木，⑥泄肝和胃，⑦泄肝，⑧抑肝，⑨散肝（散肝法用于肝气郁结，疏泄不及之证，偏于治虚，与治疗肝气太过而逆乱的疏肝理气法迥异，尤当明察）。治肝火有六法：①清肝，②泻肝，③清金制木，④泻子，⑤补母，⑥化肝。治肝风有七法：①息风和阳，②息风潜阳，③培土宁风，④养肝，⑤暖土以御寒风，⑥平肝（平肝法乃平肝气之惊乱，与用治肝阳上亢之平肝潜阳法不同），⑦搜肝（搜肝法主要治疗外风入内，侵犯肝经或脏腑，或引动内风之证）。治肝寒肝虚有五法：①温肝，②补肝阴，③补肝阳，④补肝血，⑤补肝气。此外还有三法，即“补肝”“镇肝”“敛肝”，为肝病应变的治法，“无论肝气、肝风、肝火，相其机宜，皆可用之”。王氏治肝三十法，虽然简略，然几乎包括了肝病的所有病理变化，具体而全面，乃是集前人之经验，结合自己的实践积累所得的实用总结，备受近代医家推崇，至今仍有很强的指导意义。

周学海提出，“凡脏腑十二经之气化，皆必藉肝胆之气化以鼓舞之，始能调畅而不病。凡病之气结、血凝、痰饮、胕肿、臌胀、痉厥、癫狂、积聚、痞满、眩晕、呕吐、哕呃、咳嗽、哮喘、血痹、虚损，皆肝气不能舒畅所致也。或肝虚而力不能舒，或肝郁而力不得舒，日久遂气停血滞，水邪泛溢，火势内灼而外暴矣”“凡治暴疾、痼疾，皆必以和肝之法参之。和肝者，伸其郁、开其结也，或行气，或化血，或疏痰，兼升兼降，肝和而三焦之气化理矣，百病有不就理者乎”，由此可窥周氏重视“肝气”之思想。治肝病，乃至治诸病，周氏皆注重调节肝为气机枢纽之功能，故又云：“医者善治调肝，乃善治百病。”

明清医家精研典籍，结合临证心得，发微抉隐，极大地丰富和发展了肝脏象理论和肝病的理法方药体系，而诸医家之中，又以叶天士和张锡纯对连师治肝思想影响最深。

清代叶天士为治肝大家，其治肝思想及经验尤为丰富，备受连师推崇。叶氏提出“肝体阴而用阳”之说，临证主张辨别肝体和肝用，区别用药。“肝为风木之脏，因有相火内寄，体阴用阳，其性刚，主动主升，全赖肾水以涵之，血液以濡之，肺金清肃下降之令以平之，中宫敦阜之土气以培之，则刚劲之质得为柔和之体，遂其条达畅茂之性”，在正常生理情况下，体用协调，肝脏自然无恙。若肝体不及，肝用失却涵养，则“相火肝风上窜”“阳挟内风上引”，谓之“肝用太过”，治疗上宜“养肝之体，清肝之用”，共奏“两和肝之体用”之效。肝体为病常为不及，肝用为病常属太过。肝体不及者，宜补之、养之、柔之、润之；肝用太过者，宜清之、潜之、平之、镇之。临证时需根据具体症情灵活运用上述诸法，或治体为主，或治用为先，或体用并治。叶氏医案中所治肝病甚为广泛，有肝郁、肝气、肝火、肝风、肝寒、肝热、肝瘀诸证，尤以肝郁、肝瘀、肝风的治疗最具特色。如治肝郁，叶氏认为肝郁本为气郁，气本无形，郁则气聚，聚则似有形而实无质，因而治疗肝郁证只能轻取，不可力攻，常用逍遥散或越鞠丸，肝郁化热则用丹栀逍遥散。用逍遥散或丹栀逍遥散时，叶氏每去白术，以其甘温滞气增热之故。对于肝瘀证，叶氏取法仲景但不泥古，自出机杼地创立了辛润通络法，以旋覆花汤为主方，加入归须、柏子仁、桃仁等加强润血通络之功，或加金铃子散以增疏肝止痛之力。对于肝风证，叶氏立足前人而独具匠心，创立了“阳化内风”之说，认为肾水之衰、肝阴之亏、心血不足、肺气损伤及脾胃虚弱等均可引起肝阳无制，内风升腾，为本虚标实之证，故息风重在补虚，兼顾标症。“缓肝之急以熄风，滋肾之液以驱热”，补虚有养肝、滋肾、培土、润肺、益心之法，治标有镇肝、清肝、息风、潜阳、祛痰等治法。在治肝方药上，叶氏遵循《内经》之旨，重视以气味立治法，创立了“甘酸化阴”“辛甘化阳”“辛香温通”“苦辛泄降”等一系列治法，从而丰富了中医学肝脏象理论的内涵，对后世影响深远。

张锡纯是中西医汇通的代表性人物之一，他受西方医学知识的启发，注重实践，勇于创新，在肝病的病因病机及证治的理论上颇有建树，独树一帜。张氏认为“肝之体居于右，而其气化之用实先行于左，故肝脉见于左关。脾之体居于左，而其气化之用实先行于右，故脾脉见于右关”。肝因“以血为体，以气为用”，体阴用阳，其疏泄功能可助气“流通透达”，故肝与人体气化活动最为密切，为全身气化之总司，担负起人体“主气化”的职责。首先，肝“应春令，为气化发生之始”，“肝藏于右而升发于左”，为气化之始、升发之端，关乎全身气机升降出入的平衡有序。其次，肝为“人身元气萌芽之脏”，通过升发元气，形成胸中大气，以斡旋全身，从而主宰全身气化。第三，肝主气化，亦依赖其他脏腑共同完成，提出“究之肝胆之用，实能与脾胃相助为理”“非脾气之上行，则肝气不升；非胃气之下行，则胆火不降”，脾升胃降，中焦气机的通畅在肝主气化的活动中起至关重要的作用。对于肝脏病理，医家历来多关注肝实证，如肝气、肝火、肝风等，对肝虚证，也常常限于肝阴虚、肝血虚，而对肝气虚所论甚少。张氏指出肝气虚证、虚极致脱证是肝的常见病理证候，多因七情伤及气血、大病久病耗伤元气、平肝伐肝太过而导致肝气虚损。在“肝主气化”学说基础上，张氏认为肝病多由气机失调引起，因此治疗肝病必须调畅气机，关键在于疏肝。凡使气机调畅者，皆为疏肝，气化一通则诸病皆除。如肝气郁者调之即为疏，以柴胡、茵陈、生麦芽调达肝脏生化之气；肝实热者泄之即为疏，以龙胆泄肝经实热证；肝气虚者补之即为疏，重用黄芪振奋、补养肝气；肝血瘀者化之即为疏，以川楝子、乳香、没药、莪术治气滞血瘀之胁下疼痛等。张氏论治肝病有“二忌”：一忌伐肝，注重平柔兼用。治肝虽以辛散为补，以酸敛为泻，但平肝辛散不可太过，亦不可过量久用，防止其耗伤气血。张氏指出“过平则人身之气化必有所伤损”“升散常用，实能伤气耗血，且又暗伤肾水以损肝木之根也”，故张氏重视镇肝、清肝、柔肝三法相互为用。二忌燥烈，重视柔中兼活。“燥则肝体板硬，而肝气、肝火即妄动”“是以方书有以润药柔肝之法”，但润燥方药，有碍脾胃，故用柔肝之品时需佐以行气活血之药，使组方柔而不腻。张氏细辨肝的“体”“用”之别，重新阐发了肝的生理功能和病理变化，其创立的“肝主气化”论进一步充实了肝脏象理论，所创制的镇肝熄风汤、建瓴汤、升肝舒郁汤、新拟和肝丸、金铃泻肝汤等，至今仍是常用的治肝名方。

综上所述，肝脏象理论自《内经》《伤寒杂病论》奠定基础，历经后世医家发挥补充，尤其明清医家的发挥和创见，繁荣发展了治法方药学说，使肝脏象理论在理法方药各方面趋于完善，形成了独具特色的理论体系。历代中医典籍和名家的学术观点，对连师治肝学术思想的形成产生了深刻影响。

第二章　学术思想与治疗经验

连师熟谙经典，师从名家，博采众长，在五十余年的临证中，治肝病擅调气血而行和缓之法，治杂病善从肝论治而收奇效，形成了自己独特的学术思想和经验，足堪后学效法。

第一节　学术思想

一、肝藏少阳之气，倡导和缓之法

《素问·四气调神大论》云："春三月，此谓发陈。天地俱生，万物以荣。"春为"发陈"之季，阳气始发，内孕生生之机，推动万物的生长变化，故曰少阳。肝在五行属木，类比春天树木的生长和生机勃发之性，故肝气通于春，内藏少阳生发之气，与春气相应，是以《素问·六节藏象论》有云："肝者……此为阳中之少阳，通于春气。"那么，何谓少阳？

《素问·天元纪大论》云："终地纪者，五岁为一周。君火以明，相火以位。"又云："少阳之上，相火主之。"中医认为人体之火有二：一是君火，少阴之上，君火主之，标阴而本阳；二是相火，少阳之上，相火主之，标本皆阳。"相火以位"说明相火主宰着人体的生命活动。在中医运气学说里，少阳属相火。少阳，少即小也，为初生之阳。在易学太少阴阳之中，少阳又称一阳，用易象符号表示为"⚎"，此即"阴爻在下，阳爻在上"，用易象思维读此符号之时可知阳爻出现于阴爻之后，表示了阳出于阴，是阳气始生之意。正常的相火称之"少火"，有滋生补益正气的作用，故谓"少火生气"。

历代医家对"相火"的认识角度不同，形成的理论也不同。一般认为肝、胆、肾、三焦均内寄相火，而其根源则在命门。连师认为，厥阴为“两阴交尽”之意，阴尽之时即是阳生之始，肝虽属厥阴，然内藏少阳生发之气，萌发生生之机，而为化生之始，故具有条达通畅、生长升发和生机盎然的特性。相火生于命门，为命门所主，受肾水的滋养而化生元气。肝与肾位居下焦，相火又通过水木相生的关系而内藏于肝，受肝血的濡养，从而具备了激发肝主生发之功能，藉三焦以升发周身，温养脏腑，推动和维持人体各种正常生命活动。因此说，肝内所藏少阳相火是“肝主疏泄”功能的原动力，故《素问・玉机真脏论》云：“春脉者肝也，东方木也，万物之所以始生也。”

肝藏少阳之气，寓生发之机，保证了人体正常的生长发育。小儿为纯阳之体，少阳旺盛，生机勃勃，发育迅速；青春期后，肝内少阳生发之性趋于稳定，此时肝的生发之性主要表现为协调促进各脏腑维持较为旺盛的生命功能；中年之后，肝内少阳生发功能减退，全身脏腑功能亦减退；至五十岁时，则“肝气始衰，肝叶始薄，胆汁始灭，目始不明”（《灵枢・天年》）。肾主藏精，其封藏之精血为人体生长发育的物质基础，然精血在生长发育过程中的功用表达，必须通过肝少阳之气的生发功能才能实现。这是肝肾在生长发育中的作用区别，故张锡纯云：“人之元气，根基于肾，萌芽于肝。”反之，若肝少阳之气功能失常，就会影响人体正常的生长发育。如连师曾诊治的一位王姓患者，女，14 岁，近一年来身高增长停滞，父母甚为焦虑。连师投以逍遥散化裁，取疏肝解郁、舒展少阳之效，治疗二月余。一年后随访，其父告知该患者身高增长了 5cm。

肝之少阳受损，则会影响机体康复。《素问・四气调神大论》云：“春三月，此谓发陈，天地俱生，万物以荣……生而勿杀，予而勿夺，赏而勿罚，此春气之应，养生之道也。逆之则伤肝，夏为寒变，奉长者少。”这说明“生发”是春季与肝的共同特点，如果不遵从其生发的特性，不仅会损害当令肝脏少阳而发病，还可导致夏季发生阳气虚衰的寒性病变。春夏养阳，秋冬养阴。冬季藏精，冬至阳生之后，春季必须呵护春生少阳之气，不宜寒凉伤阳（可导致畏寒、肢冷、腹泻），也不可辛热躁动阳气（可致升腾太过而致头痛、眩晕）。一日中的阴阳变化，也同样遵守如此消长的规律。临证时，连师常常叮嘱患者，必须保证在夜间 11 点之前入睡。子时一阳生，半夜 11 点后，经气流注少阳胆经和厥阴肝经，此时需安卧而眠，以养肝血、和少阳。若经常熬夜，往往会出现目赤、头痛、头晕、心烦易怒等肝阳上亢之证候。

《素问·生气通天论》云："阳气者，若天与日，失其所，则折寿而不彰。"少阳相火是阳气处于一种初生的状态，朱丹溪认为"天非此火不能生物，人非此火不能有生"。连师认为，少阳相火为初生之阳，不耐苦寒攻伐，故在治疗肝病时，要时时注意顾护少阳之气，宜用和缓之法，勿以苦寒戕伤。和者，有柔和、调和之意；缓者，非骤补急攻，乃徐徐图之也。"木曰敷和"，且肝之"生气淳化"，故疏肝理气不可过用辛香温燥之味，剂量宜轻巧，避免耗伤肝家阴血，亦可于疏肝之中佐以当归、白芍等柔肝之品。若确需使用苦寒清热、理气逐瘀或峻下逐水等祛邪之法，应中病即止，不可过用，否则反损阳生之气，使病迁延难愈。对于肝阳上亢或肝风内动等阳热亢盛、气血逆乱的病证，治疗上除了要清肝泄热、重镇降逆之外，还要和柔肝体，顺应肝用，方合木之曲直特性。又因清肝泄热药多苦寒降泄，平肝息风药多质地重坠，均易困束肝木升发条达顺畅之性，故连师常用茵陈、生麦芽、川楝子作为药对配伍入方佐用。茵陈得初春少阳生发之气，与肝之生气相求，能顺肝木之性，清肝热兼疏肝郁；麦芽为五谷萌芽之一，生用亦善调畅肝气，使不抑郁；川楝子则善引肝气下达，又能折其反动之气。因少阳相火根于少阴命门之火，所以肝病阳气虚衰者多见相火虚损，亦必殃及命门之火受损，此时可用辛热之桂、附配伍酸甘温阳之品，如山茱萸、五味子、巴戟天等，以温肾补肝。倘若处于肝病后期，病势已去七八，即当停药以调养，所谓"必养必和，待其正气来复"。总之，留得一分少阳之气，便有一份生生之机。

二、肝居左主升发，重视气机升降

人以天地之气生，气是构成和维持生命的最基本物质。气化是指气的运动变化过程，是生命的基本特征。气化存在于生命之始终，无气化则无生命。《素问·六微旨大论》云："夫物之生从于化，物之极由乎变，变化之相薄，成败之所由也。"人体气机升降出入是气化的基本形式，气也只有通过升降出入才能表现出气化功能。《素问·六微旨大论》云："气之升降，天地之更用也……出入废则神机化灭，升降息则气立孤危。故非出入，则无以生长壮老已；非升降，则无以生长化收藏。是以升降出入，无器不有。

故器者生化之宇，器散则分之，生化息矣。故无不出入，无不升降。化有小大，期有近远，四者之有，而贵常守，反常则灾害至矣。”人体气机的升降出入，法于自然界阴阳升降、消长之道，具体体现在脏腑的各种生理活动中。通过气的升降出入，脏腑各司其职，气血津液得以敷布，废物糟粕得以及时排出，故《素问・刺禁论》云：“脏有要害，不可不察。肝生于左，肺藏于右，心部于表，肾治于里，脾为之使，胃为之市。”此段论述，从气机运行的角度，简单扼要地阐述了五脏在人体气化活动中的重要作用及其相互关系。

《素问・刺禁论》提出“肝生于左，肺藏于右”，并非对肝脏解剖位置的描述。《素问・阴阳应象大论》云：“左右者，阴阳之道路也。”人身之左侧为气机上升的道路，故为阳；人身之右侧为气机下降之通道，故为阴。《素问・六元正纪大论》云：“春气始于左。”春季主天地发陈之机，故生发之气统归于左。春气通于肝，故“肝生于左”阐述了肝气升发的本质，是故《类证治裁》有云：“凡上升之气，自肝而出。”连师认为，“肝生于左”是肝气“主升”理论之缘由，“升”是肝气运动的方式，也是肝气的运动特征。《灵枢・经脉》谓：“肝足厥阴之脉，起于大指丛毛之际……上出额，与督脉会于巅。”从经气子午流注的规律来看，厥阴经气的走向是从下往上至颠顶，内含少阳生发之气。阳气在气化中占主导地位。张景岳云：“生化之权，皆由阳气。”凡万物之生由乎阳，万物之始亦由乎阳。“阳气惟火而已”(《景岳全书》)，则谓阳气生于火，而“阳气之流布化生，相火也”(《医门棒喝》)。因此，相火是气机运动之根本。相火为无形之真火，是人体阳气之根蒂，本在肾而藏于肝，为少阳生发之气，借助肝气的升发通过三焦而敷布到全身，从而促进脏腑化生和推动津血运行。因此，人体各个脏腑的功能活动均有赖于肝内少阳相火的功用，正如周学海所云：“凡脏腑十二经之气化，皆必藉肝胆之气化以鼓舞之，始能调畅而不病。”

肝居左，主持全身之气的升降出入，其生理意义主要表现在以下几个方面：

(一)助肺肃降，统率气机

“肝生于左，肺藏于右”，肝从左升发少阳，肺从右肃降浊阴，升降有序，循环往复，息息不停。肝肺气机之升降，统率着机体的气机运动，并影响着各脏腑气机的活动。在此过程中，肝从左升是其始发动力，肝升才能降肺，诚如《石室秘录》云：“肺金非木不能生，无木则金无舒发之气。”肝内藏少阳相火，体阴用阳，统贯气血，以此推动人体气机的升降出入，故《读医随笔》云：“肝者，贯阴阳，统血气，居贞元之间，握升降之枢者也……世谓脾为升降之本，非也。脾者，升降所由之径也；肝者，升降发始之根也。”肝升肺降理论，一直被奉为辨治气机失常病证的主导思想。

（二）升发少阳，以助君火

《素问·阴阳应象大论》云“筋生心”，筋即肝，此即肝木生心火之意，其实质是肝升发相火，以辅助心之君火。《素问·天元纪大论》云：“君火以明，相火以位。”君火藏于心，相火寄于肝肾。君火欲明旺，必赖少阳相火之升发；心火之功用，必赖肝气升发资助。肝木条达，则心火光明，血脉通畅，故《血证论》云：“肝属木，木气冲和条达，不致遏郁，则血脉得畅。”如肝木不升，则心火必有寒冷之虞，故薛己指出：“肝气通则心气和，肝气滞则心气乏也。”

（三）蒸腾肾水，上济于心

《素问·阴阳应象大论》云：“水火者，阴阳之征兆也。”心属火，肾属水，水火是阴阳的征兆，心肾相交的基础是气机升降的顺达，所以肝主气机的功能正常是水火既济的基础。心火下降，肾水上升，水得火而升，火得水而降，方能水火既济，坎离相交。《慎斋遗书》云：“心肾相交，全凭升降。”然肾水本为沉下，何以反升？连师认为，此乃相火蒸腾肾水，化生阴气。阴气上升，必赖于肝气之升发，上济于心，以助水火既济。若肝主气化失常，不能升发，则肾水沉寂，导致心肾不交。

（四）疏达脾胃，促进运化

《素问·宝命全形论》云“土得木而达”，陈士铎《石室秘录》亦云：“肝，克土也……然而肝木未尝不能生土，土得木以疏通，则土有生气矣。”土有敦厚之性，非曲直之木不能达；脾为阴中之至阴，非阳气之化不能升。连师认为，太阴脾土为至阴之脏，喜燥恶湿。脾之所以能运化水谷，全赖相火蒸腐化生之力。在少阳相火的作用下，脾得以升清，胃得以降浊，从而使得蒸腐水谷、化生精微和升清降浊的气化过程得以完成。赵献可《医贯》云：“饮食入胃，犹水谷在釜中，非火不熟，脾能化食，全借少阳相火之无形者，在下焦蒸腐，始能运化也。”张景岳亦云：“脾胃以中州之土，非火不能生。然必春气始于下，则三阳从地起，而后万物得以化生。”这种认识堪称慧眼卓识，不同凡流。

（五）敷和卫气，固护肌表

卫气为水谷之精气所化生，其性“慓疾滑利”，《灵枢·本脏》云：“卫气者，所以温分肉，充皮肤，肥腠理，司开合者也。”《素问·五常政大论》云：“木曰敷和……敷和之纪，木德周行，阳舒阴布……其政发散，其候温和，其令风，其脏肝。”又《灵枢·师传》云：“肝者，主为将，使之候外。”肝为“将军”以候外，说明肝脏具有固表护外、御邪入侵的功能，而这一功能的发挥是通过敷和升发卫气而实现的，犹如以将统兵，固卫肌表。若肝气敷和升发不及，卫气不达肌表，则机体必然招致六淫侵袭，故《素问·生气通天论》云：“风客淫气，精乃亡，邪伤肝也。”

肝居左主升发，说明肝病的病理与气机升发失常密切相关。肝气升发失常，其病理特征可表现为“升之太过”和“升之不及”两种病理情况。肝气升发太过，可致肝气冲逆、肝火上炎、肝阳上亢，甚至出现肝风内动之变。肝气冲逆，往往在厥阴肝经循行的胁肋、少腹、会阴、阴囊等部位出现胀痛症状；若横逆犯及脾胃，则会出现嗳气、吞酸、脘腹胀痛、泄泻等症状；若肝气犯肺，则易见咳嗽、气喘。连师治疗肝气冲逆证，多遵循《内经》治肝之法，即“肝欲散，急食辛以散之，用辛补之，酸泻之”。运用辛散辛补以助肝用少阳之气，兼用酸泻以收敛肝用太过之性。常用疏肝理气之剂（如四逆散、柴胡疏肝散），并结合具体病证，合用抑木扶土、和胃降逆或清金制木之法。肝气有余便为火，火盛则血随气涌，表现为“肝火上炎”“肝阳上亢”“肝风内动”诸证，轻者有头晕、头痛、耳鸣、目眩、面赤等症，甚者出现呕血、吐血、突然昏仆、不省人事、口㖞舌麻等症状，正如《素问·生气通天论》所云：“阳气者，大怒则形气绝，而血菀于上，使人薄厥。”连师常用镇肝息风、平肝潜阳或清肝泻肝之剂以降上升太过之肝气、肝火，如镇肝熄风汤、天麻钩藤饮、建瓴汤、龙胆泻肝汤等。

肝气升之不及，则导致肝气郁结、虚弱或虚寒。如肝气不升，肺气失于肃降，则见胸满、咳喘；肝气不升，木不达土，则脾气不升，胃气不降，中州壅滞，出现脘胁胀痛、纳呆腹满、呕吐、泄泻等症状；肝气不升，木不生火，则心火不足，出现胸痹、心痛等症；或肝血不足，心血亏虚，出现失眠、多梦、健忘等症；亦有肝气不升，三焦气化不利之水肿、二便不调以及肝阳不足、筋脉失却温养所致的少腹满闷、阳痿、疝痛、囊缩等。连师治疗肝气升发不及，常用疏肝解郁（如逍遥散）、滋养肝血（如补肝汤、酸枣仁汤）或温养肝脉（如暖肝煎）之法，并结合辨证合用宣肺降气、健脾和胃、养心安神、通利三焦或温通经脉之法，意在升发少阳之气，达到疏肝、养肝、温肝之目的。

三、肝邪易犯他脏，杂病从肝论治

足厥阴肝经起于足大趾爪甲后丛毛处，上经前额到达颠顶与督脉交会。肝经络属了人体的许多脏腑和部位，是内伤杂病从肝论治的经络基础。其次，许多常见病、多发病与肝关系密切。从本质上讲，疾病的发生发展过程是脏腑气化功能异常的表现。而肝主疏泄、主藏血及藏魂等功能与其他脏腑在生理上关系密切，在病理上每以干犯他脏为能事，如上犯心肺，下竭肾阴，中伐脾胃，不一而足。《知医必辨》《读医随笔》等书亦多有论及。连师常常强调“诸病多生于肝”“杂病之中以肝病最为多见，其病理复杂，治法亦纷繁”“医者善于调肝，乃善治百病”等，故其辨治内伤杂病，往往考虑肝的因素而从肝论治。

肝与心为母子相生关系，肝升发少阳，以助君火。王孟英云：“火非木不生，必循木以继之。”因而心系疾病与肝的关系更为密切。《灵枢·厥病》载：“厥心痛，色苍苍如死状，终日不得太息，肝心痛也。”临证治疗心病，常采用疏肝解郁法、疏肝活血法、补肝养血法、柔肝养心法、温补心肝法等。如血府逐瘀汤合用瓜蒌薤白半夏汤治疗心痛案。

吕某，男，51岁。近半年来胸骨至咽喉常疼痛，甚则日发作七八次，或有时自觉气从胁下上逆于心，右脉沉涩，左关脉弦，舌苔黄腻，舌边色紫暗。治拟王氏法合仲景法。方药：柴胡6g，炒枳壳10g，赤芍12g，生甘草3g，炒当归12g，川芎6g，桃仁6g，红花6g，桔梗6g，川牛膝10g，全瓜蒌20g（仁打碎），薤白头12g，制厚朴6g，桂枝6g，丹参30g。服方28剂后，胸痛及气从胁下逆上冲心均已瘥，守方加延胡索10g，再用14剂以巩固之。

肝和肺在经络上相连，“肝足厥阴之脉……贯膈，上注肺”；在五行关系上，肝木受肺金克制，肺气主降，能制约肝气、肝火升发太过；在气机升降上，肝居左主升，肺居右主降，左升右降，相反相成，周身气机藉此循环不息。如肝气郁结，失其疏泄条达，则影响肺的宣降功能，或肝火、肝阳亢盛，上侮肺金，形成“左升太过，右降不及”的反克之证。连师于此常用疏肝理气、清肝泻火、养阴柔肝等治法以肝肺同治。如小柴胡汤合用温胆汤治半夜咳喘案。

莫某，男，29岁。平素情志不舒，烦躁易怒，口苦，近1周来半夜咳嗽气喘，少许白痰，胸闷，白昼则安，舌苔薄腻，左关脉弦。治拟和解之法。方药：柴胡6g，黄芩10g，制半夏12g，甘草5g，茯苓15g，化橘红6g，炒枳壳6g，竹茹10g，炙紫苏子10g，旋覆花10g（包煎），当归12g，川贝母6g，代赭石15g（先煎）。14剂服尽后，半夜咳嗽气喘未再发作。

肝能疏达脾胃，促进运化。若肝不疏达中土，则脾气壅塞而腹胀、泄泻，胃失和降而纳呆、呕恶，故唐容川云：“木之性主于疏泄，食气入胃，全赖肝木之气以疏泄之，而水谷乃化。设肝之清阳不升，则不能疏泄水谷，渗泻中满之证在所不免。”连师从长期的临证实践中总结出脾胃之病因肝而发者十之六七，肝气无论太过或不及，均可直接影响脾胃的运化功能，所谓“肝为起病之源，胃为传病之所”。因此，治疗脾胃病时应注意不忘疏肝柔肝，以调达肝气为首要，正如叶天士所云，“治脾胃必先制肝”“醒胃必先制肝”，实为从肝论治脾胃病之纲领也。如化肝煎治疗胃脘痛案。

李某，女，52岁。中脘灼热疼痛，以半夜为甚，口苦，大便干结，四五日一行。左关脉弦数，舌苔薄白，舌边红。此属肝火犯胃证，治拟泄肝安胃法。方药：柴胡6g，当归10g，炒白芍20g，茯苓15g，炙甘草5g，炒枳壳10g，丹皮10g，黑山栀10g，青皮6g，炒陈皮6g，浙贝母12g，制香附10g，广郁金12g，鸡内金6g，瓜蒌仁15g（打碎）。7剂后，中脘灼痛明显减轻，半夜已不痛，大便软，日行一次，仍口苦，左关脉弦，舌苔薄白，守方再进7剂以善后。

厥阴肝经循行分布广泛，下至足底，上至颠顶，除联系脏腑外，还循行下肢、前阴、睾丸、少腹、胁、乳、胸、喉、舌、唇、目、头顶等部位。因此，肝脏为病，除了影响相关脏腑外，还往往波及肝经循行部位。《内经》对此有较为丰富的论述，如“肝病者，两胁下痛引少腹，令人善怒……厥阴与少阳，气逆则头痛，耳聋不聪，颊肿”（《素问·脏气法时论》），“肝热病者，小便先黄，腹痛多卧身热”（《素问·刺热》），“肝雍，两胠满，卧则惊，不得小便”（《素问·大奇论》），“厥阴之厥，则少腹肿痛，腹胀泾溲不利，好卧屈膝，阴缩肿，骺内热”（《素问·厥论》）。历代医家在《内经》理论的指导下也各有发挥，如“乳房阳明所经，乳头厥阴所属。乳子之母，不知调养，怒忿所逆，郁闷所遏，厚味所酿，以致厥阴之气不行，故窍不得通，而汁不得出”（《丹溪心法》），“肝气盛为血有余，则病目赤，两胁下痛引少腹，善怒，气逆则头眩，耳聋不聪，颊肿，是肝气之实也，则宜泻之”（《寿世保元》），“足厥阴气逆则为睾肿卒疝，妇人少腹肿，即疝病也”（《类经》），“卧时自觉气上阻咽，致令卧不着席，此肝气之逆也”（《吴鞠通医案》），“结核经年，不红不痛，坚而难移，久而渐肿疼者，为痰核，多生耳项肘腋等处，宜消核丸。专由肝胆经气郁痰结，毒根深固，不易消溃”（《类证治裁》），“（乳癖）良由肝气不舒郁结而成”（《疡科心得集》）等。连师认为，厥阴经脉气血失常引起的病证，如小便不利、阳痿、胁痛、胸闷、乳腺病、梅核气、瘿瘤、瘰疬、目疾、耳鸣、头痛、眩晕等，其病因病机主要责之于肝经气血失常，因此，其辨证以厥阴经脉循行部位胀满疼痛，切脉左关弦为要点。治疗上，连师根据病因病机，结合脉证，知犯何逆，随证治之，取得了良好的疗效，为人称奇。如丹栀逍遥散治瘿瘤案。

李某，女，31岁。颈部有瘿瘤，寒热往来1月余，口干，经行10余天方净，左关脉小弦数，舌苔薄黄腻。此肝郁化火，炼液为痰，痰气互结而成瘿瘤。治拟丹栀逍遥散加减，以疏肝郁、清肝火、化痰散结。方药：柴胡6g，当归炭6g，炒白芍12g，赤芍12g，茯苓15g，生甘草5g，丹皮10g，黑山栀10g，制香附10g，广郁金10g，黄芩10g，制半夏10g，浙贝母10g，左牡蛎30g（先煎），天花粉15g，夏枯草30g。共服28剂。二诊：寒热往来已除，颈部瘿瘤已明显缩小，口干减，左关脉弦，右关脉实，舌苔薄白，舌边色紫暗，再守方加减。初诊方去天花粉，加炒白术10g、青陈皮各6g，当归炭改为炒当归10g。服药三月余，病愈。

四、女子肝为先天，调经首重调肝

金元医家刘完素在《素问病机气宜保命集·妇人胎产论》中提出：“妇人童幼天癸未行之间，皆属少阴；天癸既行，皆从厥阴论之；天癸已绝，乃属太阴经也。”这段论述，根据女性不同生命阶段的生理特点，将女性的生命过程划分为三个阶段，以便临证时有所侧重。天癸至到天癸竭期间，为女子青、壮、中年阶段，生理上出现了经、带、胎、产、乳，心理上逐渐成熟，生活中需要面对社会、家庭各方面的事情，七情六淫和劳倦内伤所致的妇科诸疾大都发生在此阶段。清代叶天士提出“女子以肝为先天”的观点，其门人秦天一在《临证指南医案》卷九《调经门》按语中写道：“今观叶先生案，奇经八脉固属扼要，其次最重调肝，因女子以肝为先天，阴性凝结，易于怫郁，郁则气滞血亦滞。木病必妨土，故次重脾胃。”这揭示了调肝在治疗妇科病证中的重要性。

连师认为，“女子以肝为先天”，并不是取代“肾为先天之本”之义，而是指明与女性独特的生理、病理关系密切的肝、脾、肾、冲任等系统中，肝的地位至关重要，牵涉病机最多，影响最广，正如《知医必辨》所云：“五脏之病，肝气居多，而妇人尤甚。”连师在临证实践中推崇“女子以肝为先天”的观点，认为妇人经、带、胎、产疾病与肝经气血失常密切相关，故在方药中突出了调肝气、和肝血的辨治思想。在妇科病的治疗中，连师常用的治肝法主要包括：疏肝健脾法，治疗肝气郁结，脾胃运化失常所致的月经过少、月经后期等，常伴经色暗红、脘胁胀痛、纳呆身疲等症状；疏肝活血法，治疗肝气失和，气滞血瘀，胞脉瘀阻所致的痛经、闭经、月经先后不定期、不孕、癥瘕积聚等，常伴经色暗黑有血块、胸胁少腹胀痛或刺痛等症状；清肝利湿法，治疗肝经火热所致的月经过多、月经先期、崩漏、经行衄血、阴肿、阴疮、黄带等，常伴经色鲜红量多有块、心烦易怒、胸胁胀痛、面红目赤、舌红苔黄、脉弦数等症状；温经化瘀法，治疗肝经寒凝血瘀所致的痛经、闭经、崩漏、不孕等，常伴小腹冷痛、喜温喜按、经色淡暗，或见小腹疼痛而拒按、经色暗黑而多血块；解郁化痰法，治疗气郁水液不化，久成痰浊，阻滞胞脉所致的月经稀发、闭经、不孕、癥瘕积聚等，常伴形体肥胖、胸闷呕恶、经暗质稠、带下黏腻等症状；缓肝宁心法，治疗心肝阴血不足所致的围绝经期综合征，常伴精神恍惚、心烦意乱、睡眠欠安、潮热盗汗、行为失常、舌淡红苔少、脉弦细数等症状；温肝通络法，治疗肝经血虚，又感寒邪所致痛经、月经后期，伴见手足厥寒、小腹寒痛或周身寒痛等症状；滋水涵木法，治疗肝肾亏损，冲任不固所致的月经涩少、闭经或崩漏，伴见腰膝酸软、失眠烦躁等症；疏肝散结法，治疗妇人肝气郁结，痰瘀互结所致的经行乳房胀痛，按之有肿块，形如梅李，或呈结节状，界限清楚，推之可移者；柔肝息风法，治疗妇人产后失血过多，阴血暴竭，肝失所养，筋少滋荣所致的四肢抽搐、瘛疭，伴见头晕目眩，心悸失眠等症状。详见本书第三章。诸多治法，皆体现了连师“调经首重调肝”的学术思想。

连师进一步指出，妇人有余于气而不足于血，故多愁善感，情志怫逆为多，特别是中年妇女，性格最为多变，情绪激动则勃然大怒，所欲不遂则抑郁不乐，甚至暗自悲恸，伤心欲哭，故治疗妇科病，除了以方药解郁调肝外，还需辅以情志疏导，先医其心，而后医其身，使气机条达，血运通畅，则诸症自可向愈。

第二节 治疗经验

一、肝气郁滞，疏通气血为要

肝藏少阳相火，其气升发，主疏泄，以舒畅全身气机，调节情志，疏泄胆汁、精液，促进脾胃运化，推动血液和津液运行等为其生理功能。《杂病源流犀烛》谓肝“其性条达而不可郁”。凡外感六淫，内伤七情，以及瘀血、痰湿、饮食等病因作用于肝，多致肝失条达之性，进而影响其他脏腑的气化过程及气血津液的运行输布。若肝气升发不及，疏泄失职，会引起以情志抑郁、胸胁或脘腹满闷、妇女月经失调为主症的肝郁气滞证，何梦瑶《医碥》云：“因郁而不舒，则皆肝木之病矣。”故肝气郁滞为肝病最常见的病理变化，亦是许多其他疾病病理变化之根由，可以产生诸多变证，正如朱丹溪所云：“气血冲和，万病不生，一有怫郁，诸病生焉。故人身诸病，多生于郁。”诸郁皆由肝致，“所以善治郁者必善调肝，肝气一和则气枢得畅，诸郁未有不解之理”（刘渡舟《肝胆源流论》），故调肝可以治百病也。

肝既疏泄无形之气，又贮藏有形之血，其疏泄之职司、气机之畅达，直接关系到血的运行。《血证论》云：“肝属木，木气冲和条达，不致遏郁，则血脉得畅。”肝疏泄正常，气机调畅，则气血和调，血脉畅达。肝失疏泄条达，气机郁滞不解，疏泄之令塞而不通，则气血失调，从而产生诸多病症。因此，肝病初为在气，久则伤及血分，血病又可进一步加重气病。是以气病可以导致血病，血病亦可加重气病。故疏通气血，令其条达，而致和平，是治疗肝病的基本法则。《医碥》云：“百病皆生于郁。人若气血流通，病安从作?”历代医家皆有示例,如李东垣治脾胃病注重疏运肝木、朱丹溪擅用苦寒降火却妙于开郁、叶天士创通络法而巧寓疏肝。凡此种种,皆贯彻“疏通气血”之旨于其中。

连师指出,肝脏气血失调常以肝气郁滞为先导,多因情志郁结所致。肝气郁滞而升发不及,少阳相火敷和不足,则表现为情绪善感多疑、忧虑消沉、郁闷不乐、胸胁苦满、神疲乏力等症状;若木不疏土,则见纳呆痞满、肌肉消瘦;气郁血行不畅,则成血郁,常见胁肋刺痛、女子月经不调等。肝气郁滞而升发不及,多见左关脉弦或小弦;肝气郁结,气机不利故见满闷,气机阻滞则胀痛。治疗肝郁,应遵循“木郁达之”之原则,疏肝行气,解其郁结,透发少阳,气得流通,郁证自除。肝郁初起之时,以舒导行气为主,然郁本无形,故治疗时只能轻取,不可力敌,用轻剂调拨气机,力求气机疏畅,不可过用辛香温燥之品克伐阴血,也不可药量过重,以防药过病所,于病不利。正如叶天士所云:“若过郁者宜辛宜凉,乘势达之为妥。”肝郁因部位不同,用药也各有侧重。舒展上焦之气,可用白蒺藜、桔梗、薄荷、紫苏梗、川芎;舒展中焦之气,可用香附、陈皮、佛手、郁金;舒展下焦之气,可用小茴香、乌药、枳壳、青皮、川楝子。若郁久累及血分,导致气滞血瘀,当行气与活血并用,然有轻重之别。轻者,舒气与养血活血合用;重者,理气共活血化瘀同法。若瘀阻肝络,则又宜辛润通络、和肝通络,宣通而不辛窜动血,化瘀而不峻猛攻逐。总之,和调气血以助肝气调达舒畅恢复肝脏的升发之性。

二、肝气逆乱,酸敛辛散相合

木曰敷和,少阳相火随肝气升发而敷布周身。若肝郁气滞,相火被遏,郁久则由少火变生壮火。林珮琴在《类证治裁》中指出:“相火附木,木郁则化火。”亦有精神情志受到刺激,如“怒伤肝”,引起相火妄动。相火内盛,则冲激经气,导致肝气逆乱,进而影响其他脏腑功用。故林氏又云:“肝木性升散,不受遏郁,郁则经气逆,为嗳,为胀,为呕吐,为暴怒胁痛,为胸满不食,为飧泄,为㿗疝,皆肝气横决也。”

连师认为,肝气为患与肝郁不同,多表现为气机冲逆之象。肝气为患以实证居多,症见胸胁胀满作痛、少腹胀痛、女子乳房胀痛等,以“胀”为其主要特征。肝气为病,多由本经循行部位最先出现症状,以两胁及少腹最为明显，然后循经扩散，侵犯他脏、他经为病，表现为上冲胸膺心肺、横逆脾胃、下伤冲任前阴等诸多病证。因肝气冲逆，故左关脉象弦劲有力；相火妄动，故常引起暴躁、恼怒等情绪不安现象。肝气横逆中土，则脾胃升降失常，胃失和降则易嗳气、呕恶，脾不升清则见泄泻，这与肝郁“木不疏土”病证不同，是故秦伯未先生云：“肝气证是作用太强，疏泄太过，故其性横逆；肝气郁结是作用不及，疏泄无能，故其性消沉。”若肝气夹痰夹瘀夹火冲逆为患，则变证丛生。夹痰冲逆，上逆于咽喉，症见咽中如有异物感；若夹火冲逆，血随气涌，逆乱于上，则出现烦躁易怒、头目涨痛、面红耳赤等阳亢火旺证之象，甚至动风动血，出现突然昏仆之厥证，所谓“阳气者，大怒则形气绝，而血菀于上，使人薄厥”。因此，王旭高云：“肝气、肝风、肝火，三者同出而异名，其中侮脾乘胃，冲心犯肺，挟寒挟痰，本虚标实，种种不同，故肝病最杂而治法最广。”

《素问·脏气法时论》云：“肝苦急，急食甘以缓之……肝欲散，急食辛以散之，用辛补之，酸泻之。”肝气证，是疏泄太过，故可用乌梅、白芍等属酸敛抑肝之品以泻肝气之有余；肝气冲逆，常挟相火，故又适当加入黑山栀、川楝子等苦寒泻火之品。那为何还须辛散呢？连师认为，肝内藏少阳相火，为生发之气，性喜条达而恶抑郁，故当用辛散之柴胡、香附等以调肝用，恢复肝气条达之性。因此，肝气证治法与肝郁证有所不同。若以治肝气证之法治肝郁证，必过伐无辜，致气血虚羸；若以治肝郁证之法治肝气证，必难当泻肝气有余之任，延误病情。《伤寒论》有云：“少阴病，四逆，其人或咳或悸，或小便不利，或腹中痛，或泄利下重者，四逆散主之。”此条文所说的“咳”“悸”“小便不利”“腹中痛”“泄利下重”等诸多病症，均是肝气冲激肺、心、膀胱、脾、胃、大肠等脏腑的结果。四逆散方“辛、苦、酸、甘”四味鲜明，柴胡辛散、白芍酸敛、枳实苦降、甘草甘缓，故治肝气证，常用四逆散及其类方。

三、体用结合，刚柔动静并济

肝“体阴用阳”一语，出自《临证指南医案》。其文曰：“肝为风木之脏，因有相火内寄，体阴用阳……全赖肾水以涵之，血液以濡之，肺金清肃下降之令以平之，中宫敦阜之土气以培之，则刚劲之质得为柔和之体，遂其条达畅茂之性。”从五行相生次序上分析，肝主木，居水之后而在火之前；

从六经来说，足厥阴肝经与足少阳胆经相表里，为六经之末，厥阴为“两阴交尽也”，阴尽则阳生，故肝内藏相火，寓少阳生发之气。由此可见，肝处于阴阳水火之间，阴尽阳生之界。从肝脏生理特点来看，肝属脏，主藏血及疏泄。肝内所藏之相火，其性刚烈，须得肝体柔润涵养则不易妄动，方能维持正常之肝用；肝体阴柔，又须得相火温煦推动，肝血才能流通而不滞。二者相互为用、相互制约以共同维系肝之生理功能。在病理上，二者相互影响。肝体失其柔润，则相火无所涵养，可致用阳偏亢；肝用失却温煦条达，则肝血凝滞不通；或相火亢盛，损及体阴而失柔润之性，故临证常见肝体愈虚而用阳愈亢、用阳过亢而愈耗体阴的恶性循环。因此连师指出，肝是界于阴阳水火之间、体阴用阳、刚柔兼备之脏，“体阴”和“用阳”相互制约，二者平衡，肝脏才能保持生理状态，若有偏颇则发为疾病。临证中需充分运用“体阴用阳”理论去指导肝病的辨治及遣方用药，方可以刚柔相济，取得良效。

肝以气为用，其性刚悍，恶抑郁之变。然肝气郁结，久则化热化燥，暗耗阴血，伤及肝体，出现急躁易怒、胁下隐痛，伴心烦失眠、五心烦热等症，影响到体与用的平衡。叶天士指出：“肝为刚脏，非柔润不能调和也。”欲使刚悍之变恢复正常，必须要柔养肝体。连师强调，疏肝气顺其肝用，养肝体柔其肝性，治肝须知刚柔相济至为重要。其中精髓在于：一是滋阴养血当不忘行气。肝体不足，常治以阴柔之品，但若一味滋补则会困遏少阳，阻碍肝气升发。如用生地、麦冬、沙参等滋补肝阴，还应用川楝子、绿萼梅、佛手、代代花等微辛之品，以防呆补；用熟地、白芍等补养肝血，则配伍川芎、当归、丹参活血行气，则补血而不滞，和血而不伤。肝血充足，肝木得养，肝气方能冲和条达。二是行气不忘和血养阴。木郁达之，疏肝解郁、行气通滞为治肝的主要方法，然疏肝行气之品多属辛香温燥，易耗阴血，遣方用药时宜避用辛燥之药，注意行气而不伤阴，常选用绿萼梅、佛手、川朴花等微辛而不燥烈之品，或在行气药中酌加养阴补血柔肝之品，如白芍、当归、北沙参、麦冬、生地等，则无耗伤阴血之弊。如此则体用兼顾，肝体得以濡养，肝气得以畅达。

肝血不足，相火失却涵养而妄动，气火循经上下冲逆，亦有暴怒伤肝，火热亢盛，煎熬阴血，以致肝用肝体失和，见头目涨痛、急躁易怒、心烦少寐、面红目赤、溲黄便干、脉弦而数等阳热之症。治肝经火热，除了运用龙胆、黄芩、山栀等苦寒直折泻火外，还须配伍当归、生地、丹皮等养血、和血、凉血之品。这样配伍一可养肝血、和肝体，所谓“刚宜柔以制之”；二可防苦寒之品化燥伤及阴血。“诸风掉眩，皆属于肝”。肝阳上亢证多由肝阴虚或肝肾阴虚发展而来，肝阴不足，阴不制阳，肝木失其潜降宁静，导致肝阳上亢而为眩晕、厥逆，形成上盛下虚证。治疗当潜降亢奋之阳以治其标，育阴养肝以求其本。秦伯未先生有云：“肝阳轻者用清热潜镇，重者佐以养肝；肝风则必须填补肝肾，滋液养阴。”所以连师治疗此证时多在羚羊角、桑叶、菊花、天麻、钩藤、石决明等凉肝镇肝药中，佐以女贞子、阿胶填补肝肾，并用生地、玄参、白芍、石斛等滋液养阴，滋下有助于清上，此即叶天士“介类以潜之，酸以收之，厚味以填之”的清上实下之法。

肝体阴而用阳，主藏血，以气为用，故肝得血而气始柔，行其敷和少阳相火之用。如肝不得血养，则肝气无制，势必邪火冲逆而为病。识其理，则养血即可疏肝，用血以治气；昧其理，惟知行气而不知养血，则肝病难愈也。因此，治肝关键在于滋其阴、养其血、顺其气、安其阳，维持肝的体用平衡，即能保持肝脏正常的生理状态。

四、整体观念，肝病必先实脾

肝病虽然主要是肝脏功能失调，但因为人体脏腑是一个整体，脏腑之间会相互影响。因此，肝病可以影响他脏，他脏发病也可以波及肝。所以治疗肝病，不能见肝治肝，而应当从整体出发，调节相关脏腑之功能，才能达到治病求本的目的。如肝为乙木，肾为癸水，两者是母子相生关系。母实则子壮，水涵则木荣，水亏则木槁。连师根据李中梓“乙癸同源，肾肝同治”的观点，对于肾水虚衰而肝木无以生发者，运用杞菊地黄丸、滋水清肝饮等滋水涵木，此即“壮水之源，木赖以荣”之意也。肝与心为母子相生关系，故治肝火实证时可“泻心火”，在清肝泻火的基础上配伍导赤散、川黄连、黑山栀等，此为“实则泻其子”之法。脾胃为后天之本，气血生化之源，土衰则木无以植，可用归芍异功散、参苓白术散等培土荣木。“肝生于左，肺藏于右”，肝升肺降，相互依存，相互制约，从而统率着整体气机之运动。若肝升太过而肺降不及，则可在清肝、平肝的基础上，加黛蛤散、泻白散等以肃降肺气；若肺降不及，以致肝升太过，可用清金制木法，药选瓜蒌皮、枇杷叶、南沙参、川贝母、蛤壳等，使肺肃降有权，则肝气升发复常。这些治法，都是从整体观念出发而确立的。

“肝病实脾法”源于《难经》。《难经·七十七难》云：“见肝之病，则知肝当传之于脾，故先实其脾气，无令得受肝之邪。”土得木而达，脾为至阴之脏，必赖肝之少阳相火，始能运化水谷以化生气血。在病理情况下，肝木易乘脾土。如肝气升发不及，则木不疏土，脾胃纳化失常，壅滞成病；或肝气升发太过，变生邪火，气火冲逆，则脾胃受戕；或脾胃本虚，肝木乘虚而入，气乱为病。脏腑疾病传变与否，取决于脏气自身之强弱和邪气之盛衰。肝病传脾，若脾虚则受，脾气健旺则可不受。同时，脾胃为后天之本，气血化生之源，脾胃之盛衰关系着疾病的进退乃至预后，所谓“四季脾旺不受邪”也。因此，临证如见肝病，要时刻注意顾护脾胃。如肝脾两虚时，应根据肝脾虚证孰轻孰重补肝实脾，视具体情况掌握治疗重点。脾虚相对较重时，当先治脾胃，脾胃健运后，再行养肝之法，如此气血化生有源，自然肝木易得荣养，可用归芍异功散、参苓白术散等方药。肝脾两虚并重时，需肝脾同治，方选逍遥散或补土柔木汤（连师验方，即补中益气汤加白芍、茯苓）等。肝虚而脾气尚健，则可直补肝脏，选用酸枣仁汤、补肝汤或一贯煎等加味。补肝柔肝不宜过于滋腻，药味当选相对平和之品，如白芍、当归、女贞子、山茱萸之类，以免碍脾腻胃，导致中州壅滞。

连师指出，“实脾”不能望文生义地单纯理解为“补脾”之意，当以醒脾、运脾、护脾为要。肝病初期未及于脾，治肝要兼调脾胃，可用藿香、木香、紫苏梗、鸡内金、麦芽等药以醒脾、运脾，调其中气，使之和平。肝病传脾，木不疏土，脾气壅滞，症见脘腹胀满、大便秘结或有湿热征象时，则采用行气导滞、运脾和胃之法，选用厚朴、木香、枳壳、茯苓、鸡内金、陈皮、山楂等味，使中枢运转，脾气得畅。肝病及脾，脾虚胃弱，症见便溏、乏力体弱时，方可用补脾之法，选用异功散、参苓白术散、资生丸等，以补其不足，脾旺则肝邪难传。因此，应切记“实脾”不可一味补益，过用甘温滋腻之品，愈补愈滞，气机升降窒碍，反欲速而不达。

五、明辨标本，治肝缓急有度

“有诸内，必形诸外”。疾病的发生发展，一般是通过若干症状而显现出来，但症状只是疾病的标象，还不是疾病的本质。临证必须根据望、闻、问、切四诊合参，通过精细分析，透过“标”象看“本”质，辨清标本主次，才能制定正确的治法方药。如不辨标本，则无从下手，甚至舍本逐末，酿成祸害，故《素问·标本病传论》云：“知标本者，万举万当，不知标本，是谓妄行。”

“本”为病之源，“标”为病之变，求本治本是治疗的最终目的。疾病的发生发展过程是复杂多样的，“标”与“本”在疾病的各个阶段，孰为治疗重点和关键，并不是一成不变的，故有“急则治其标，缓则治其本”之治则。如连师从标本缓急论治眩晕病，认为该病多有本虚标实、虚实夹杂的现象。虚者以肝肾阴虚、气血不足为主；实者由肝风、痰浊、瘀血上扰清窍，闭阻脑窍所致。治疗应根据发作期和缓解期的病理特点分而治之，其中把握病机的演变转化，随证治疗是提高疗效的关键。该病发作期常见头晕目眩、天旋地转、恶心呕吐，甚至昏厥跌仆等症状，这是由于阳亢风动、痰浊内盛、肝风夹痰上扰清窍所致，虽有面色萎黄、神疲乏力、嗜睡困倦、脉弱等脾虚湿困、气血不足之本虚表现，但仍当以半夏白术天麻汤治其风痰上扰之标证，以解除眩晕为首务。待风痰去，病势转缓，病情趋于稳定时，则当治其本，投以六君子汤或补中益气汤加减，补脾气，理阳明，重在培本补虚，虚实兼顾，以期预防复发。如发作期眩晕不甚，伴见腰酸腿软、心悸不寐、乏力等症状，此为肝肾不足之本虚证凸显。《灵枢·海论》有云：“脑为髓之海……髓海不足，则脑转耳鸣，胫酸眩冒，目无所见，懈怠安卧。”所以，此时宜遵“缓则治其本”的原则，选用杞菊归芍地黄丸加味补养肝肾精血，以图其本。待精血得充，脑髓得养，则眩晕标证自解。

肝主疏泄而藏血，脾主运化而生气血。肝脾两脏，关系密切。肝气升发正常，相火得敷，则木能疏土，脾胃升降适度，纳化有权，化源有继，气血能生，则肝脏得以荣养，更好地发挥其升发疏泄之用。若肝气升发失常，疏泄太过或不及，均可影响脾胃的生理功能。因此，肝脾同病时也有标本主次之分，因而治疗上也有先后差别。如肝先受病，肝气郁滞，疏泄不及，以致脾胃纳化失常，为“木郁土虚”，症见抑郁不乐、胸胁满闷、神疲食少、脉弦或小弦，治疗应当以养血疏肝为主，健脾补脾为辅，常用逍遥散化裁；肝气横逆，脾胃受损，而致胁腹胀痛或痛泻时下、脉弦，治当疏肝理脾，常用四逆散或痛泻要方加味。如果脾胃壅滞在前，中焦气机升降失常，影响肝气升发条达，称“土壅木郁”，症见脘胁胀满、嗳腐吞酸、恶心呕吐、纳呆、大便不畅、脉滑实，治疗当以和胃助运、理气行滞为主，选用保和丸、越鞠丸加减。如脾胃虚弱，化源匮乏，以致肝血不充，肝失所养者，为“土不荣木”，症见神疲乏力、食少便溏、胁痛、失眠、脉细弱或沉弱，选用归芍异功散、归芍六君子汤等培土以荣木。由此可见，标本不辨，则缓急难分；只有明辨标本，才能主次有序，治疗上泾渭分明。

六、情志为病，调肝治心安神

《灵枢·平人绝谷》云：“气得上下，五脏安定，血脉和利，精神乃居。”情志活动是脏腑功能活动的表现形式之一。五脏安定，气血畅达通利，则精神居而不乱。若五脏气血出现异常变化，则可导致情志活动的失常，如“肝气虚则恐，实则怒”“心气虚则悲，实则笑不休”“血有余则怒，不足则恐”等。《素问·八正神明论》云：“血气者，人之神，不可不谨养。”情志活动以五脏气血为物质基础，是在心神主导下五脏功能整体协调活动的结果，而肝与气血关系非常密切，所以肝的功能正常与否也关系着人的情志活动能否保持正常。一是肝主疏泄，调畅气机。情志活动本质是气机运动，肝的疏泄功能正常，则气和志达，情志发而有节。若肝受邪而气机紊乱，情志病变可分为两类症情：①肝气升发太过，相火妄动，火动血涌，气血亢奋，表现为精神亢奋、烦躁易怒等；②肝气升发不及，阳郁不伸，气血失却温煦鼓动而不畅，表现为精神萎靡、抑郁寡欢、多疑善虑等。二是肝主藏血，魂之居也。“肝藏血，血舍魂”。若肝血不足，失于滋养，则魂不附舍，游行于外，常可出现精神萎靡、健忘、失眠、多梦，甚则发癫、发狂等，正如《灵枢·本神》所云：“肝悲哀动中则伤魂，魂伤则狂妄不精，不精则不正当人。”由此可见，肝主疏泄藏血与情志活动密切相关，故清代医家魏之琇提出“七情之病必由肝起”的观点。

连师治疗情志病，多从肝入手，分虚实二端随证治之。虚者多因肝肾阴血亏虚所致，常用滋补肝肾阴血的酸枣仁汤、四物汤、一贯煎、杞菊地黄丸等柔其肝木。实者常因气郁血滞而发，当治以疏导之法。太过者抑之，如肝气逆乱或肝阳上亢者，用四逆散疏肝理气，或天麻钩藤饮平肝潜阳；不及者扶之，如肝气郁滞者，用逍遥散、半夏厚朴汤等疏肝解郁；火盛者泻之,气火逆乱者用龙胆泻肝汤清肝泻火。

肝病可导致情志异常,而情志异常亦可加重肝病。有些肝病患者疗效不佳时,则需考虑情志因素,身心同治。治心者,即着重精神和心理治疗;治身者,即为用药物调治体内郁滞之血气。肝病之康复不可徒藉汤丸。

第三章 治法集要

肝病治法源于《内经》，即“肝苦急，急食甘以缓之”“肝欲散，急食辛以散之，用辛补之，酸泻之”，“甘缓、辛散、酸收”三法，成为后世治肝的基础方法。历代医家皆有发挥，如《难经》有“损其肝者，缓其中”之论；《金匮要略》开篇即云“夫肝之病，补用酸，助用焦苦，益用甘味之药调之”，并创立肝病实脾、养血柔肝、调肝安神、清肝利湿退黄等治法。清代出现诸多治肝名家，如林珮琴、李冠仙、叶天士、王旭高等，尤以叶天士、王旭高治肝之法为最全面而详尽。肝主疏泄而藏血，兼阴阳之体用，合刚柔之德，在病理上具有易郁结、上扰、下迫、横乘、流窜的特点，又有太过、不及、热化、寒化的病理变化，常常欺强凌弱，涉及乘土、刑金、冲心、耗肾之变，故称“肝为万病之贼”，治法亦纷繁复杂。连师在师承前人的基础上，结合自己实践经验，以气、火、风、虚为辨证要点，提出了诸多治肝法，具有很高的临证实用价值和指导意义。现将连师常用治肝二十法列述于下。

一、疏肝健脾法

[主治] 血虚肝郁之肝脾不和证。症见胸胁满闷，头痛目眩，口燥咽干，形瘦，纳呆脘痞，月经不调，经行乳胀，舌苔薄白，脉弦或小弦。

[方药] 逍遥散加味。

柴胡、当归、白芍、炒白术、茯苓、炙甘草、薄荷、制香附、郁金、佛手。

[加减] 脾气亏虚，乏力食少者，加党参、陈皮；痰湿中阻，胸脘满闷，泛恶欲吐，舌苔白腻者，加半夏、陈皮、砂仁；食积不化，嗳腐吞酸者，加神曲、山楂、麦芽；肝郁日久化热，舌边红苔黄者，加丹皮、山栀。

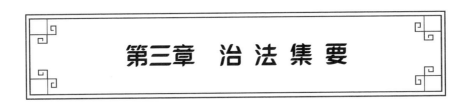

[师曰[1]] 肝气以条达舒畅为顺，一有抑郁，则气郁为病。肝主藏血，以血为体，肝得血而气始柔，如肝失血养，则肝气难以条畅，势必郁结为病。故大凡肝病初起，在经在气，往往先见肝气郁结证。《丹溪心法·六郁》云："郁者，结聚而不得发越也。当升者不得升，当降者不得降，当变化者不得变化也。"肝气升发，一旦出现气机郁结，则会疏泄不及，木郁克土，进而出现脾虚运化失司，气血化生不足之象，此为肝脾两虚之候。病延日久，往往脾胃益败，气血乏源，则土不荣木，肝血更虚，肝气更郁，以致土败木贼而不可救。故当审时度势，及早救治，疏肝解郁固是当务之急，而养血柔肝亦不可偏废，更要兼顾健脾扶土，以防木贼乘土，因此常用养血疏肝健脾法，以逍遥散加味主之。调和肝脾只能在补肝血、健脾气的基础上略加二三味性味平和的行气解郁药，决不可投以大量辛香温燥的理气药。多用久用辛燥理气之品，每易耗气散气，消灼阴津，故常在逍遥散基础上略加少量香附、郁金、佛手、绿萼梅、代代花等，取其行气解郁而无辛燥伤阴之弊。

二、抑肝扶脾法

[主治] 脾虚肝旺，肝气乘脾证。症见脘腹胀痛，肠鸣泄泻，痛则欲便，便则痛缓，舌苔薄白，脉象左弦而右缓者。

[方药] 痛泻要方。

白芍、炒防风、炒白术、陈皮。

[加减] 食积，嗳腐口臭者，加焦神曲、焦山楂、炙鸡内金；寒热错杂者，加炮姜、淡吴茱萸、黄芩、黄连；若大便夹杂黏液，肠鸣者，加煨木香、炒黄连；若小便短少黄赤者，加车前子。

[师曰] 《临证指南医案》云"脾本畏木而喜风燥"。脾胃之升降与肝木之疏泄关系密切。肝气郁结，疏泄不及，木不疏土，则脾胃运化失常，治宜疏肝健脾法。若脾土虚弱，而肝气亢盛克犯，疏泄太过，则痛泻频作。《医方考》云："泻责之脾，痛责之肝。肝责之实，脾责之虚。脾虚肝实，故令痛泻。"此为脾虚肝旺，以肝实为急，故治疗重在抑肝木之横逆，佐以健脾以扶土。

---

[1] 连建伟教授之发挥。

临证中，也有泄泻因脾土衰弱，肝气乘之者，若单以扶土为事，则实难奏效，故当用培土抑木法止泻，以扶土为主，抑肝为辅。药用：炒党参、炒白术、茯苓、炙甘草、陈皮、制半夏、煨木香、砂仁、柴胡、炒白芍。此与痛泻要方以抑肝为主有所不同，两相对照，应予区别。

三、疏肝和胃法

[主治] 肝气横逆犯胃，肝胃不和证。症见胃脘胀痛，连及胸胁，若遇恼怒则胀痛加剧，或伴嗳气，或呕逆，舌苔薄白，脉弦。

[方药] 四逆散加味。

柴胡、白芍、枳壳、炙甘草、香附、川芎、陈皮。

[加减] 脘胁胀痛较甚者，加川楝子、延胡索；嗳气甚者，加旋覆花；嗳腐口臭，大便不调，苔白腻者，可合用二陈汤或平胃散；嗳酸者，加浙贝母、煅瓦楞子；食积不化者，加麦芽、神曲；胃中寒痛者，加高良姜、木香。

[师曰] 在生理情况下，肝气是指肝脏之精气。作为病理名词，则是指肝脏气机不和，出现冲逆现象的病证，即肝气逆证。肝气冲逆为病，症状多由本脏本经部位开始出现，以“胀”为其主要特征，以胸胁、少腹和女子乳房胀满作痛最为明显，然后循经扩散，易侵犯他脏为病，表现为上冲心肺、横逆脾胃、下伤冲任等诸多病证。肝与胃，虽一为脏，一为腑，无表里关系，但肝足厥阴经脉“挟胃”，因此肝脏发病，常波及胃。若诸因导致郁怒伤肝，肝气过旺，横逆犯胃，胃失和降，则肝胃不和诸症由是而生，诚如《杂病源流犀烛·胃病源流》云：“胃痛，邪干胃脘病也……惟肝气相乘为尤甚，以木性暴，且正克也，痛必上支两胁，里急，饮食不下，膈咽不通。”

肝气逆乱，宜疏达、酸敛。方以四逆散加味。重用白芍，敛阴和营，平抑肝气；柴胡、枳壳、香附、川芎、陈皮轻扬疏达肝脏之逆气，使胃气和降；甘草和胃，配伍白芍酸甘化阴，缓急止痛。诸药合用，体现了“治肝可以安胃”之法度。肝气冲逆以实证居多，初起病以在气分为主，继则病及血分，日久则为癥瘕。若病久入络，伤及血分，症见舌边瘀点、瘀斑，此时需加茜草、红花、桃仁、泽兰等入血行瘀之药。

四、泄肝安胃法

［主治］ 肝气化火，横逆犯胃证。症见脘胁胀痛，呕吐酸水，嘈杂不适，嗳气频作，大便干结，舌苔薄白或薄黄，脉弦。

［方药］ 化肝煎合左金丸加减。

白芍、柴胡、甘草、陈皮、青皮、枳壳、丹皮、山栀、浙贝母、吴茱萸、黄连。

［加减］ 呕吐酸水者，加煅瓦楞子、海螵蛸；嗳气频作者，加旋覆花、代赭石；食积不化、嗳腐口臭者，加神曲、山楂、麦芽。

［师曰］ 胃为阳明燥土，其气以和降为顺。气有余便是火，若肝火怫逆，以乘阳明，则清气遏而不升，浊气逆而不降，从木气而化酸，故常见呕逆、嗳气、泛酸等，诚如《类证治裁》所云："相火附木，木郁则化火，为吞酸胁痛，为狂，为痿，为厥，为痞，为呃噎，为失血，皆肝火冲激也。"这是对肝火犯胃很好的写实。

"吐酸"作为主症，虽为胃气上逆所致，实由肝经气火冲逆，阻滞胃降使然，故降胃之法，重在泄肝，平降肝木之气火，则吐酸自止。所谓"犯胃莫如肝，泄肝正救胃""泄厥阴以舒其用，和阳明以利其腑"是也。泄肝安胃法，多用景岳化肝煎、左金丸等加味，酸苦泄热中寓辛散之法，因气与热阻，不得交通，惟酸能敛，惟苦能降，惟辛能散，实为《内经》"肝欲散，急食辛以散之，用辛补之，酸泻之"之义。王旭高云："苦、辛、酸三者，为泄肝之主法也。"苦辛相合，散肝之用；酸苦相合，泄肝之热；苦辛又能通降，可复胃腑和降之职。如此则肝逆得平，其气自安。

五、柔肝和胃法

［主治］ 肝阴不足，疏泄失职证。症见胸胁满闷灼痛，胃脘痞胀，食少不饥，口咽发干，溲黄便干，失眠多梦，舌红少苔，脉弦细。

［方药］ 一贯煎加味。

北沙参、麦冬、生地黄、当归、枸杞子、川楝子、白芍、郁金、梅花、甘草、生麦芽。

［加减］ 夜寐欠安者，加酸枣仁、合欢皮；口干渴多饮者，加石斛、天花粉；阴虚火旺，手足心热者，加丹皮、地骨皮；久病下汲肾阴，症见耳鸣、

盗汗者，加女贞子、墨旱莲。

［师曰］ 肝为刚脏，其阴易亏；胃为阳土，亦宜柔润。若肝阴不足，则肝失所养，气郁不行，木不疏土，则胃失和降。因此，治当滋阴养肝，恢复肝气条达畅茂之性，脾胃则能复其升降之机。故酸甘化阴，甘寒生津，既能滋阴养肝，又可和胃润降，是为养肝之妙法；并少佐川楝子、麦芽、梅花以疏肝，顺肝木条达之性，发其郁遏之气。

阴虚肝郁，阴虚是本，气滞是标。肝气之所以郁滞，乃因阴液不能滋养，所谓少一分阴液，便增一分气滞。因此，治疗时应滋阴治其本，行气治其标，标本兼顾。若徒用辛香，更灼阴血；徒于养阴，则肝气愈滞，必须"柔肝""疏肝"二法结合，水足则木柔，且疏肝之品只可暂用，中病即止，以免过分克伐，犯虚虚之虞。

六、温肝和胃法

［主治］ 肝寒犯胃，浊阴上逆证。症见干呕，吐清涎冷沫，或吐利烦躁，或伴见头痛，以颠顶为甚，或畏寒肢冷，舌质淡苔薄白，脉沉弦或弦迟。

［方药］ 吴茱萸汤。

吴茱萸、党参、生姜、大枣。

［加减］ 胃脘寒痛者，加高良姜、香附、延胡索；脾胃虚寒泄泻者，加桂枝、炮姜、炒鸡内金；呕吐甚者，加姜半夏、茯苓。

［师曰］ 温肝和胃法是针对肝寒犯胃证的病机而制定的治法。肝寒常因肝脏阳气衰微，阳虚阴盛或寒邪直中于里，凝滞于肝经所致。肝寒多横逆犯胃，以致胃失和降，浊阴上逆，故见呕吐酸水，或吐清涎冷沫，或干呕；厥阴经脉属肝挟胃，上行与督脉会于头顶部，胃中浊阴循肝经上扰于头，故致颠顶头痛；肝胃虚寒，阳虚失温，故畏寒肢冷。肝寒犯胃，治当温肝散寒、和胃降逆，常用吴茱萸汤加味。

吴茱萸汤为仲景所创，由吴茱萸、人参、生姜、大枣组成，四药配伍，相辅相成，温中与降逆并施，寓补益于温降之中。本方乃辛苦甘温合用，临证运用以呕吐涎沫、舌质不红、苔白滑、脉弦迟为辨证要点。方中吴茱萸，不得用生吴茱萸，当用淡吴茱萸，即用甘草水漂淡的吴茱萸，可以大大减少其对胃的刺激性。此外，若治剧烈呕吐可采用少量多次、徐徐冷服的方法，以免格拒呕吐。

七、暖肝散寒法

［主治］ 肝肾不足，寒滞肝脉证。症见少腹牵引睾丸坠胀疼痛，阴囊收缩，寒甚热缓，形寒肢冷，舌苔白滑，脉沉弦或沉迟。

［方药］ 暖肝煎加味。

当归、枸杞子、肉桂、小茴香、乌药、沉香、茯苓。

［加减］ 寒甚者，加干姜、吴茱萸。

［师曰］ 足厥阴肝经绕阴器，抵少腹。寒滞肝脉，阳气被遏，失却温煦，肝经气血凝滞，故少腹牵引睾丸坠胀疼痛，寒性收引，甚则阴囊收缩，得冷增剧，得热缓解。诚如叶天士所谓“肝络受寒为疝”“少腹结疝，睾丸偏坠，皆阳气不自复，浊阴聚络”。诸疝皆属于肝，肝欲散，急食辛以散之，又“寒者温之”，故治疗肝寒证当以温通立法，辛温散寒，行气化滞。方中肉桂、小茴香温肝阳以散寒，当归、枸杞子养肝血之虚，乌药、沉香通肝气之滞且有暖肝之力，茯苓甘淡渗湿通阳。此方温通并用，温中有养。

肝主藏血，调节周身血量。若肝脉受寒，阳气被遏，则血涩不通，以致手足厥寒逆冷、指甲青紫、脉细欲绝或沉细，治当温肝散寒、养血通脉，当归四逆汤主之。方以当归、桂枝、芍药、细辛、甘草、木通、大枣组成；若寒凝甚，加吴茱萸、生姜。当归四逆汤温阳与散寒并用，养血与通脉并施，治疗血虚受寒、寒凝经脉、血行不畅所致的手足厥寒证；暖肝煎温补肝肾、行气逐寒，标本兼治，治疗肝肾不足，寒凝气滞之睾丸坠胀疼痛、疝气或少腹疼痛。二者区别，不可不识。

八、平肝利咽法

［主治］ 肝气冲逆，痰气阻滞咽喉之梅核气。症见咽中不适，如有物梗阻，胸闷，善太息，舌苔薄白腻，脉弦滑。

［方药］ 四逆散合半夏厚朴汤加减。

柴胡、白芍、枳壳、半夏、厚朴、茯苓、紫苏叶、生姜。

［加减］ 脘胁作胀者，加香附、郁金；痰多者，加陈皮、浙贝母；痰热内盛者，加黄连、竹茹；胸闷者，加瓜蒌皮、薤白。

［师曰］ 脾为生痰之源。肝气冲逆，乘其中土，则脾失运化，津液不布，聚湿成痰。肝气挟痰循经上逆，痰气交结阻滞咽喉，气机不利，故见咽

中不适，如有物梗阻；肺胃失于宣降，胸中气机不畅，则见胸闷，或咳或呕。本证方药乃四逆散合用半夏厚朴汤而成，四逆散疏肝理气；半夏厚朴汤开结化痰，和胃降逆，所谓“痰多必理阳明”。临证中须权衡肝气冲逆与痰湿阻滞孰轻孰重，此证肝气冲逆为重，故治法重在平肝敛肝，佐以化痰利咽。治痰必先理气，肝气畅达，则痰湿可消，咽梗自除。

九、疏肝活血法

［主治］ 肝经气血瘀滞证。症见右胁胀痛或刺痛，尤以夜晚为甚，痛处固定不移，或胸胁胀痛，心胸憋闷，甚至痛闷欲绝，脉涩或弦涩，舌质暗或有瘀斑，舌下络脉瘀紫、增粗或曲张。

［方药］ 血府逐瘀汤。

柴胡、枳壳、赤芍、甘草、桃仁、红花、当归、川芎、生地、桔梗、川牛膝。

［加减］ 胁痛重者，加延胡索、川楝子；瘀热者，加丹皮、丹参、山栀。

［师曰］ 人身所重者，血与气耳。肝司气机、主藏血之脏，其贮藏和调节全身血液的作用是维持经脉血气正常运行的必要条件，故瘀血的产生与肝脏息息相关。《景岳全书》云：“盖肝主血也，故凡败血凝滞，从其所属而必归于肝，多在胁肋小腹者，皆肝经之道也。”肝病导致瘀血形成有一定的规律，是一个由气结到血瘀、由无形到有形、由浅到深、由轻到重的病理过程，表现为肝受病气先郁滞，继之络脉受阻，血停成瘀。而气滞与血瘀又互为因果，互相影响。气滞日久，必有血瘀；瘀血若留而不化，则气滞更甚。因此，肝病无不关系气血，气滞血瘀是其体用失调的基本形式，疏肝活血法为肝病最重要的治法之一。

气滞血瘀证的治疗原则是“疏其血气，令其条达，而致和平”。血府逐瘀汤是疏肝活血法的基本方，活血与行气相伍，既行血分瘀阻，又解气分郁滞。此方祛瘀与养血同施，则活血而无耗血之虞，行气又无伤阴之弊；升降兼顾，既能升达少阳，又佐降泄下行，使气血调和。因血瘀证有轻重之分，在各个病理阶段，或伤经，或入络，或成癥瘕，种种见证不一，故方药亦各迥异。轻者通络即可，重者每需攻逐，然攻逐之品易耗伤正气，又当权衡体质之强弱，不可孟浪草率。如见胸胁胀满刺痛，固定不移，其人常欲蹈其胸上，得热饮则舒，脉涩，舌质紫，此为肝着，乃肝经气血瘀滞轻证，故得热则气血舒展，治以行气活血、通阳散结，方选旋覆花汤加味（旋覆花、茜草、葱白、丝瓜络、当归、柏子仁、川楝子、延胡索）。若肝脾肿大，胁下痞块，积块按之不移，腹胀，纳食不舒，脉弦涩或沉涩，舌苔白腻，舌质紫暗，舌下络脉瘀滞怒张，此气血瘀滞日久，已成癥积，当治以理气活血、破瘀消癥，选方《金匮要略》鳖甲煎丸加减；兼有水臌，腹大如鼓者，加茯苓、猪苓、泽泻、车前子、白茅根以利湿祛水。应当注意，留瘀坚着，体质强实者，短期攻之可望收效。若体质亏虚者，必不耐攻伐，如勉强为之，则更伤正气，反生他变。因此，使用疏肝活血法，一要中病即止，二要根据病情，适当配伍扶正之品，或益气健脾，或养阴和营，以免虚虚实实之虞。

十、凉肝泻火法

［主治］ 肝经火热，上下燔灼证。症见头痛眩晕，颠顶胀痛，目糊，耳鸣，目赤面红，溺淋便结，夜不安寐，神烦易怒，甚至狂躁，脉来左关弦大数。

［方药］ 龙胆泻肝汤。

龙胆、黄芩、焦山栀、柴胡、当归、生地、泽泻、木通、车前子、甘草。

［加减］ 头痛、头晕、面赤较甚者，加石决明、珍珠母；目赤、目痛较甚者，加白菊花、决明子、夏枯草。

［师曰］ 火者，热之极也。肝体阴而用阳，主藏血而内寄相火，条达时则顺其生生之机，推动机体脏腑功能活动；一有怫郁，则郁极而发，由少火变成邪火，从而形成肝火，如叶天士所云“情志不适，郁则少火变壮”“都是郁勃热气上升，气有余便是火”。亦有因肝阴血不足，相火失其涵养，阳气升腾，游浮于上，则易化火而形成肝火，如《血证论》云：“肝为藏血之脏，又司相火，血足则火温而不烈，游行三焦，达于腠理，莫不得其温养之功。若血虚火旺，内则烦渴淋闭，外则骨蒸汗出，皆肝经相火之为病也。”又有湿邪内侵肝胆，蕴结不解，则湿郁化热，热从火化，变生肝火，诚如柯琴所云：“厥阴之地，相火游行之区也，其本气则为少火。若风寒燥湿之邪，一入其境，悉化为热，即是壮火。”由此可见，肝火成因复杂，然皆以肝气有余、相火妄动为病理基础。壮火食气，因相火妄动冲激，随肝气冲逆而燔灼脏腑，导致一身上下内外皆能发病。

热者寒之，肝火系实热病证，一般采用苦寒直折之法，常用龙胆泻肝汤以凉肝清热泻火。本方中寓有实则泻其子之义，如方中生地、木通、生甘草，即导赤散方。然须注意，清肝泻火之品大多苦寒伤胃，应中病即止，勿使过之，伤其胃气。

十一、清肝利湿法

［主治］ 湿热疫毒侵袭肝胆证。症见黄疸热重于湿，黄色较鲜明，口鼻干燥，口渴多饮，心烦易怒，小便短赤，大便干结，舌红苔黄腻或黄燥，脉弦数或滑数。

［方药］ 甘露消毒丹。

茵陈、黄芩、射干、连翘、薄荷、石菖蒲、川贝母、木通、滑石、藿香、白豆蔻、神曲。

［加减］ 黄疸甚者，加黑山栀、制大黄、平地木；肝郁气滞者，加陈皮、香附、生麦芽；食积者，加生山楂、麦芽；血分瘀热者，加赤芍、丹参、郁金。

［师曰］《素问·六元正纪大论》云："溽暑湿热相薄……民病黄疸而为胕肿。"朱丹溪亦云："疸不必分其五，同是湿热。"可见湿热在黄疸等肝胆病发生发展过程中的重要性。湿热内蕴是多种急慢性肝炎的重要病理环节。湿热既成，一是结于肝胆形成肝胆湿热证，症见肝区灼痛，目黄、身黄及尿黄，若与痰瘀胶结，则形成痞块而结于胁下；二是蕴于脾胃导致清浊不分，症见纳呆腹胀、恶心泛恶、大便黏腻不爽、舌苔黄厚腻等。临证所见，肝胆湿热与脾胃湿热每多兼而有之，只是在程度上有轻重差异而已。

湿与热合，如油入面，极难分解，故治当清热与利湿并用，清热是解邪气热毒之性，而通利则可使邪气有所出路。治疗上须依湿与热孰轻孰重，以确定施治的重点。热重于湿者，常用甘露消毒丹化裁。湿重于热者，多见面色较暗黄、倦怠少食、恶心呕吐、脘腹胀满、大便溏薄而不爽、身体困重、舌苔白腻、脉缓滑等，常用茵陈五苓散（茵陈、猪苓、茯苓、泽泻、白术、桂枝）加减。湿热并重者，多见纳少乏力、心胸烦闷、小便短赤、大便黏滞不爽、舌红苔黄腻、脉弦滑或滑数等，则用茵陈蒿汤（茵陈、栀子、大黄）合茵陈五苓散。若湿热仅仅停留在气分，一般不会出现黄疸。湿热入于血分，瘀阻血脉，逼迫胆液外溢浸渍于肌肤，才会出现黄疸，所谓"瘀热在里，身必发黄”，故常于清热利湿方中配伍活血、凉血、化瘀之品，如赤芍、丹参、郁金、平地木、虎杖等，有事半功倍之效。

十二、培土柔木法

［主治］ 脾虚肝郁，土不荣木证。症见神疲乏力，纳食不馨，大便易溏，面色萎黄无华，右胁隐痛，头晕目眩，苔薄白，脉细弦。

［方药］ 归芍异功散。

党参、白术、茯苓、炙甘草、陈皮、当归、白芍。

［加减］ 气虚甚者，加黄芪；食欲不振，便溏多者，去当归，加炮姜、炒鸡内金、焦六曲；寐差、失眠者，加制半夏、秫米、合欢皮、酸枣仁。

［师曰］ 肝与脾，关系密切，除了木能疏土外，还存在有土能荣木的关系。肝木在脾土的滋养下方能遂其疏泄条达之性。《医宗金鉴·删补名医方论》云：“肝为木气，全赖土以滋培。”若脾胃虚弱，化源匮乏，气血化生不足，则肝木失养，导致肝火、肝阳偏亢为患，形成脾虚肝旺之证，治当重在实脾，兼以柔肝，常选用补脾之人参、白术、茯苓、甘草等与柔肝疏肝之当归、白芍、陈皮、柴胡等组成方剂，常用方有归芍异功散、归芍六君子汤。

归芍异功散健脾益气、养血柔肝，其主治脾虚肝郁证，病机要点是脾病及肝；归芍六君子汤由归芍异功散加半夏而成，适用于脾虚肝旺兼有痰湿者。若因血虚肝郁，疏泄不及，影响脾胃运化，形成肝郁脾虚证，其病机要点是肝病及脾，治法当养血疏肝扶土，方选逍遥散。同为肝脾同病，而病机不同，故治法有异。临证实践中亦有脾胃气虚，清阳下陷，肝血不足，右关脉虚大，重按无力，左关脉虚弦者，本人常用补土柔木汤（即补中益气汤加茯苓、白芍）以治之。此为补中益气汤合逍遥散之意，对于脾虚中气下陷兼有血虚肝郁之证，实有效验。

十三、清金制木法

［主治］ 木火刑金证。症见胁痛胸闷，咳喘气急、干咳少痰，甚则咯血，呼吸急促，面赤，症状常随情绪波动而增减，舌红苔薄白或黄，脉弦数。

[方药] 黛蛤散合泻白散加味。

黛蛤散、丹皮、栀子、黄芩、川贝母、瓜蒌皮、桑白皮、地骨皮、枇杷叶、生甘草。

[加减] 肺气郁滞，胸闷气逆者，加郁金、丝瓜络；痰黏难咳者，加海浮石；痰黄质稠者，加冬瓜子、浙贝母；咯血者，黄芩改用黄芩炭，加藕节炭、白茅根；火郁伤津者，加南沙参、麦冬、天花粉。

[师曰] 足厥阴肝经布于胁肋，上注于肺。在正常生理情况下，肺金制约肝木，肺气宣降，则肝气调畅。若肝火上亢，反侮肺金，木火刑金，炼津为痰，致肺失肃降，则见咳嗽，咳痰质稠；伤及肺络，则咯血。此乃肝火太盛，肺金不能平木之故也。唐容川《血证论》云："金不制木，则肝火旺，火盛刑金，则蒸热、喘咳、吐血、痨瘵并作。"治以清肺金而制肝木，肺金肃降之令下行，则肝木自戢其威。如此，则血气清宁，咯血自止。常用黛蛤散合泻白散化裁，用青黛、丹皮、栀子、黄芩等味清肝泻火，配伍瓜蒌皮、桑白皮、地骨皮、川贝母、海蛤壳等味清热化痰，如此可使肝火平息，肺得安宁。

黛蛤散合泻白散所治之咳嗽咯血，重点在肝，偏于实证也。若肺阴不足，不能制木，以致肝火上逆，木火刑金者，症见肝区隐痛，口干咽痛，干咳少痰，或痰中夹血，齿衄，溲黄，有时低热，舌红苔少而剥，脉弦细数，常用南沙参、麦冬、石斛、生地、玉竹等轻柔润肺生津之品。因此证重点在肺，且偏于虚，方宜选沙参麦冬汤加减（南沙参、麦冬、玉竹、生地、白芍、百合、黄芩、丹皮、甘草）清养肺阴，以平肝泻火。口干渴甚者，加石斛、天花粉、鲜芦根；夜有盗汗者，加浮小麦、冬桑叶、煅牡蛎、煅龙骨。

十四、镇肝息风法

[主治] 肝阳上亢证。症见头目眩晕，目胀耳鸣，头痛如裂，烦热失眠，面赤如醉，或眩晕昏仆，不省人事，或肢体渐觉不利，口角渐形㖞斜，舌红苔薄白，脉弦直有力。

[方药] 镇肝熄风汤。

怀牛膝、生赭石、生龙骨、生牡蛎、生龟甲、生白芍、玄参、天冬、川楝子、生麦芽、茵陈、甘草。

[加减] 肝血亏者，加当归、酸枣仁；肝肾阴虚者，加地黄、山药、女贞子、墨旱莲、麦冬；夹风痰者，可酌加竹沥半夏、胆南星、化橘红、茯苓、竹茹、制远志、石菖蒲；大便秘结，腑气不通者，加制大黄、枳实。

[师曰] 肝风，乃指内风而言。《素问·至真要大论》云："诸风掉眩，皆属于肝。"肝为风木之脏，主升主动。叶天士指出"肝为风木之脏，因有相火内寄，体阴用阳，其性刚，主动主升，全赖肾水以涵之，血液以濡之，肺金清肃下降之令以平之，中宫敦阜之土气以培之，则刚劲之质得为柔和之体，遂其条达畅茂之性，何病之有？倘精液有亏，肝阴不足，血燥生热，热则风阳上升，窍络阻塞，头目不清，眩晕跌仆，甚则瘈疭痉厥矣"及"内风乃身中阳气之动变"，阐明了肝风内动的病理机制。

风阳上扰，多为下虚上实之证。下虚者，肾精肝血耗伤为其本；上实者，风阳亢盛为其标。镇肝凉肝固能平其风阳，但仅能治其标，滋阴养血更能和其阳，治其本，因风木之脏得肾水以涵之，血液以濡之，则上亢之肝阳自然柔和，所谓"肝为刚脏，非柔润不能调和"也。镇肝熄风汤重用潜镇之法，以治其标，配伍滋阴之品，以治其本，因其镇潜清降之力较强，故以头目眩晕、脑部涨痛、面色如醉、心中烦热，甚或中风昏仆，脉弦长有力为辨证要点。若因肝肾阴亏，肝阳上亢而见失眠多梦、心神不宁，未至气血逆乱者，选用建瓴汤（生山药、怀牛膝、生赭石、生龙骨、生牡蛎、生地黄、生白芍、柏子仁）加减，重在镇肝息风，滋阴安神。若因肝阳偏亢，肝风上扰，症见头痛、眩晕、失眠、舌红苔黄、脉弦者，选用天麻钩藤饮化裁（天麻、钩藤、石决明、山栀、黄芩、川牛膝、杜仲、桑寄生、夜交藤、茯神），熔补益肝肾与平肝息风为一方，肝肾同治，心肝并调。

十五、育阴息风法

[主治] 阴血亏虚，虚风内动证。症见形体消瘦，神倦乏力，头晕头痛，咽喉干燥，筋脉拘急，神倦瘛疭，甚或痉厥，或见神昏耳聋，有时时欲脱之势，舌红绛无苔，脉来弦细数或虚弱等。

[方药] 大定风珠。

生白芍、阿胶、生龟甲、生鳖甲、干地黄、麻仁、五味子、生牡蛎、麦冬、炙甘草、鸡子黄。

［加减］ 气虚、气喘者，加人参；自汗者，加龙骨、人参、浮小麦；风痰内扰者，加制远志、石菖蒲、竹沥半夏、茯苓。

［师曰］ 温病迁延日久，邪热深入下焦，灼伤真阴，或因误汗、妄攻、峻下，重伤阴液，以致肝失所养，筋失濡润，则虚风内动。叶天士指出“温邪劫液，阳浮独行，内风大震，变幻痉厥危疴”“阴水亏，斯阳风烁筋，而络中热沸即厥”“真阴枯槁之象，水液无有，风木大震，此刚剂强镇不能熄其厥冒耳”。邪热虽已去八九，然真阴亦仅存一二，阴血虚极，则不能濡养筋脉。此证阴虚生风，风由虚致，故治法较阳亢者迥然有别，当详加细辨。镇肝潜阳息风法的病机为肝阴不足，肝阳上亢，阳亢化风，实多虚少，虽有伤阴之象，但阴伤并不太重，故治以平肝潜阳为主，兼顾养阴，其治重在肝；育阴潜阳息风法的病机为阴液耗伤枯竭，筋失濡养，虚风内动，采用培补肝肾之阴为大法，其治重在肾，滋水以涵木，务在存阴，则虚风自定。

若因邪热久羁，热深厥甚，手足蠕动，心中憺憺大动，甚或心中痛，舌红苔少，脉细促者，应选用三甲复脉汤加味（生龟甲、生鳖甲、生牡蛎、炙甘草、干地黄、生白芍、麦冬、阿胶、火麻仁），以养血复脉，潜阳息风。而大定风珠，是在三甲复脉汤基础上加入五味子、鸡子黄，滋阴息风之力较强，且有收敛之功，用于脉弱而时时有欲脱之势者。

十六、化痰息风法

［主治］ 风痰上扰证。症见眩晕，头痛，胸闷，恶心呕吐，舌苔白腻，脉弦滑。

［方药］ 半夏白术天麻汤加味。

法半夏、白术、天麻、钩藤、白蒺藜、茯苓、陈皮、胆南星。

［加减］ 热痰阻咽，咳吐不利者，法半夏改用竹沥半夏，加浙贝母、天竺黄；痰火头痛者，加桑叶、菊花、夏枯草。

［师曰］ 丹溪云“无痰不作眩”，脾胃失运，湿痰生；肝风内旋，眩晕起。此肝风挟痰上冒之证，当风痰两解，标本兼顾，以化痰息风治其标，健脾燥湿治其本。半夏、白术健脾燥湿化痰，茯苓淡渗利湿，以治生痰之源；天麻、钩藤、蒺藜平肝息风而止眩晕，陈皮理气化痰，气顺则痰消；胆南星燥湿化痰，祛风止痉，为治风痰之要药。叶天士云“痰多必理阳明”，理阳

明重在和胃化痰，然燥湿化痰，不可多用久用，否则易温燥伤阴。此外，风痰内扰，切忌酸涩收敛，以免敛邪为患。

十七、甘缓和肝法

[主治] 脏躁证。症见悲伤哭泣，象如神灵所作，数欠伸，或心悸不安，惊惕少寐，或惊恐畏怯，舌苔薄，脉弦细。

[方药] 甘麦大枣汤。

甘草、淮小麦、大枣。

[加减] 寐差者，加炒酸枣仁、合欢皮、龙齿；心悸不安者，加人参、麦冬、五味子；惊恐畏怯者，加龙骨、牡蛎；大便秘结者，加柏子仁。

[师曰] 脏躁证，责之情志抑郁或思虑过度，肝郁化火，伤阴耗液，或心脾两虚，累及于肝而发，仲景立甘麦大枣汤主之。《内经》云："肝苦急，急食甘以缓之。"本病始于肝，故方取甘草甘缓和中，缓其急迫紧张之势；淮小麦甘凉，宁心火以养肝阴；大枣甘而多液，滋补脾阴。三药合剂，成甘缓之性，有和肝、缓肝之力。临证时可合用酸枣仁汤，或加当归、白芍、茯神、龙齿等，效果更佳，但非急骤建功，而须久服为佳。

十八、养血柔肝法

[主治] 肝血亏虚证。症见眩晕目涩，视物模糊，夜寐多梦，面色苍白无华，爪甲不荣，或手足蠕动，甚或瘛疭，或妇人月经推迟，量少色淡，苔薄，脉弦细或虚弦。

[方药] 四物汤加味。

当归、芍药、川芎、熟地、酸枣仁、甘草。

[加减] 血虚甚者，加阿胶、枸杞子；气虚者，加黄芪、太子参；寐差、失眠者，加合欢皮、夜交藤、龙眼肉；心悸、怔忡者，加龙骨、牡蛎；舌边紫或有瘀点瘀斑，舌下络脉瘀滞者，加丹参、赤芍。

[师曰] 肝家血虚，不能充养头面清窍，故面色无华，两目干涩，视物模糊，头目眩晕；女子以肝为先天，肝血不足，则冲任失养，血海空虚，故月事推迟，量少或经闭。方以四物汤滋阴养血，酸枣仁、甘草酸甘化阴。肝藏血而主筋，若血虚不能荣筋濡骨，内风自生，则四肢麻木牵掣，手足蠕

动，甚或瘛疭。《通俗伤寒论·六经方药》云："血虚生风者，非真有风也，实因血不养筋，筋脉拘挛，伸缩不能自如，故手足瘛疭，类似风动，故名曰内虚暗风，通称肝风。温热病末路多见此证者，以热伤血液故也。"此证绝非纯投潜镇之品所能奏效，而须用养血息风法，可加阿胶、牛膝、枸杞子、菊花等。

十九、滋肾养肝法

[主治] 肝肾精血亏虚证。症见腰膝酸软，头晕耳鸣，右胁隐痛，口干咽燥，五心烦热，失眠盗汗，男子遗精及女子月经失调，舌红苔薄或少苔，脉沉细。

[方药] 归芍地黄汤。

当归、白芍、熟地、山药、山茱萸、茯苓、丹皮、泽泻。

[加减] 阴亏甚，加枸杞子、女贞子、墨旱莲、北沙参、麦冬；肝热者，加白菊花、夏枯草；风阳上扰者，加天麻、钩藤、白蒺藜、鳖甲、龟甲；瘀热者，加丹参、赤芍；虚热多汗者，加地骨皮；烦热而渴者，加知母、麦冬；夜寐不安者，加酸枣仁、合欢皮、夜交藤；木火刑金，干咳少痰者，加川贝母、南北沙参。

[师曰] 中医学有"肝肾同源""精血同源""肝肾同治"之说，揭示了同居下焦的肝肾两脏在生理上相互滋生、病理上相互影响的密切关系。"肾生髓，髓生肝"，肝为乙木，肾为癸水，两者在五行上是母子相生关系。母实则子壮，水涵则木荣，水亏则木槁。肝藏血，肾藏精，精血互生。肝血的生化，有赖于肾精的气化；肾精的充盛，亦有赖于肝血的滋养，故又称"精血同源"。

肝主疏泄而恶抑郁之性，必须在肝主藏血和肾水涵养的基础上才能保持正常的生理状态。肾精不足，肝木失养，内藏之相火极易妄动，故常见肝火有余、肝风扰乱的证候。明代李中梓提出"乙癸同源，肾肝同治"的观点，李氏指出"东方之木，无虚不可补，补肾即所以补肝""血不足者濡之，水之属也，壮水之源，木赖以荣"，故柔养肝体之法与滋补肾精之法往往是难以截然分开的。补益肝肾精血的药物往往兼入肝肾二经，故选择药物时，应在填精养血的基础上，注意兼顾肝肾两脏的功能特点，如补肾注重填精补髓，调和阴阳；补肝偏于酸甘化阴，调达气血。通过滋养肾精，使肾水充足，肝体得养，则肝气自和，肝阳得平，实为肝肾同治、标本兼顾之法。

二十、温补肝气法

［主治］ 肝气不足，阳虚失温证。症见胁肋满闷或隐痛，头昏目眩，神疲气短，颠顶头痛，少腹弦急，阴头寒，肢冷便溏，脘腹冷痛，舌淡白，脉沉弱。

［方药］ 保元汤加味。

黄芪、人参、肉桂、炙甘草、当归。

［加减］ 阳虚者，加巴戟天、肉苁蓉；少腹冷痛者，加吴茱萸、乌药、益智仁。

［师曰］ 肝禀春生之气，内寄相火，寓少阳生发之气，故为阳生之始，阳始盛而生万物。因此，肝气升发、柔和、条达之性，对维持人体一身之气疏畅条达、通而不滞、散而不郁有着重要的调节作用。历代医家论肝气、肝阳者，多论其有余，少论其不足。然任何一脏皆有气血阴阳之不足，肝脏亦不例外。若肝气不足，则疏泄不及，生发困乏。一是表现为肝之经脉循行部位的症状，如胁肋满闷或隐痛，少腹弦急，阴头寒，囊冷，颠顶头痛，寒疝，阳痿，女子月经不调、痛经、不孕等；二是表现为肝脏功能活动低下的症状，如头昏目眩，神疲气短，筋无力，手足厥寒，善惊惕等；三是与肝脏相关脏腑的症状，如胸满胸痛，腹中疗痛，便溏等。

张锡纯云："凡遇肝气虚弱不能条达，用一切补肝之药皆不效，重用黄芪为主，而少佐以理气之品，服之覆杯即见效验。"又云："黄芪之性温而上升，以之补肝原有同气相求之妙用。"张氏曾治有饮食不能消化，服健脾暖胃之药百剂不效。诊其左关脉太弱，知系肝阳不振，投以黄芪一两，桂枝尖三钱，数剂而愈。又治黄疸，诊其左关脉特弱，重用黄芪煎汤，送服《金匮》黄疸门硝石矾石散而愈。本人认为，肝为刚脏，其性喜柔，故温养之品宜温润而不宜燥烈，选用温补阳气与甘温养血药同用最为合宜，常以保元汤加味为基本方，重用黄芪。黄芪大补肝气，肉桂补火助阳、散寒止痛，人参补益元气，佐以当归补血和血，以养肝体，亦防温燥伤血，炙甘草调和诸药。如此，则肝气可振，肝用可达。

气属阳，气不足则为寒。气虚乃阳虚之渐，阳虚为气虚之甚，两者无绝对界限，而仅有轻重之分。故肝气虚与肝阳虚的症状有共同之处，肝阳虚在肝气虚的基础上，兼有畏寒、四肢欠温、囊冷阴湿等证候。若见肝阳虚者，可加酸甘温阳之品，如巴戟天、菟丝子、肉苁蓉、山茱萸、枸杞子等，同时适当配伍乌药、小茴香调畅气机，从而增强温肝理气之效。

第四章 治肝药对

古人原以单味药立方，在医疗实践中逐渐总结出不同药物间的配合运用较单味药疗效更高，摸索出药物配伍的基本规律，故有了“七方”之分类。药对，又称对药，即两味药（有时也用到三四味药）的特定配伍关系，具有紧扣病机、功用相辅、药简力宏、疗效确切等特点，是中医方剂组成的基础单元。药对配伍涵盖了中药复方的多种基本形式，如相须、相使及寒热并用、补泻兼施、敛散同用、升降同调、开合兼顾、润燥相宜、动静相制等。药对的使用是为了更切合复杂的病机，显著提高临证疗效。因此，从单味药物到组成方剂，如不研究药对，则难以知晓其中原理奥妙。

连师善用药对治疗肝病，多能取得满意疗效。所用药对或源于经方，或本自时方，或自身经验总结。本章仅就连师治肝所用的众多药对中最具代表性的五十个药对进行介绍，深入分析每个药对的配伍经验，进而揭示药对应用的规律。

一、柴胡—白芍

柴胡味辛苦，性微寒，轻清辛散，主入气分，疏肝解郁，透达郁热，又能升达少阳以调肝用。白芍味苦酸甘，性寒，酸寒收敛，敛肝泄木，和营止痛，又可柔养肝血而补肝体。二药合用，一动一静，一散一收，兼顾肝家体阴用阳而刚柔相济。柴胡得白芍，则无升散太过耗劫肝阴之弊，疏肝气而无碍于肝体；白芍得柴胡，则补养肝血而无碍于肝气之用。

连师常用柴胡配白芍治疗肝郁脾虚，肝木乘土证，如逍遥散；或肝气冲逆太过，肝气犯胃诸证，如四逆散。剂量：柴胡 6～12g，白芍 9～12g，且根据肝郁与肝气冲逆轻重不同，酌定二药剂量。因柴胡有劫肝阴之弊，故对血虚肝郁或肝胃阴虚明显者，柴胡剂量宜减轻，可用 3～5g，白芍剂量宜加重，可用至15g。

[验案举例] 崔某，女，57岁，金华人，2017年6月18日来诊。脘胁胀痛，既往胃镜检查提示：慢性轻度萎缩性胃炎伴轻中度肠化。左关脉弦，右关脉大，舌苔薄腻质红。拟调气机。

方药：**柴胡**6g，**炒白芍**12g，赤芍12g，炒枳壳10g，生甘草6g，川芎6g，制香附6g，青皮6g，陈皮6g，广郁金12g，丹参20g，川楝子6g，延胡索10g，茯苓15g，薏苡仁30g，猪苓20g，白花蛇舌草30g，半枝莲30g。14剂。

评析：肝体阴而用阳，喜条达疏畅，若肝气冲逆，横犯胃腑，气机失和，遂致脘胁胀痛。治以柴胡疏肝散加味疏其血气，令其调达。方中柴胡配伍白芍，以柴胡之辛散补肝之用，以白芍之酸敛养血柔肝，补肝体以制肝用，正合《内经》"肝欲散，急食辛以散之，用辛补之，酸泻之"之旨。

二、青皮—陈皮

青皮与陈皮，味苦辛，性温，虽同为橘之果皮，然幼果为青皮，成熟果皮为陈皮，老嫩有异，故功效各有所偏。青皮入肝胆气分，辛散温通、苦泄降行之力较烈，功能破气散结、疏肝止痛，李杲称其为"足厥阴引经之药"，凡胁痛乳胀及疝气痞积等肝气郁滞之证，则宜用青皮疏之；陈皮多入脾肺，辛散苦降，其性温和，燥而不烈，为脾肺气分之药，既能行气健脾，又能燥湿化痰，凡脘腹胀满、吐泻纳呆等脾胃气机升降失常之证，则当取陈皮以和之。

肝气为病，常见木来乘土；脾胃犯病，又可土壅木郁。因此，若见肝郁气滞，脾胃壅滞而致胁腹胀痛、胸胁满闷、乳房胀痛等证象，连师每取青皮、陈皮二药合用。剂量：青皮6g，陈皮6～9g，疏肝行滞以青皮为重，燥湿化痰则陈皮为先。

[验案举例] 胡某，女，66岁，杭州人，2017年6月29日来诊。少腹作胀，左关脉弦，右关脉有力，舌苔薄腻质红。拟疏其气机。

方药：柴胡6g，赤芍12g，炒白芍12g，炒枳壳10g，生甘草6g，川芎6g，制香附6g，**青皮**6g，**陈皮**6g，广郁金12g，丹参20g，茯苓15g，佛手片10g。14剂。

评析：厥阴肝经布胁肋，循少腹。若木失条达，肝气循经冲逆，故见少腹作胀；横逆犯胃，湿阻气滞，故右关脉有力，舌苔薄腻。治以柴胡疏肝散加味疏肝行气，化湿和胃。方中青皮疏肝破气除滞，陈皮行气化湿和胃，二药配伍，调和肝胃，相得益彰。青皮性较峻烈，易耗气破气，古有青皮“一钱调气，二钱行气，三钱破气”之说，故气虚者慎用。且二药均有香燥之性，久用耗伤气血，亦不可不防。

三、香附—郁金

香附味辛微苦微甘，性平，入肝经气分，辛香通行，善散肝气之郁结，味苦降泄以平肝气之横逆，故为疏肝解郁、行气止痛之要药。郁金味辛苦，性寒，味辛能散能行，既能活血，又能行气解郁。香附配伍郁金，偏入气分，故行气解郁之功尤佳，善治肝气郁结之情志抑郁、胁肋胀满疼痛等症。

连师常以香附、郁金同调气血，取其能行气活血、凉血开郁，以达疏解肝郁、清肝活血之妙用。剂量：香附 6～12g，郁金 9～15g。

［验案举例］ 边某，女，48 岁，杭州人，2016 年 10 月 21 日来诊。月经 3 月未行，脘胀，左关脉弦，右脉缓，舌苔薄尖红。治拟调和法。

方药：柴胡 5g，炒当归 10g，炒白芍 15g，炒白术 10g，茯苓 15g，炙甘草 5g，陈皮 6g，**制香附** 6g，**广郁金** 12g，丹参 15g，太子参 20g，月季花 6g。7 剂。服方 5 剂月事即行。

评析：肝主疏泄和藏血，与女子月事密切相关。肝气郁结，疏泄失职，则月事不能按时而下，故经水三月未行；右脉缓，主脾气虚弱，又兼木不疏土，中焦升降失常，则见脘胀。治以逍遥散加减养血疏肝、益气健脾。方中香附行气疏肝开郁，乃“气病之总司，女科之主帅也”（《本草纲目》），郁金行气解郁活血。二药合用，行气解郁之力尤强，以助柴胡疏达肝气。气血同调，气行则血亦行，故服药 5 剂月事即下。

四、香附—延胡索

香附功善疏肝理气，调经止痛。延胡索味辛苦、性温，辛散温通，李时珍谓其“能行血中气滞，气中血滞，故专治一身上下诸痛，用之中的，妙不可言”。香附配伍延胡索，气血同调而偏走血分，长于活血止痛。气血畅达，亦无瘀滞之虞。

连师常以二药配伍治疗胸腹胃脘胁肋气血瘀滞之诸般胀痛、刺痛，女子痛经，经血色紫夹杂血块，舌质紫暗，脉涩等病证。剂量：香附 6～12g，延胡索 9～12g。连师指出香附、延胡索醋制，其效更著，一者味酸可引药入肝，二者可增其疏肝活血止痛之功。

[验案举例] 金某，男，34 岁，嘉兴凤桥人，2013 年 2 月 3 日来诊。脘腹疼痛 10 年，脉涩，舌苔薄腻，舌边有小朱点。治拟通络之法，从久病入络论治。

方药：丹参 30g，白檀香 6g（后入），砂仁 6g（杵，后入），当归 15g，赤芍 15g，炙甘草 6g，**延胡索** 10g，**制香附** 10g，九香虫 6g。14 剂。

评析：脘腹疼痛历十年，迁延未愈，久则血伤入络，瘀滞中焦，故脉涩。方中香附偏入气分，延胡索偏入血分，二药相伍，可助丹参饮活血行气止痛，气达血畅，则无气血瘀滞之虞。因香附、延胡索性偏温燥，过用久用恐其有助火、耗血、散气之害，故阴虚血弱者慎用。

五、香附—紫苏梗

香附为“血中气药”，善于辛散肝气郁滞，解一切气郁而行气止痛。紫苏梗，为紫苏的茎，味辛，性温，擅长疏肝解郁，行气宽中，能使郁滞上下通行，有“顺气之品，惟此纯良”“肝胃气滞，首选苏梗”之美誉。二药均善疏肝和胃、调气行滞，合用则更增疏肝解郁、行气止痛之功。

胃以通降为顺，降则和，不降则滞，反升则逆。因肝气犯胃，胃失通降而脘胁胀痛者，连师常以制香附佐以紫苏梗，重在解郁行气，除胀止痛，且未有“化燥、伤阴、生热”之弊。剂量：制香附 6～12g，紫苏梗 6～12g。此外，二者合用亦具有安胎顺气之功。对于胎动不安兼有脾胃气滞而导致的纳差、脘腹胀痛不适者，可在理气安胎药中佐以香附、紫苏梗。

香附生用，能外达肌肤，解除表邪，《本草纲目》云其可“散时气寒疫”。苏叶辛温芳香，外能疏散风寒，内可理气和中。对于外感风寒，内有气滞而见胸脘痞满、饮食不振之证，连师常用生香附辅以紫苏叶，以发汗解表、理气和中，此即《局方》之香苏散，《得配本草》谓香附“得紫苏，散外邪”。

[验案举例] 于某，女，48 岁，嘉善人，2016 年 7 月 8 日来诊。脘胀痛，左关脉弦，右脉缓，舌苔薄腻，舌尖有瘀点。治拟调和法。

方药：柴胡 6g，当归 6g，赤芍 12g，炒白芍 12g，炒白术 10g，茯苓 15g，生甘草 5g，陈皮 6g，广郁金 12g，**制香附** 6g，**紫苏梗** 10g，丹参 20g，佛手片 6g，炒薏苡仁 30g。14 剂。

评析：肝郁脾虚，木不疏土，中焦气机升降失常，气血壅滞，故中脘胀痛。治以逍遥散加减疏肝健脾，佐以香附、紫苏梗行气解郁，宽中除胀。脾胃升降复常，亦有助于疏泄郁结之肝气。

六、高良姜—香附

高良姜味辛，性热，辛散温通，善温中散寒，理气止痛，为治胃寒脘腹冷痛之要品。香附辛能通行，苦以降泄，辛散苦降，通行三焦，为疏肝解郁、行气止痛之要药，善治气滞胁痛、脘腹疼痛。高良姜、香附合用，则温中散寒与行气疏肝并重，此即《良方集腋》之良附丸。原治心口一点痛，乃胃脘有滞，或有虫，多因恼怒及受寒而起之证。

连师常以二药配伍，治疗胃腑受寒、肝气郁滞而致的胃寒冷痛、胸胁胀闷、苔白脉弦者。剂量：高良姜 6g，香附 6～12g，可根据气滞与胃寒之轻重，调整用量。

[验案举例] 王某，女，49 岁，杭州人，2013 年 12 月 16 日来诊。中脘疼痛，脉缓，舌苔薄白腻。拟香砂六君子合良附丸法。

方药：党参 20g，炒白术 12g，茯苓 15g，炙甘草 5g，陈皮 6g，制半夏 10g，煨木香 6g，砂仁 6g（杵，后入），**高良姜** 6g，**制香附** 10g。7 剂。服方 1 剂，脘痛即止。

评析：脾胃阳气虚弱，寒湿内生。寒性收引，经脉拘急，又湿阻气滞，故中脘疼痛。治以香砂六君子汤益气健脾、行气化湿，合以高良姜、香附温中散寒、理气止痛。寒散湿化，气机流畅，则脘痛可除。

七、艾叶—香附

艾叶味苦辛，性温，苦燥辛散，功能温经止血，主治虚寒崩漏出血，又可散寒暖宫调经，疗寒客胞宫所致的月经不调、痛经等，更可止血安胎。香附为“血中气药”，功擅疏肝郁、行气滞、调经止痛。艾叶芳香而温，专入足三阴经，以除沉寒痼冷为主；香附辛散温通，行气解郁为要。二药合用，调经暖宫散寒，行气理血止痛之力益强。

连师常以二药相伍，治疗下焦虚寒，肝气郁滞以致的月经不调、痛经、少腹冷痛、宫冷不孕等。剂量：艾叶 6～12g，香附 6～12g。

［验案举例］ 王某，女，28 岁，杭州人，2004 年 10 月 10 日来诊。婚后 3 年不孕，今年 1 月因宫外孕行手术治疗，现倦怠乏力，小腹冷痛，经行量少无瘀块，脉沉，苔白腻。治拟补益气血法。

方药：党参 30g，炒白术 12g，茯苓 15g，炙甘草 6g，炒陈皮 6g，炒当归 10g，炒白芍 10g，川芎 6g，熟地 12g，砂仁 6g（杵，后入），肉桂 3g，炙黄芪 20g，**炒艾叶** 10g，**制香附** 10g，紫石英 20g（先煎），小茴香 6g，大枣 15g。14 剂。

评析：气虚血弱，冲任不能盈满，故脉沉，经行量少；又阳虚寒凝，湿浊内阻，故舌苔白腻，小腹冷痛，多年未孕。治以十全大补汤温补气血，加艾叶温经暖宫而止痛，香附理气活血而调经，二药合用，温开并举，暖宫散寒、行气调经之力益佳。

八、乌药—香附

乌药味辛，性温，善行气、散寒、止痛，适用于寒郁气滞作痛之证。香附芳香辛散，能通行十二经而偏入肝胆，长于疏肝解郁，行气止痛，为“血中气药”。乌药专走气分为主，长于顺气散寒；香附以行血分为要，偏于疏肝理气。二药配伍，即《韩氏医通》之青囊丸，行气除胀之力尤佳，治一切气病。

此药对连师常用于治疗寒郁气滞所致的胸闷腹胀、脘腹疼痛、经行腹痛等病症。剂量：乌药 6～12g，香附 6～12g。

［验案举例］ 王某，男，40 岁，慈溪人，2010 年 8 月 19 日来诊。7 年前冷水洗澡后，迄今少腹疼痛，左关脉弦，舌苔腻。拟景岳暖肝煎法。

方药：**台乌药** 10g，炒当归 10g，肉桂 3g，小茴香 6g，茯苓 15g，沉香片 6g（后入），**制香附** 10g，生姜 6g。14 剂。

评析：寒为阴邪，其性收引凝滞。若寒邪客于厥阴，使肝脉气机不畅，则经脉拘急而作痛，故见少腹疼痛。治以暖肝煎温经散寒、行气止痛，因肝肾不甚虚，故去枸杞子。乌药配香附，直走下焦，乌药调下焦冷气，香附行血中之气，一气一血，共奏行气散寒、除胀止痛之效。

九、紫苏叶—紫苏梗

紫苏叶长于发散表寒，开宣肺气；紫苏梗偏于疏肝解郁，行气宽中。二药来自同一草本，功效各有所长。合用则可疏散宣通气机，调理上下内外。

此药对连师常用于肝胃气滞之胸脘胀痛者，功能疏肝和胃而宽胸畅膈。剂量：紫苏叶6～9g，紫苏梗6～12g。

[验案举例] 朱某，男，44岁，余杭人，2007年8月30日来诊。两胁下作胀，胃脘胀痛，嗳酸，咽中如有物阻，小便略黄，左关脉小弦，右脉缓，舌苔黄滑腻。治拟调和之法。

方药：柴胡6g，炒当归10g，炒白芍12g，炒白术10g，茯苓15g，清炙甘草3g，薄荷6g（后入），制半夏10g，制川朴6g，**紫苏叶**6g，**紫苏梗**10g，制香附10g，广郁金10g，浙贝母10g，车前子15g（包煎），生熟薏苡仁各12g。14剂。

评析：此案乃肝郁脾虚，痰气交阻为患。治以逍遥散加郁金、香附疏肝解郁，健脾化湿；合用半夏厚朴汤加浙贝母、薏苡仁行气散结，降逆化痰。木不疏土，痰湿内蕴，中上二焦阻滞，故以紫苏叶配紫苏梗，芳香辟秽，宣上畅中，且能行气解郁而宽中。再配伍车前子清利湿热，则三焦气机流畅而诸症可愈。

十、茵陈—川楝子—生麦芽

茵陈味微苦微辛，性寒，常于春季幼苗高6～10cm时采摘，故有生发之气，且其气清芬，有舒展肝气、条达肝木之用。张锡纯认为茵陈最能将顺肝木之性，且又善泻肝热，为清凉脑部之要药也。川楝子味苦，性寒，苦寒降泄，清肝火，泄郁热，行气止痛，张氏认为川楝子“善引肝气下达，又能折其反动之力”。生麦芽味甘，性平，为麦粒用水浸泡后长出的幼芽，故亦有生发之气，能疏肝解郁，“亦善将顺肝木之性使不抑郁”。

肝火上炎或肝阳上亢之证，在阳热亢盛、气血逆乱之中，每寓肝失疏泄条达之病机；又因清肝泄热药苦寒降泄，平肝息风药质地重坠，常易困束肝木疏泄条达顺畅之性。因此，连师在治疗肝经火热或风阳上扰等病证时，酌情加入茵陈、川楝子和生麦芽三药，既可清泄肝阳之有余，又可条达肝气之郁滞，从而有利于潜降肝阳和下行气血，以防纯用重镇更激气血上攻之弊病，且生麦芽和胃调中，可防金石介类药质重伤胃。剂量：茵陈12～15g，川楝子6g，生麦芽15～20g。

［验案举例］ 黄某，男，53岁，杭州人，2011年4月21日来诊。时或右胁不适，左关脉弦，右关脉实大，舌苔薄糙，舌尖红。治拟清肝法。

方药：柴胡6g，赤芍15g，炒枳壳10g，生甘草5g，川芎5g，制香附6g，青陈皮各6g，广郁金15g，丹参20g，黑山栀10g，**茵陈**15g，**川楝子**6g，**生麦芽**15g，车前子15g（包煎），佛手片10g。7剂。

评析：气有余便是火。气火循肝脉冲逆上下，故见右胁不适、左关脉弦、右关脉实大、舌苔薄糙尖红等症状。治以柴胡疏肝散加味行气疏肝，加丹参、山栀、车前子清肝凉血泻火。然火郁宜发之，木郁当达之，故配伍茵陈、川楝子、生麦芽以条达肝气，遂其畅茂疏泄之性。

十一、陈香橼—莲蓬壳

陈香橼味辛微苦酸，性温，有疏肝解郁、理气宽中、化痰止咳之功。莲蓬壳是莲子成熟以后的外壳，又称“莲房”，味苦涩，性温，有散瘀止血之力。二药皆入肝经，香橼入气分长于行肝胃之结气，莲蓬壳入血分善于化瘀止血，合用共奏疏肝行气、和胃止痛之功。

连师常以二药配伍，治疗肝气犯胃之脘胁胀痛、胸闷、嗳气反酸、脉弦、舌边暗或有瘀点瘀斑者。剂量：陈香橼9～12g，莲蓬壳9～12g。

［验案举例］ 章某，女，33岁，余杭人，2007年7月1日来诊。胸闷，嗳气反酸，左关脉弦，舌苔薄腻，舌边暗。治拟越鞠丸加减。

方药：苍术12g，制香附12g，川芎6g，黑山栀10g，焦神曲12g，丹参30g，砂仁6g（杵，后入），白檀香6g（后入），广郁金10g，**陈香橼**10g，**莲蓬壳**10g。14剂。

评析：百病皆生于气也。气郁则血、痰、火、湿、食等诸郁随之而起。本案肝脾气血郁滞，土壅木郁，故治之以越鞠丸加味行气解郁，合用丹参饮活血理气，加陈香橼、莲蓬壳，一入气分以疏肝理气，一入血分可消瘀散血。疏肝和胃，气血调和，则诸症得以自解。

十二、月季花—玫瑰花

月季花味甘淡微苦，性平，气味清香而入血分，善于疏肝解郁，调畅气血而活血调经，又能消肿止痛以治跌打损伤、血瘀肿痛及瘰疬等，《本草纲目》载其“活血，消肿”。玫瑰花味甘微苦，性温，功擅理气解郁、和血调经，《本草再新》谓其“舒肝胆之郁气”，主治肝气郁结之脘胁胀痛、乳房作胀、月经不调等。二药皆为本草之精华，气味芬芳，同归肝经，月季花重在活血化瘀，玫瑰花偏于行气解郁，一气一血，气血双调，则调经活血止痛疗效益佳。

连师常以二药相伍，治疗妇女肝气郁结，气血失调，经脉瘀阻不畅之月经延迟，痛经，闭经，以及乳房作胀，脘胁胀痛，舌边瘀紫等病症。剂量：月季花 5～6g，玫瑰花 5～6g。

［验案举例］ 唐某，女，35 岁，嘉兴人，2017 年 3 月 30 日来诊。经行后期，经来乳胀，左关脉弦，右脉缓，舌苔薄尖有朱点。治拟调和法。

方药：柴胡 6g，当归 15g，赤芍 15g，川芎 10g，炒白术 10g，茯苓 15g，炙甘草 5g，陈皮 6g，制香附 10g，广郁金 12g，丹参 20g，**月季花** 6g，**玫瑰花** 5g。21 剂。

评析：肝郁气滞，血气不畅，故经行后期、经来乳胀。治以逍遥散加减疏肝解郁、活血调经，佐以月季花、玫瑰花和血行血、理气除胀。

十三、橘核—荔枝核

橘核味辛苦，性平，既能行气散结，又可理气止痛，善治疝气、睾丸肿痛、腰痛、乳痈初起等，《本草纲目》云：“入足厥阴……治小肠疝气及阴核肿痛。”荔枝核味辛微苦，性温，辛行苦泄温通，有疏肝理气、行气散结、散寒止痛之功，可治疝气痛、睾丸肿痛，以及胃脘久痛、痛经、产后腹痛等，《本草纲目》云其“入厥阴，行散滞气”“治癫疝气痛，妇人血气刺痛”。橘核专入厥阴气分，具行气、散结、止痛之功；荔枝核善走厥阴血分，有行气、散寒、止痛之用。二药配伍，专入肝经，直达少腹，疏肝郁，行气滞，相得益彰。

连师常用二药配伍，治疗肝郁气滞之疝痛、睾丸肿痛等症。剂量：橘核 9～15g，荔枝核 12～20g。

［验案举例］ 吴某，男，5岁，杭州人，2010年10月17日来诊。双侧精索鞘膜积液，阴器之上少腹部位高起，疼痛，左关脉弦，右关脉大，舌苔薄腻。治拟理气法。

方药：川楝子5g，延胡索6g，小茴香5g，**荔枝核**12g，**橘核**10g，青皮6g，茯苓12g，当归6g，炒白芍12g。7剂。

评析：肝经循少腹，绕阴器，若肝经气血郁滞，则有疝气、少腹疼痛诸症。治以金铃子散加味养血柔肝，行气活血止痛，荔枝核、橘核皆入肝经，疏肝郁，行气滞，除疝痛，合用相得益彰。

十四、川楝子—延胡索

川楝子配延胡索为金铃子散，首载于《太平圣惠方》。《太平圣惠方》云此方录自《袖珍方》卷二，主治"热厥心痛，或作或止，久不愈者"。是方由川楝子、延胡索等量配比而成，《本经逢原》谓之"功胜失笑散而无腥秽伤中之患"。川楝子味苦，性寒，善入肝经，疏肝行气，清泻肝火而止痛；延胡索味苦辛，性温，行气活血，擅长止痛。二药相使配伍，寒温并用，一泄气分之热，一行血分之滞，既可疏肝泄热，又可行气活血止痛。

连师常以二药相伍，治疗肝经郁热，胃气不和而胃脘胀痛者，或胸腹胁肋诸痛、疝气痛、痛经等病症，使气血并行，脉络顺畅，通则不痛。剂量：川楝子6g，延胡索9～12g。

［验案举例］ 吴某，男，65岁，杭州人，2015年8月27日来诊。脘痛，少腹疼痛，自觉四肢寒冷，左关脉弦，右关脉尚有力，舌苔腻，舌尖红。拟四逆散合金铃子散法。

方药：柴胡6g，赤芍12g，炒白芍12g，炒枳壳10g，生甘草5g，川芎6g，制香附10g，广郁金12g，青陈皮各6g，丹参15g，**川楝子**6g，**延胡索**12g。7剂。

评析：本案乃阳郁厥逆证。肝气壅滞，疏泄失常，导致阳气内郁，不达四末，故肢冷；肝气横逆，木来乘土，则脘痛、少腹疼痛。治以四逆散加味行气疏肝、活血止痛，合以川楝子、延胡索，则行气活血止痛之力益强。

十五、旋覆花—红花

旋覆花味苦辛咸，性微温，因本品苦降辛散，咸以软坚消痰，温以宣通壅滞，故可入肝络而行气消痰散结。红花味辛，性温，长于活血通经，散瘀止痛。旋覆花与红花配伍乃取法《金匮要略》旋覆花汤。旋覆花汤主治肝着之证，“其人常欲蹈其胸上”，此为瘀滞肝络轻证。故以旋覆花行气而通肝络，红花代旋覆花汤中的新绛，取其活血化瘀之用，二药配伍，一气一血，行气与活血并用，气行则血行，瘀化则气畅。肝经血络畅达，则肝着可愈。

连师常在治疗胸胁满闷或胀痛、刺痛时，佐以旋覆花、红花行气活血，散结通络。剂量：旋覆花 9～12g，红花 6～9g。

［验案举例］ 杜某，男，49 岁，东阳人，2006 年 9 月 21 日来诊。呃逆 1 年，诸治无效，时或右胁刺痛，左关脉弦，右脉涩，舌苔薄腻，舌边暗。当从气滞血瘀痰浊治之。

方药：柴胡 6g，赤芍 12g，炒枳壳 6g，炙甘草 5g，炒当归 10g，川芎 6g，生地 12g，桔梗 5g，川牛膝 10g，桃仁 6g，**红花** 6g，**旋覆花** 12g（**包煎**），代赭石 15g（先煎），制半夏 10g，生姜 6g。14 剂。

评析：厥阴肝经气血瘀滞，则右胁刺痛；瘀血痰浊阻滞中焦，升降失常，胃失和降而上逆，故呃逆。治以血府逐瘀汤疏肝理气、活血化瘀，佐以旋覆花汤（旋覆花、红花）下气化痰、活血通络，合用半夏、生姜、代赭石以宣通壅滞，下气消痰，重镇降逆。气顺则瘀化痰消，胁痛、呃逆自除。连师指出，若痛甚而见舌边有瘀斑者，用炮山甲易红花，则活血化瘀之力更强。

十六、丹皮—丹参

丹皮味苦辛，性微寒，功擅清热凉血，活血散瘀，有凉血而不留瘀、活血而不动血之特点。丹参味苦，性微寒，功能活血祛瘀、凉血消痈、除烦安神。丹参、丹皮皆苦寒而走血分，丹皮长于凉血散瘀，清透阴分伏火，丹参功擅活血化瘀，祛瘀生新。二药合用，既能清热凉血，又可活血化瘀，清透之力强，而无动血妄行之虞。

连师常配伍二药用于血瘀有热之证，如衄血、风疹、关节红肿热痛，女子月经不调、痛经、经闭、产后瘀滞等病症。剂量：丹皮 6～12g，丹参 15～20g。

[验案举例] 陈某,男,33岁,嘉兴人,2005年5月14日来诊。3周来上下肢关节疼痛酸楚,背部脊骨亦有疼痛,左关脉弦数,舌苔薄腻。治拟疏风活血通络之法。

方药:羌活6g,防风10g,炒当归10g,赤芍20g,川芎6g,红花5g,丝瓜络10g,桑枝30g,炒金银花20g,忍冬藤30g,连翘12g,**丹参**20g,**丹皮**10g。14剂。

评析:风湿热邪痹阻经络关节,气血瘀滞,故关节疼痛酸楚,背部脊骨亦有疼痛;左关脉弦数,示血分有热。方以羌活、防风祛风胜湿;当归、赤芍、川芎、红花养血活血,通络止痛;丝瓜络、桑枝二药轻灵,活血祛风,通络利关节;炒金银花、忍冬藤、连翘清热解毒,疏散风热以通络止痛;丹皮配伍丹参,既可清热凉血,又可活血化瘀而止痛。诸药合用,共奏祛风除湿、凉血活血、通络止痛之功。

十七、乌贼骨—茜草

乌贼骨与茜草的配伍运用源自《素问》。《素问·腹中论》"以四乌鲗骨一藘茹二物并合之",治疗血枯经闭。乌贼骨味咸,性微温,功专收敛,有收敛止血、固精止带、制酸止痛之效,《本经》谓其"主女子漏下赤白经汁,血闭"。藘茹,即茜草根,味辛微苦,性寒,苦寒能降泄清热、凉血止血,辛散则可活血祛瘀,治瘀血所致的经闭、产后恶露不下等病症。乌贼骨以收涩为主,茜草以行散为要,一涩一散,则止血不留瘀,活血不伤正。若茜草炒炭使用,则收敛止血之效更佳。

连师常以乌贼骨、茜草炭相伍,治疗月经先期,经期延长,崩漏及带下量多赤白,久而不愈等病症。剂量:乌贼骨15～30g,茜草炭6～9g。

[验案举例] 高某,女,47岁,杭州人,2015年3月12日来诊。经行二十余天未净,色深红,左关脉弦,右关脉大,舌苔薄腻质红。治拟清肝凉血法。

方药:柴胡5g,当归炭6g,炒白芍15g,赤芍15g,茯苓15g,生甘草5g,丹皮炭10g,黑山栀10g,生地炭15g,阿胶珠10g(烊化),**茜草炭**6g,**乌贼骨**20g。21剂。

评析:肝郁化火,血热妄动,故经色深红,二十余日未净。治以丹栀逍遥散(去甘温助热之白术)合黑逍遥散加味清肝泻火,凉血止血。乌贼骨配伍茜草炭,意在收敛止血而不留瘀。

十八、柴胡—黄芩

柴胡味薄气升，入肝胆经，善透泄少阳之邪热，使之得以从外而解，并能调达肝气，疏泄气机之郁滞。黄芩味苦，性寒，苦寒降泄，善清肝胆气分之热。二药相合，一疏透和解，一清热降泄，疏中有泄，相辅相成。此外，柴胡升散得黄芩清降，无升阳劫阴之弊，故程应旄云："以柴胡疏木，使半表之邪得以外宣；黄芩清火，使半里之邪得以内彻。"

柴胡配黄芩，连师常用于治疗往来寒热、胸胁苦满的邪在少阳半表半里证；或肝郁化热，症见胃脘部灼热疼痛、痞满、纳差、干呕、口苦、脉弦等。剂量：应用柴胡和黄芩配伍时，柴胡剂量多有变化。若和解少阳、清热祛邪，用量较大，可达12～25g；若疏肝解郁理气，用量多在6～12g；若升举清阳，则用量一般仅为6g。黄芩常用6～12g，多用恐苦寒败胃。

［验案举例］ 李某，男，44岁，哈尔滨人，2016年3月28日来诊。脘胁疼痛，口苦，大便不畅，左关脉弦，右关脉大，舌苔腻。拟仲师法。

方药：**柴胡**25g，**黄芩**10g，制半夏12g，炒枳壳15g，炒白芍20g，赤芍15g，制大黄10g，制川朴6g。7剂。

评析：少阳之邪内传阳明，化热成实，以致脘胁疼痛、口苦、大便不畅，此为少阳阳明合病，故治以大柴胡汤加减和解少阳、内泻里结。方中重用柴胡以疏解少阳邪气，伍以黄芩清泻少阳郁热，一升清阳，一降浊阴，升中有降，自可燮理阴阳升降之枢机。章次公先生认为柴芩合用可通大便，为其独到之经验。

十九、黑山栀—丹皮

栀子味苦，性寒，善清心肝之热而除烦，又可清三焦而利肝胆湿热，使邪从小便而出。栀子生用，清气分之热；炒后入药，称"焦山栀""黑山栀"，能入血分，而清血分之热。丹皮味苦辛，性微寒，能入血分以清热凉血、活血散瘀。二药相伍，一走气分，一入血分，气血两清。

连师常以黑山栀配丹皮，用于肝经郁热火旺之胁肋疼痛、烦热不宁、睡眠不安、目涩、口干、口苦等，颇为合拍。剂量：黑山栀6～12g，丹皮6～12g。

［验案举例］ 施某，男，52岁，杭州人，2011年11月19日来诊。心烦

易怒，食少脘胀，小腹作痛，左关脉弦，右脉缓，舌苔黄腻。治拟调和之法。

方药：柴胡 5g，炒当归 10g，赤芍 12g，炒白芍 12g，炒白术 10g，茯苓 15g，生甘草 5g，陈皮 6g，**丹皮** 10g，**黑山栀** 10g，制香附 10g，广郁金 10g，丹参 15g，川楝子 6g，延胡索 10g。21 剂。

评析：心烦易怒，食少脘胀，小腹作胀，皆因肝郁化火，热邪上冲、横逆、下扰所致。火郁发之，透达为要。故治以逍遥散疏肝解郁，丹皮配黑山栀清肝泄热，香附、郁金行气疏肝、清心除烦，川楝子、延胡索合丹参行气活血止痛。

二十、黄连—吴茱萸

黄连配伍吴茱萸，此即元代医家朱丹溪创制的“左金丸”，用治吞酸一症，开苦辛泄肝法之先河。酸为肝之本味，“吞酸”发病与肝密切相关。《素问·至真要大论》云：“诸呕吐酸……皆属于热。”黄连味苦，性寒，既可清泻心火，又可清降胃火。实则泻其子，心为肝之子，心火清则肝火自平；胃宜降则和，胃火降则呕吐、吞酸等症自可缓解。但若仅用苦寒降泄之黄连，则气郁之证必不可解，故需少佐辛热疏利之吴茱萸。一则引黄连入肝经；二能疏肝经之气郁，肝气舒畅则胃土自和；三可佐制黄连苦寒之性，使泻火而不留凉遏之弊端，所谓“凡火盛者，不可骤用凉药，必兼温散”(《丹溪心法·火》)。

连师常以二药配伍，治疗肝火犯胃证，症见胁肋疼痛、嘈杂吞酸、呕吐、口苦、舌红苔黄、脉弦数等。若兼见腹痛泄泻，加白芍以和中缓急，又名戊己丸。剂量：黄连 5～6g，吴茱萸 2～3g。

[验案举例] 朱某，男，39 岁，杭州人，2015 年 10 月 5 日来诊。时有痛泻，病起 10 余年，左关脉弦，右脉缓，舌苔薄黄质红。拟丹溪法。

方药：炒白术 12g，炒白芍 15g，炒陈皮 6g，炒防风 6g，**川黄连** 5g，**淡吴茱萸** 2g，煨木香 6g，焦神曲 12g，黄芩 10g，木瓜 12g，茯苓 15g，佛手片 6g。14 剂。

评析：痛泻，多责之肝强脾弱，土虚木乘。本案乃肝经火热，横逆犯脾，致脾土失健，清浊不分，则痛泻不止。治以抑肝扶脾之法，方中痛泻要方补脾柔肝、祛湿止泻；左金丸(川黄连、淡吴茱萸)合白芍，即戊己丸，既能清肝泻热，又可和中缓急，且黄连配木香即香连丸，有清热燥湿、行气化滞之效；又佐以黄芩清热燥湿，泻肝胆之火，神曲消食和胃，茯苓、木瓜、佛手健脾和胃、行气化湿。诸药合用，健脾化湿，柔肝缓急，泻火之中而不凉遏肝气。

二十一、龙胆—黄芩

龙胆味苦，性寒，苦寒沉降，善泻肝胆实火，又可清热燥湿，尤长于清下焦湿热。黄芩清热燥湿、泻火解毒，能清肺胃胆及大肠经之湿热，善清中上焦湿热。肝胆经实火炽盛，循经上炎，则见颠顶疼痛、口苦目赤、耳聋耳肿等症；实火循经至胁肋，则见胁肋胀满疼痛等症；湿热循经下注，则见小便淋浊、阴痒阴肿及阴汗，在妇女则见带下黄臭。二药苦寒相合，在上能清肝胆之实火，在下可泻肝胆之湿热，使火降热清，湿浊得消，循经所发诸症，皆可相应而愈。

连师常以二药配伍，治疗肝胆实火上炎，或湿热下注所致的各种病症。剂量：龙胆 5～6g，黄芩 6～12g。

[验案举例] 郭某，男，36 岁，杭州人，2008 年 4 月 24 日来诊。口干、口苦，咽痛，口腔溃疡，大便偏干，小便黄赤，阴囊潮湿，左关脉弦，右关脉久按有力，舌苔黄腻。治拟清肝泻火法，重药轻投。

方药：**炒龙胆** 5g，**黄芩** 6g，黑山栀 9g，柴胡 5g，生地 15g，当归 6g，车前子 15g（包煎），泽泻 10g，生甘草 5g，连翘 12g，茯苓 15g。7 剂。

评析：肝经实火炽盛，循经上攻，则口干、口苦、咽痛、口腔溃疡；湿热循经下注，则便干、溲黄、阴囊潮湿。治以龙胆泻肝汤加减，方中龙胆大苦大寒，其气味厚重而沉下，既能泻肝胆实火，又可利肝胆湿热，黄芩苦寒泻火，燥湿清热，增龙胆泻火除湿之力。火降热清，湿浊通利，循经所发诸症皆可随之而愈。

二十二、茵陈—虎杖

茵陈味微苦微辛，性微寒，苦可降泄，寒能清热，善清利肝胆脾胃湿热，使之从小便而出，故为治黄疸要药。虎杖味苦，性寒，善化中焦瘀滞，活血祛瘀，又可降泄肝胆湿热，利胆退黄。茵陈偏入气分，清热解毒，利湿退黄，因其气清芳，故又有舒达肝气之妙；虎杖偏入血分，活血散瘀以退黄。二者合用，一气一血，功专清利湿热而退黄疸。

连师以二药配伍，治疗湿热蕴结肝胆所致的黄疸，症见溲黄、目睛黄、胁痛、纳差、口干口苦、心烦易怒、脉弦、舌苔黄厚腻等。剂量：茵陈15～30g，虎杖15～30g。

［验案举例］ 卢某，男，46岁，东阳人，2010年7月3日来诊。乙肝“小三阳”二十余年，医院超声检查（2010年6月29日）提示：弥漫性肝病（肝内回声稍多），胆囊壁增厚、毛糙，胆囊内胆泥淤积，脾大。溲黄，现总胆红素42.6μmol/L，甲胎蛋白75.34ng/ml。左关脉弦，右关脉大，舌苔黄腻。拟仲师法出入。

方药：**茵陈**30g，黑山栀10g，制大黄9g，猪苓15g，茯苓15g，苍术10g，泽泻15g，车前子15g（包煎），**虎杖**20g，白花蛇舌草30g，半枝莲30g，广郁金15g，海金沙15g（包煎），金钱草30g，鸡内金10g。14剂。

评析：乙肝二十余年，湿热并重，治以茵陈蒿汤合茵陈五苓散清热利湿退黄。方中重用茵陈芳化清热祛湿，利肝胆，退黄疸；虎杖偏入血分，活血散瘀以退黄。二药清利湿热与活血散瘀合伍，退黄疸功效更强，所谓“瘀热在里，身必发黄”也。

二十三、桑叶—菊花

桑叶味苦甘，性寒，轻清发散，既能清肺热，疏散在表之风热，又可清肝热，泻肝经之风热或实火。菊花味甘苦，性微寒，质轻气凉，为疏风清热之要药，又能清肝泻火，平降肝阳。桑叶、菊花皆甘寒体轻，均入肺肝二经，桑叶主入手太阴肺经，兼入足厥阴肝经，散风为强；菊花主入足厥阴肝经，兼入手太阴肺经，清热力彰。二者相合为用，同走上焦则疏风清热、润肺止咳；同入下焦则清热平肝、益阴明目。《温病条辨》云：“取桑叶、菊花者，桑得箕星之精，箕好风，风气通于肝，故桑叶善平肝风；春乃肝令而主风，木旺金衰之候，故抑其有余。桑叶芳香有细毛，横纹最多，故亦走肺络而宣肺气。菊花晚成，芳香味甘，能补金水二脏，故用之以补其不足。”

连师以二药配伍，治疗风热感冒或温病初起鼻塞黄涕、身热不甚、咳嗽、口微渴等，或肝火上炎、肝阳上亢之目赤肿痛、头晕目眩等。剂量：桑叶9～12g，菊花9～12g。

［验案举例］ 贾某，女，60岁，杭州人，2016年4月3日来诊。咳嗽，咽痒，头痛，左关脉弦，右关脉大，舌苔薄尖红。拟桑菊饮方化裁。

方药：**桑叶** 12g，**菊花** 12g，桔梗6g，生甘草5g，杏仁10g，连翘12g，薄荷6g（后入），芦根30g，浙贝母12g，瓜蒌皮12g，金银花20g，蝉蜕6g，冬瓜子12g。7剂。

评析： 风热外袭，邪犯肺络，肺失宣降，故咳嗽、咽痒；风气通于肝，风热循经上扰清窍，则头痛。治拟桑菊饮加味疏风清热，清解肺肝二经之邪。方中桑叶、菊花皆入肺肝二经，相须为用，直走上焦，清宣肺热而止咳嗽，清热平肝而利头目。

二十四、青黛—海蛤壳

青黛味咸，性寒，寒能清热，咸能入血，归肝肺胃经，有清肝泻火、凉血止血之效。海蛤壳味咸、性寒，归肺胃经，能清肺热而化痰火，善治热痰咳喘。青黛配伍海蛤壳，此即黛蛤散，清肝泻肺与化痰止血并举，标本兼顾。

连师常以黛蛤散治疗肝经火盛，木火刑金之久咳或咳痰带血、烦躁易怒、舌红苔黄，脉弦数等，使肝火得降，肺热得清，痰热得化，则妄行之血得以归经。黛蛤散剂量为15～20g，其中青黛、海蛤壳剂量比例以1∶6为宜。

［验案举例］ 周某，男，55岁，杭州人，2006年4月6日来诊。咳嗽1月余，咽痒，左关脉弦，右关脉实，舌苔黄腻。治拟清化之法。

方药：竹沥半夏10g，化橘红6g，茯苓15g，生甘草3g，炒枳壳10g，竹茹12g，黄芩10g，**黛蛤散** 20g，浙贝母12g，薏苡仁30g，冬瓜子12g，蝉蜕6g。14剂。

评析： 本案左关脉弦、右关脉实、舌苔黄腻，此胆胃痰热壅盛。痰热犯肺，肺失肃降，故咳嗽月余未愈。治以温胆汤行气化痰、利胆和胃，薏苡仁、冬瓜子、黄芩、浙贝母清热化痰止咳，蝉蜕疏风散热利咽。黛蛤散中青黛泻火制木，海蛤壳清金化痰，二药配伍，使肝胆火降，痰热得化，肺热得平，标本同治。

二十五、玄参—浙贝母—牡蛎

玄参味甘苦咸，性寒，既能清热泻火，又可滋养阴液，且具解毒散结之功。浙贝母味苦，性寒，善清肺热而化痰止咳，又有清热、解郁、散结之效。牡蛎为贝壳之类，味咸而涩，性微寒，能育阴潜阳、软坚散结、制酸止痛，煅用味涩，长于敛汗涩精。玄参以滋阴降火解毒为主，浙贝母以化痰散结消肿为长，牡蛎以软坚散结消瘰为要。三药合用即《医学心悟》之消瘰丸。

此药对连师常用于肝胆经脉痰火凝结之瘰疬、瘿瘤、痰核诸症，以滋阴泻火，凉血解毒，化痰散结，软坚消瘰。对瘰疬早期有消散之功，病久溃烂者，亦可应用。剂量：玄参 12～15g，浙贝母 12～15g，牡蛎 15～30g。

［验案举例］ 杨某，女，36 岁，嘉兴竹林人，2007 年 10 月 25 日来诊。桥本甲状腺炎，颈项肿大，按之质软，食后嗳气，经行乳胀，口腔溃疡，B 超检查提示：双侧甲状腺弥漫性不均质结节性肿大，双侧甲状腺内血流信息丰富。左关脉弦，右脉缓，舌尖红苔薄。治拟调和清热散结法。

方药：柴胡 6g，当归 10g，赤芍 15g，炒白术 10g，茯苓 15g，生甘草 5g，丹皮 10g，黑山栀 10g，制香附 6g，广郁金 12g，小青皮 6g，**玄参 15g，浙贝母 12g，牡蛎 30g(先煎)**，夏枯草 20g，丹参 30g，炮山甲 6g(先煎)。21 剂。

评析：桥本甲状腺炎，属于中医学“瘿病”范畴，常因气滞、血瘀、痰结、火热胶结为患，故治疗上理气、活血、化痰、泻火等多法并用。本案以丹栀逍遥散加夏枯草、丹参、炮山甲清肝泻火散结，行气活血通络；配伍玄参、浙贝母、牡蛎三药，清热、开郁、散结三法并用，相得益彰，使痰热得清，气滞得畅，郁结得化。

二十六、金钱草—海金沙—鸡内金—郁金

金钱草味甘淡，性微寒，善清肝胆之火，有清热利湿退黄之效，又可除下焦湿热，利尿通淋，治石淋、热淋尤为多用。海金沙味甘淡，性寒滑利，有利水通淋作用，其性下降，善清小肠、膀胱湿热，功专利尿通淋止痛，前人称赞其“五淋通治”，尤善止尿道疼痛，为治诸淋涩痛之要药。鸡内金味甘，性平，具有健胃消食、涩精止遗、通淋化石的作用，又可防消石之品伤胃碍脾之弊。《医学衷中参西录》云：“鸡内金……不但能消脾胃之积，无论脏腑何处有积，鸡内金皆能消之。”郁金有行气解郁、活血止痛、利胆退黄

功效。四药皆可治淋证，有化石排石之功，合用则相得益彰，其软坚散瘀、溶石排石之力增强。

因厥阴肝经抵少腹入阴器，故连师擅用此“四金汤”疏利肝胆与尿道，清上安下，治疗肝胆结石、泌尿系结石。剂量：金钱草 30～60g，海金沙 15～20g，鸡内金 9～20g，郁金 9～15g。

［验案举例］ 陈某，男，48 岁，嘉兴人，2010 年 3 月 14 日来诊。胆囊炎伴结石，右胁疼痛，左关脉弦，右关脉数而大，舌苔黄。拟大柴胡汤法。

方药：柴胡 12g，黄芩 10g，制半夏 12g，炒枳壳 10g，赤芍 15g，制大黄 6g，制香附 10g，**广郁金** 10g，**金钱草** 30g，**海金沙** 15g（包煎），**鸡内金** 10g，川楝子 6g，延胡索 10g。28 剂。

评析：少阳胆腑郁滞，经气不利，故右胁疼痛；胆胃皆属腑，以通降为顺。今胆气不舒，胃失和降，气机阻滞，故左关脉弦、右关脉数而大。少阳阳明合病，治以大柴胡汤加减和解少阳、泄热通腑，金铃子散行气活血止痛，“四金汤”利胆排石、行气解郁。郁解滞化，经气畅通，诸症皆除。

二十七、当归—浙贝母—苦参

当归善补血调经，又能活血止痛。浙贝母苦寒开泄，清热化痰，解郁散结。苦参味苦，性寒，清热燥湿利水，《本经》谓其：“主……黄疸，溺有余沥，逐水。”三药配伍，即仲景《金匮要略》之当归贝母苦参丸，治“妊娠，小便难，饮食如故”。妊娠血虚有热，气郁化火，湿热内蕴膀胱，气化不利而致小便难。故以当归补血润燥；浙贝母入肝经以行气解郁利水，《本经》载其“主淋沥邪气”，且又可润肺以清水之上源；苦参清利下焦湿热。三药合用，使血得养、热得清、湿得利，则小便畅通。

连师常用于血虚热郁，津液涩滞之小便不利者，剂量：当归 9～15g，浙贝母 9～12g，苦参 6～9g。

［验案举例］ 徐某，女，47 岁，富阳人，2008 年 4 月 18 日来诊。病起三四年，小便量少频数，夜间十余行，小腹作胀。医院（2008 年 3 月 18 日）膀胱镜检查提示：膀胱颈口慢性炎症。左关脉小弦，右脉缓，舌苔薄黄腻。治拟调和法。

方药：柴胡 6g，**当归** 10g，赤芍 10g，生白术 10g，茯苓 15g，炙甘草 5g，丹皮 10g，黑山栀 10g，制香附 6g，**浙贝母** 10g，**苦参** 6g，车前子 12g（包

煎)。14剂。

评析：足厥阴肝经绕阴器，抵少腹，故小便病症与肝经密切相关。《素问·刺热》云："肝热病者，小便先黄，腹痛多卧身热。"本案左关脉小弦，右脉缓，苔薄黄腻，此血虚肝郁，脾虚失健，湿热循经下注膀胱所致。治以丹栀逍遥散清肝泻火；当归配伍浙贝母、苦参，即仲景之当归贝母苦参丸，以当归养血润燥，浙贝母利气解郁，苦参清利湿热，三药合而用之，可使肝血得养，郁滞得解，湿热得清，膀胱通调，则小便自能畅利。

二十八、乌贼骨—煅瓦楞子—浙贝母

乌贼骨，又称海螵蛸，味咸，性微温，有收敛止血、固精止带、制酸止痛、敛疮生肌的功效，《现代实用中药》谓其"为制酸药，对胃酸过多、胃溃疡有效"。煅瓦楞子味咸，性平，功擅制酸止痛、软坚散结、化痰消瘀，《山东中草药手册》云其"制酸止痛，治溃疡病"。浙贝母具有清热化痰、降气止咳、散结消痈之效，《山东中草药手册》载其"治……胃痛吐酸"。乌贼骨、煅瓦楞子的主要成分为碳酸钙，能中和胃酸，并可在糜烂的黏膜表面形成保护膜，促进损伤黏膜的修复；浙贝母有泄降之力，可清气化痰，消痈制酸。

连师常以三药配伍，制酸止痛、收敛止血，治疗肝胃失和、气郁化火所导致的胃脘灼热疼痛、嘈杂吞酸、胸骨后烧灼感，内镜下黏膜糜烂、出血、溃疡者。剂量：乌贼骨15～30g，煅瓦楞子15～30g，浙贝母9～12g。

［验案举例］ 陈某，男，40岁，杭州人，2017年5月14日来诊。胃部胀痛，泛酸，左关脉弦，右关脉大，舌苔腻，舌尖红。拟疏泄之。

方药：柴胡6g，赤芍15g，炒枳壳10g，生甘草5g，川芎6g，制香附6g，青皮6g，陈皮6g，广郁金12g，丹参20g，川楝子6g，延胡索12g，**浙贝母**10g，**乌贼骨**20g，**煅瓦楞子**30g，佛手片10g。14剂。

评析：肝为起病之源，胃为传病之所。肝气犯胃，中焦气机升降失常，气火上逆，则见胃脘胀痛、泛酸等症。治以柴胡疏肝散加味疏肝理气，活血止痛；浙贝母、乌贼骨、煅瓦楞子三药合用以制酸止痛，开郁散结，实为治胃溃疡之要药。

二十九、天麻—钩藤

天麻味甘，性平，功能息风止痉、平抑肝阳，且质润平和，为肝经气分之药，《珍珠囊》云其善治“风虚眩晕头痛”。钩藤味苦，性微寒，轻清疏泄，善于息风止痉、清热平肝，《本草纲目》谓其主治“大人头旋目眩，平肝风，除心热”。

连师认为，二药皆入肝经，相须为用，既可息风止痉，治肝风内动所致的惊痫抽搐；又能息风潜阳，疗肝阳上亢或风痰上扰所致的眩晕头痛、目赤失眠等。剂量：天麻 6～9g，钩藤 12～15g。

［验案举例］ 干某，男，59 岁，余杭人，2007 年 1 月 11 日来诊。眩晕，大便干，左关脉弦，右关脉实，舌苔黄腻，舌边紫。治拟息风阳，涤痰热。

方药：**天麻** 9g，**钩藤** 15g（**后入**），桑叶 10g，菊花 12g，竹沥半夏 10g，炒陈皮 10g，茯苓 20g，清炙甘草 3g，炒枳壳 10g，竹茹 12g，怀牛膝 15g，代赭石 20g（先煎），丹参 30g，夏枯草 20g，浙贝母 10g。14 剂。

评析：无痰不作眩。风痰上扰清窍，则眩晕；肝升肺降，若肝阳上亢，则肺失肃降，腑气不通，遂诊见右关脉实，大便干；舌苔黄腻，舌边紫，此证乃风、火、痰、瘀夹杂为患，选用汪汝麟二陈四物去熟地加天麻汤加味以息风清肝、化痰活血。方中天麻配伍钩藤，相须为用，清肝平肝，息风通络；加怀牛膝、代赭石，取镇肝熄风汤之法，意在镇肝降逆，引血下行。

三十、枸杞子—菊花

枸杞子味甘，性平，质体柔润多液，色赤入血分，功擅养阴补血、益精明目，善治肝肾不足、精血亏损引起的腰膝酸痛乏力、头昏耳鸣、视力减退等。菊花质体轻清主升，为疏风清热、清肝明目之要品。枸杞子和菊花，皆入肝经，枸杞子偏补肝肾而养精血，菊花偏清肝热而疏风邪，一补一清，卓然有别。

连师配伍二药，常用于治疗肝肾精血不足、阴虚阳亢所致的头眩耳鸣、目赤肿痛等。剂量：枸杞子 12～15g，菊花 9～12g。

［验案举例］ 高某，男，54 岁，余杭人，2013 年 1 月 3 日来诊。腰酸，目糊，易怒，左关脉弦，右脉缓，舌尖红，苔薄腻根剥。拟杞菊地黄汤加味。

方药：**枸杞子** 15g，**菊花** 12g，生熟地各 12g，山药 30g，山萸肉 12g，丹皮10g，茯苓10g，泽泻10g，砂仁5g（后入）。14剂。

评析：腰为肾之府，肝开窍于目，在志为怒。肝肾阴虚，虚火亢盛，故见腰酸、目糊、易怒、舌苔根剥。治以杞菊地黄丸滋肾养肝明目，方中枸杞子补肾益精、养肝明目，菊花祛风清热、清肝明目，二药合用，滋肾养肝，清热明目之力尤佳。因舌苔薄腻，故加砂仁芳化湿浊，亦防生熟地滋补碍胃。

三十一、桑枝—丝瓜络

桑枝味苦，性平，有祛风湿、通经络、利关节的作用，善治上肢痹痛。丝瓜络味甘，性凉，功能祛风活络、通行血脉、解毒消肿。二药轻灵入络，合用更增祛风活血、通络利关节之功效。

连师常用二药配伍，治疗风湿入络之上肢手臂痛、胸胁疼痛，以及湿热阻痹而致的筋骨酸痛等症。剂量：桑枝15～30g，丝瓜络12～15g。

［验案举例］ 张某，男，44岁，嘉兴凤桥人，2012年9月13日来诊。双手臂疼痛，不能伸直，右关脉大，舌苔中腻，舌边有瘀点。治拟涤痰化瘀法。

方药：制半夏10g，陈皮10g，茯苓15g，薏苡仁30g，当归12g，赤芍12g，川芎6g，桃仁6g，红花6g，**桑枝**30g，**丝瓜络**12g，片姜黄6g，丹参25g。21剂。

评析：脾运失健，水谷不化，则聚湿生痰。脾主四肢，清阳实四肢。若风痰循经走窜，痹阻经络，血气不畅，清阳不达四肢，则双手臂疼痛，不能伸直。舌苔中腻，舌边有瘀点，此痰瘀阻络，当治以涤痰化瘀之法。方中二陈汤加薏苡仁，行气燥湿化痰，去甘草者，以防壅滞满中；辅以桃红四物汤加姜黄、丹参，活血化瘀，通达血脉，因地黄滋腻，易助痰湿，亦去之；佐以桑枝通达四肢、祛风通络，丝瓜络通经络、和血脉、化痰顺气，两药合用，祛风活血通络之效益彰。

三十二、怀牛膝—代赭石

怀牛膝味苦酸，性平，善补肝肾，强腰膝，活血祛瘀，引血下行。代赭石味苦，性寒，有重镇降逆、清火平肝之效。怀牛膝入血分，活血通脉，善引浮越之火下行；代赭石色赤质重，入血分而善降气逆，通大便燥结而无开破之弊。

对于肝阳上亢，气血并走于上而致的头痛、眩晕、脑涨、耳鸣、面赤、大便不畅等症，连师常以二药配伍，皆重用之，平肝潜阳，降胃安冲，引气血下行而平亢阳，降血压，实有相得益彰之妙。剂量：怀牛膝 12～30g，代赭石 20～30g。

［验案举例］ 姜某，女，59岁，温州人，2013年6月9日来诊。20余天前，闻亲属亡故，后突然头痛欲裂，迄今未愈，时有目胀面赤，左关脉弦，右关脉大，舌苔薄黄腻，舌边有瘀点。此属肝阳上亢，治拟息风法。

方药：天麻 6g，钩藤 15g（后入），桑叶 12g，菊花 12g，制半夏 10g，陈皮 10g，茯苓 15g，炒枳壳 10g，竹茹 10g，当归 10g，赤芍 15g，川芎 6g，丹参 20g，**怀牛膝** 12g，**代赭石** 20g（**先煎**），生甘草 5g。14剂。

评析：患者因闻噩耗而肝气冲逆，气有余则化火，导致肝阳上亢，阳亢化风，血气逆乱，故见头痛、目胀面赤；舌苔薄黄腻，舌边有瘀点，此风、火、痰、瘀胶着，治以汪汝麟二陈四物去熟地加天麻汤加味息风清肝，化痰活血通络。因风阳上扰，气血并走于上，故加怀牛膝引血下行，折其亢阳，兼取补益肝肾之效，配伍代赭石质重沉降，镇肝降逆，合怀牛膝引血下行以平肝息风。

三十三、磁石—五味子

磁石味辛咸，性寒，功能潜阳安神、明目聪耳、纳气平喘；五味子味酸甘，性温，有敛肺滋肾、生津敛阴、涩精止泻之效。磁石为矿物之体，重坠之力强；五味子酸敛收涩，滋肾敛精固心气，二药合用，收敛精血不致耗散，心肾精气得以补益固摄，故补肾敛精之力尤强。

连师常以二药配伍，治疗肝肾精血亏虚，虚阳浮越所致的耳鸣、耳聋、头痛、眩晕等症。剂量：磁石 15～30g，五味子 5～10g。

［验案举例］ 薛某，女，63岁，杭州人，2008年6月15日来诊。头涨，耳鸣，腰酸，肢楚，盗汗，左尺脉虚大，右关脉有力，舌苔薄白腻，舌边有小瘀点。治拟滋阴补肾，佐以和血。

方药：知母 6g，川黄柏 6g，生地 20g，山药 15g，山茱萸 12g，丹皮 10g，茯苓 10g，泽泻 10g，**灵磁石** 15g（**先煎**），**五味子** 5g，怀牛膝 10g，丹参 20g，

砂仁 6g（杵，后入），焦神曲 12g。14 剂。

评析：左尺脉虚大，此为肝肾阴虚，相火妄动。相火循经上亢，则头涨、耳鸣；迫津外泄，故夜有盗汗。治以知柏地黄汤补肝肾，清相火；磁石重镇降逆，平其上逆之火，五味子敛阴固精，一降一敛，则亢逆之相火得以复归下元；怀牛膝补肝肾，引血下行，合丹参以活血通脉；右关脉有力，舌苔薄白腻，此脾胃湿食阻滞，故加砂仁芳香化湿，神曲消食和胃，且使磁石不致重坠伤中。

三十四、石决明—珍珠母

石决明味咸，性寒，入肝经，善于平肝潜阳、清肝明目。珍珠母味咸，性寒，入心肝二经，具有平肝潜阳、安神定惊、明目之效。二药皆为介类，配伍相合，重镇潜降，既可平肝潜阳，又可镇心安神，相辅相成。

连师常用此药对治疗肝阴亏虚，肝阳上亢所导致的头晕目眩、视物昏花、惊悸失眠等病症。剂量：石决明 20～30g，珍珠母 15～30g。

［验案举例］ 许某，男，80 岁，嘉善人，2010 年 2 月 4 日来诊。眩晕，目糊，甚则晕厥，病起一周，左关脉弦，两尺脉虚浮，舌苔薄腻。拟补肝肾法。

方药：生熟地各 12g，山药 15g，山茱萸 12g，丹皮 10g，茯苓 12g，泽泻 10g，枸杞子 12g，菊花 12g，怀牛膝 12g，**石决明** 20g（**先煎**），**珍珠母** 30g（**先煎**），炒白芍 15g，当归 10g。14 剂。

评析：本案下虚上实，肝肾精血亏于下，风阳浮越扰于上，故两尺脉虚浮、左关脉弦，眩晕、目糊，甚则晕厥。治以杞菊地黄汤以滋阴补肾、清肝明目；当归配白芍，养血柔肝；怀牛膝补肝肾、引血下行。诸药合用，补益肝肾以固其本。又以石决明、珍珠母合用重镇坠降，折其上亢之风阳，以治其标。

三十五、龙齿—珍珠母

龙齿味甘涩，性凉，为大型哺乳动物的牙齿化石，长于镇静安神，又可除烦热，适用于惊痫癫狂、心悸失眠、烦热不安等病症，《药性论》云其“镇心安魂魄”。珍珠母味咸，性寒，为贝类动物贝壳的珍珠层，功擅平肝潜阳、清肝明目、镇心安神。二药皆质体重坠，入心肝二经。龙齿主入心经，善于镇心安魂；珍珠母主入肝经，镇潜肝阳而宁心。

连师指出二药配伍，则镇静安神之力益彰，功专镇肝潜阳、安魂宁神，治疗肝阳上亢、阳不入阴而致心神不宁、惊悸失眠、夜寐多梦、头晕目眩等症。剂量：龙齿 15～30g，珍珠母 15～30g。

［验案举例］ 陈某，女，44 岁，浦江人，2014 年 2 月 21 日来诊。心烦难寐，多梦，左关脉弦，舌红少苔。拟仲师法。

方药：炒酸枣仁 20g，知母 6g，川芎 6g，茯苓 15g，生甘草 6g，炒当归 10g，炒白芍 15g，生地 15g，夜交藤 20g，合欢皮 15g，丹参 15g，煅牡蛎 30g，**青龙齿** 20g（**先煎**），**珍珠母** 30g（**先煎**）。21 剂。

评析：心肝二脏阴血亏虚，虚火扰乱心神，故以酸枣仁汤合四物汤加味治疗"虚劳虚烦不得眠"。方中青龙齿、珍珠母皆入心肝二经，平肝镇心，合用则镇静安魂宁神之力益佳。

三十六、龙骨—牡蛎

龙骨为化石之属，味甘涩，性微寒，有平肝潜阳、镇静安神、收敛固涩之效；牡蛎有平肝潜阳、收敛固涩、软坚散结之功。二药相合，益阴潜阳，收涩固涩，使阴精得敛而固，阳气得潜而封，阴阳调和而自安。张锡纯云："人身阳之精为魂，阴之精为魄。龙为天地之元阳所生，故能安魂。牡蛎为水之真阴结成，故能强魄。魂魄安强，精神自足，虚弱自愈也。是龙骨、牡蛎，固为补魂魄精神之妙药也。"

连师常以二药相须配伍，治疗阴虚阳亢所致的烦躁不安、心神不宁、心悸怔忡、失眠健忘、头晕目眩、耳鸣等神志异常疾患。二药煅制后，又善于收敛固涩，亦常用于遗精、滑精、遗尿、尿频、带下、自汗、盗汗等正虚滑脱之证。剂量：龙骨 15～30g，牡蛎 15～30g。

［验案举例］ 侯某，男，28 岁，杭州人，2010 年 10 月 29 日来诊。遗精，腰酸，右尺脉虚浮，左关脉弦，舌苔薄。治拟知柏地黄丸主之。

方药：知母 6g，川黄柏 6g，生地 20g，山药 12g，山茱萸 10g，丹皮 10g，茯苓 12g，泽泻 12g，**煅龙骨** 20g（**先煎**），**煅牡蛎** 20（**先煎**）。14 剂。

评析：肾为封藏之本，若肾阴亏虚，虚阳浮越，失其固摄，则遗精、腰酸，右尺脉虚浮。治以知柏地黄汤滋阴降火，加龙骨、牡蛎，既能入肝肾敛阴平肝，又可收敛涩精止遗。

三十七、龟甲—鳖甲

龟甲味甘咸，性寒，古人认为“龟乃阴中至阴之物”，意为本品为最佳的滋阴药物，既能滋补肝肾之阴而退内热，又可潜降肝阳而息内风，还能补肾填精而强筋健骨。鳖甲味咸，性寒，既可滋阴清热、潜阳息风，为治阴虚发热之要药，又能软坚散结，常用于癥瘕积聚、疟母等病的治疗。龟甲为乌龟的背甲及腹甲，通心入肾，其滋阴力强；鳖甲为鳖的背甲，走肝益肾，退热力胜。二药合用，滋阴清热，潜阳息风，相得益彰。

连师常以二药配伍，治疗肝肾阴虚、肝阳上亢而致头痛眩晕、失眠耳鸣等，或阴虚发热、骨蒸潮热、夜寐盗汗，或热病伤阴、虚风内动、手足瘛疭、舌红少苔等。剂量：龟甲 15～20g，鳖甲 15～20g。

［验案举例］　林某，男，50 岁，台州人，2008 年 8 月 31 日来诊。腰酸，眩晕，目糊，左关脉弦，两尺脉虚浮，舌苔薄腻，边有瘀点，拟归芍地黄汤。

方药：炒当归 10g，赤芍 15g，炒白芍 15g，生地 20g，山药 15g，山茱萸 12g，丹皮 10g，茯苓 10g，泽泻 10g，丹参 20g，枸杞子 15g，滁菊花 12g，怀牛膝 12g，**炙鳖甲 15g（先煎）**，**炙龟甲 15g（先煎）**，砂仁 6g（杵，后入）。14 剂。

评析：肝肾阴亏于下，肝阳亢盛于上，故两尺脉虚浮、左关脉弦，腰酸、眩晕、目糊。治以归芍地黄汤加味以滋补肝肾阴血，清肝潜阳通络。方中龟甲配伍鳖甲，滋阴清热，潜阳息风，标本兼顾。

三十八、蝉蜕—僵蚕

蝉蜕味咸甘，性寒，既能息风止痉，又可清热宣肺、明目退翳，还可祛风止痒。僵蚕味咸辛，性微寒，有祛风解痉、化痰散结、止痒消疹之效。二药皆入肝、肺二经，气味俱薄，轻清上浮，蝉蜕宣肺利咽有助于僵蚕化痰散结，痰化结散则有利于肺气的宣发肃降，故配伍合用，利咽化痰散结之效更佳，且二药皆善于祛风清热解痉，对于发热惊风亦有良效。

此药对连师常用于治疗外感风热，温热邪毒诸证之发热、咽喉肿痛、咳嗽咽痒、音哑等，取其疏散风热、化痰利咽、止痒止咳之功。剂量：蝉蜕 5～6g，僵蚕 6～9g。

［验案举例］　杨某，女，7 岁，嘉善人，2006 年 3 月 24 日来诊。外感半月余，咽痛，咳嗽气急，痰黄，左关脉弦，右关脉大，舌尖红苔薄黄。治拟

疏散风热。

方药：桑叶 10g，菊花 10g，桔梗 5g，生甘草 5g，杏仁 6g，连翘 10g，薄荷 5g（后入），芦根 15g，淡竹叶 6g，浙贝母 6g，瓜蒌皮 10g，**净蝉蜕** 6g，**白僵蚕** 6g。14 剂。

评析：此风热外感，痰热蕴结于上焦之证。治以桑菊饮疏风清热，宣肺止咳；竹叶清热生津；浙贝母、瓜蒌皮清热化痰。佐以蝉蜕轻清升散，善于疏散肺肝二经风热，僵蚕祛风清热，化痰散结，二药合用，则疏风散热、化痰解毒散结、宣肺窍利咽喉之效益强。

三十九、白附子—全蝎—僵蚕

白附子味辛甘，性温，有祛风痰、通经络、解毒镇痛之功效。全蝎味辛，性平，主入肝经，既能平肝息风止痉，又可搜风通络止痛，可治各种病因之痉挛抽搐及偏正头痛。僵蚕味辛行散，可息风止痉挛抽搐，味咸能软坚散结，兼可化痰，故对风中经络，口眼㖞斜，夹有痰热者尤为适宜。白附子配伍全蝎、僵蚕，祛风痰药与祛风通络止痉虫类药合用，此即《杨氏家藏方》之牵正散。白附子祛风化痰，擅长治头面之风；全蝎、僵蚕祛风搜风，通络止痉，且全蝎长于通络，僵蚕优于化痰。三药合用，使风除痰消，经络畅通。

连师常用牵正散治疗面神经麻痹、面肌痉挛、三叉神经痛、偏头痛等风痰痹阻经络者。剂量：因白附子、全蝎为有毒之品，剂量宜小。白附子 5～6g，全蝎 2～3g，僵蚕 9～12g。

[验案举例] 朱某，女，24 岁，嘉兴人，2005 年 1 月 9 日来诊。面瘫已十六个月，时或夜寐不安，左关脉弦，舌苔黄腻尖红。治拟祛风清热、化痰通络之法。

方药：天麻 6g，钩藤 15g（后入），桑叶 10g，菊花 10g，制半夏 10g，炒陈皮 6g，茯苓 15g，甘草 5g，炒枳壳 10g，竹茹 12g，胆南星 6g，丹参 30g，赤芍 15g，当归 10g，**炒白附子** 5g，**全蝎** 3g，**白僵蚕** 10g。21 剂。

评析：面瘫年余未愈，左关脉弦，舌苔黄腻尖红，此为风、火、痰、瘀夹杂为患，痰热瘀滞，气血失畅，筋脉拘急，治以汪氏二陈四物去熟地加天麻汤加味平肝息风，清热化痰，活血通络。白附子配伍全蝎、白僵蚕祛风化痰、通络止痉。诸药合用，使风散痰消，经络畅通，则面瘫得以牵正。

四十、甘草—淮小麦—大枣

甘草味甘，性平，善补养心脾、和中缓急、资助化源，《药性论》言其“补益五脏”。淮小麦味甘，性微寒，功擅养心补肝、除烦安神。大枣味甘，性温，补脾益气，补血和营，养心安神。三药合用，此即仲景甘麦大枣汤，治“妇人脏躁，喜悲伤欲哭，象如神灵所作，数欠伸”。《素问·脏气法时论》云：“肝苦急，急食甘以缓之。”《灵枢·五味》云“心病者，宜食麦”，故取此三味甘润平补之品，缓其肝，养其心，和其中，安其神。

连师常以甘麦大枣汤治疗心肝阴血亏虚之精神恍惚、悲伤欲哭、失眠多梦、舌红苔少等病症。剂量：甘草 5～9g，淮小麦 30g，大枣 15～30g。若多汗，淮小麦常改用浮小麦 30g。

［验案举例］ 刘某，女，30 岁，杭州人，2004 年 2 月 22 日来诊。夜寐不安，常多梦扰，无故悲伤欲哭，经水淋漓半月方净，左关脉小弦，右脉沉细，舌苔薄白，舌边色略暗。治拟养肝血，健脾气，缓急迫，兼顾冲任不足。

方药：当归炭 10g，炒白芍 15g，党参 30g，炒白术 10g，茯苓 12g，**炙甘草** 5g，炒陈皮 6g，炒酸枣仁 20g，知母 6g，川芎 6g，**淮小麦** 30g，**大枣** 30g，丹参 15g，煅龙骨 20g(先煎)，煅牡蛎 20g(先煎)。15 剂。

评析：脏躁一证，多因情志不舒或思虑过度，肝郁化火，伤阴耗液，心脾两虚所致，故常夜寐多梦而不安，无故悲伤欲哭；肝主藏血，脾主统血，肝脾失常，则冲任不能固摄，故经水淋漓半月方净。治以归芍异功散合用酸枣仁汤以补益心肝脾三脏之血气；佐以甘麦大枣汤养心安神，和中缓急；煅龙骨、煅牡蛎收敛止血，兼能重镇安神。舌边色暗，加丹参以活血通脉，养血安神，又防龙骨、牡蛎止血留瘀之弊。

四十一、当归—白芍

当归味甘辛，性温，甘温质润，补血和血，润燥止痛，为血中气药，长于动而活血，走而不守，甚合肝之条达特性，《本草正》言其“味甘而重，故专能补血，其气轻而辛，故又能行血，补中有动，行中有补，诚血中之气药，亦血中之圣药也”。白芍养血滋阴，柔肝缓急，敛肝之气，为血中阴药，善于静而敛阴，守而不走。

连师认为，当归补血偏于温阳，其性动而主走，白芍补血偏于养阴，其性静而主守，二药皆入肝，合而用之，则寒温相宜而无凉热之虞，动静兼顾而无郁滞之虑，散收结合而无耗散之弊，故善补肝血，且又能和血，使补而不滞，主治营血虚滞诸证。肝血肝阴不足，归芍配伍多用之，如逍遥散、归芍异功散、归芍六君子汤等，其他如肝血不足引起的头晕、胁痛、肢麻、不寐、月经不调等症，亦为常用配伍。剂量：当归9～15g，白芍9～15g。

［验案举例］ 曹某，女，38岁，海盐人，2008年2月21日来诊。夜寐不安，心烦，半夜子时易醒，右脉缓，左关脉小弦，苔腻。治拟归芍六君子汤合酸枣仁汤治之。

方药：党参25g，炒白术10g，茯苓20g，炙甘草5g，炒陈皮6g，制半夏10g，**炒当归**10g，**炒白芍**12g，炒酸枣仁20g，知母6g，川芎6g，夜交藤20g，合欢皮12g，北秫米20g（包煎），丹参20g。28剂。

评析：肝主藏血，人卧血归于肝而舍魂。若肝血不足，则致魂不安，故左关脉小弦、寐差心烦、半夜子时易醒。然右脉缓，肝血亏虚因脾虚气血生化不足所致。治病必求于本，方以六君子汤益气健脾，行气化湿；当归配白芍，直入肝经，合酸枣仁汤加夜交藤、合欢皮、丹参以补养肝血，宁心安神；苔腻，以半夏配秫米，即《内经》半夏秫米汤，和胃化浊，治“胃不和则卧不安”也。

四十二、白芍—赤芍

东汉仲景方中并无白芍、赤芍之分，魏晋南北朝始分之，如梁代陶弘景所著《本草经集注》中记载赤白芍。白芍有敛阴和营、平抑肝气、柔肝止痛、敛阴止汗之效。赤芍味苦，性微寒，善走血分，有清热凉血、散瘀止痛之功。《本草求真》云：赤芍药与白芍药主治略同，但白则有敛阴益营之力，赤则只有散邪行血之意；白则能于土中泻木，赤则能于血中活滞。二药同用，敛散相合，补泻同举，养肝不留瘀，活血不伤正。

连师常用于肝郁血滞之胁肋疼痛、脘腹痉挛疼痛、目赤面红，妇人经闭、痛经者，对有瘀热者用之尤佳。剂量：白芍、赤芍各12～15g，大剂量可用至30g。因赤白芍性均微寒，偏入阴分，脾胃虚寒者慎用。

［验案举例］ 江某，女，34岁，2009年8月30日来诊。脘胁胀痛，经行乳胀痛，左关脉弦，右脉缓，舌苔薄黄腻，边有小朱点。拟调和之法。

方药：柴胡6g，当归10g，**炒白芍**12g，**赤芍**12g，炒白术10g，茯苓

15g，生甘草 5g，丹皮 10g，黑山栀 10g，制香附 6g，广郁金 12g，丹参 20g，川楝子 6g，延胡索 10g。7 剂。

评析：肝血亏虚，易致肝气郁结。气为血之帅，气机郁滞，则血脉不畅而留瘀。本案乃肝郁化热为患，治以丹栀逍遥散合金铃子散、香附、郁金以清肝泄热，行气活血止痛。方中白芍养血敛阴，柔肝止痛；赤芍清热凉血，活血散瘀。二药合用，善入血分，养肝而不留瘀，活血而不伤正，止痛之力益彰。

四十三、白芍—炙甘草

白芍可养血敛阴、柔肝止痛，炙甘草有补脾、润肺、解毒、缓急之效。白芍与炙甘草均有缓急止痛作用。白芍味酸，得木之气最纯，偏于补阴血、荣筋脉以缓急；炙甘草味甘，得土之气最厚，偏于益气、和中土以缓急。二药配伍，既可酸甘化合为阴，以增强益阴敛营作用，又能调和肝脾，缓急止痛。《医学启源》云："白芍药，补中焦之药，炙甘草为辅，治腹中痛。"

凡肝血虚不能柔养筋脉引起的胁痛、少腹拘急作痛，肢体痉挛疼痛，或肝胃阴虚引起的脘胁隐痛、胀痛，或土虚木贼，肝脾不和引起的脐腹挛急作痛以及泄泻、腹痛等，连师常以白芍、甘草配伍入方。剂量：白芍 12～30g，炙甘草 5～9g。

［验案举例］　陈某，男，30 岁，2006 年 9 月 22 日来诊。两胁下及少腹作痛，口干，口苦，左关脉弦大，舌红少苔。拟一贯煎合芍药甘草汤出入。

方药：北沙参 12g，麦冬 12g，生地炭 15g，当归炭 6g，枸杞子 12g，川楝子 6g，**炒白芍 30g，炙甘草 6g**，佛手片 6g。14 剂。

评析：肝阴亏虚，经脉失养而拘急，故胁下及少腹作痛。治以一贯煎以滋养肝阴，条达肝气；又重用芍药 30g，配伍炙甘草，酸甘化阴，缓急止痛；佛手轻清芳香，行气解郁止痛而不伤阴。方中生地、当归俱炒炭用，防其滋腻之性伤中致泻也。

四十四、白芍—乌梅—木瓜

白芍柔养肝血，又敛肝气，缓急以止痛；乌梅味酸涩，性平，有敛肺止咳、涩肠止泻、生津止渴之效；木瓜味酸，性温，擅敛肝和胃化湿浊、舒筋活络。三药味酸，同入肝经，柔敛肝气，生津止渴，和胃化湿，止痛止泻，共奏敛肝化湿止泻之功。

连师常以三药配伍治疗肝气横逆，肝脾不和，肠鸣痛泻等证。剂量：白芍 12～15g，乌梅 6～12g，木瓜 12～15g。

［验案举例］ 沈某，女，65 岁，余姚人，2009 年 8 月 7 日来诊。痛泻，大便日四五行，左关脉弦，右脉缓，舌红苔薄腻。拟丹溪法。

方药：炒白术 10g，**炒白芍** 15g，陈皮 6g，炒防风 6g，煨木香 6g，川黄连 5g，淡吴茱萸 2g，焦神曲 12g，**木瓜** 12g，**乌梅** 10g。14 剂。

评析： 肝脾不和，土虚木乘，脾失健运，故痛泻不止。治以痛泻要方加味以补脾柔肝，祛湿止泻。因肝气疏泄太过而致泄泻，故用白芍配伍木瓜、乌梅抑肝敛肝，泻其肝气。泄泻多伤阴液，且常兼夹湿热，白芍、木瓜、乌梅酸甘化阴与黄连、木香清热行气燥湿药合用，则有厚肠止泻之妙。

四十五、女贞子—墨旱莲

女贞子味甘苦，性凉，可补益肝肾之阴，乌须明目，《本草纲目》谓其“强阴，健腰膝，变白发，明目”。墨旱莲味甘酸，性寒，能补益肝肾之阴，凉血止血，《本草正义》云其“入肾补阴而生长毛发，又能入血，为凉血止血之品”。二药均入肝肾经，相须为用，古名“二至丸”，有交通季节、顺应阴阳之妙用。“二至”指的是采药的季节，女贞子采于冬至前后，墨旱莲采于夏至前后。冬至，一阳初动；夏至，阴气微降。故二药伍用，相得益彰，其补肝肾、清虚热、强筋骨、凉血止血、乌须黑发之力增强。女贞子、墨旱莲皆为甘寒之品，然滋不碍胃，清不苦寒为其所长。

连师常用二至丸治疗肝肾阴虚所致头昏目眩、失眠健忘、腰膝酸软、早年发白等，或阴虚火旺、迫血妄行导致鼻衄、齿衄，崩漏下血等。剂量：女贞子 12～15g，墨旱莲 12～20g。

［验案举例］ 刘某，男，41 岁，杭州人，2006 年 12 月 31 日诊。腰酸，时有齿衄，左关脉弦，两尺脉虚大，右关脉有力，舌苔薄白有小朱点。治拟滋水清肝法。

方药：生地炭 20g，山药 15g，山茱萸 12g，泽泻 10g，茯苓 15g，丹皮炭 10g，柴胡 3g，当归炭 6g，赤芍 15g，炒白芍 15g，炒白术 10g，清炙甘草 5g，黑山栀 10g，枸杞子 12g，五味子 5g，车前子 10g（包煎），**制女贞子** 12g，**墨**

旱莲 15g。14剂。

评析： 肝肾阴虚，肝火亢盛，迫血妄行，故腰酸、时有齿衄，治以滋水清肝饮加味滋肾阴、清肝火、凉血止血。佐以制女贞子、墨旱莲，两味皆入肝肾经，滋养肝肾、凉血止血，二药相须为用，具有清养之功，而无镇降滞腻之弊。

四十六、合欢皮—夜交藤

合欢皮味甘，性平，有解郁安神、活血消肿的功效，古时"黄昏汤"即是单用此药一味，取其黄昏即合的特性，有交阴阳之妙，《神农本草经》言其"主安五脏，和心志，令人欢乐无忧"。夜交藤味甘，性平，有养心安神、祛风通络的作用，《本草正义》言："夜交藤……治夜少安寐，盖取其能引阳入阴耳。"合欢皮与夜交藤同入心肝二经，前者偏于疏肝，长于疏解肝郁而除烦、怡悦心志而安神；后者偏于静心，长于补养阴血而养心安神。二药配伍，养血宁心与疏肝安神结合，相须为用。

连师多在治疗情志不遂，血虚肝郁或阴虚血少，心肝失养所致的抑郁不舒、虚烦不眠、多梦易醒等心神不宁证时伍入此二味。剂量：合欢皮12～15g，夜交藤15～20g。

［验案举例］ 陈某，男，63岁，甘肃兰州人，2015年4月9日来诊。夜不能寐，左关脉弦，尺脉虚浮，舌苔薄腻尖红。拟仲师法。

方药：炒酸枣仁20g，知母6g，川芎6g，茯苓15g，生甘草3g，生地20g，当归10g，炒白芍15g，**合欢皮** 15g，**夜交藤** 20g，煅龙骨30g（先煎），煅牡蛎30g（先煎）。7剂。

评析： 不寐一证，有实有虚。实者多为邪扰心神，神志不宁；虚者多为阴血亏虚，神志失养。本案尺脉虚浮、左关脉弦，舌尖红，乃肝肾阴血不足，虚阳浮越，上扰心脉，神魂不安，终致夜不能寐。故方以酸枣仁汤合四物汤补养阴血，加用煅龙骨、煅牡蛎以重镇安神、收敛浮阳，合欢皮配伍夜交藤疏肝解郁、养血安神，则夜寐自宁。

四十七、合欢皮—郁金

合欢皮为疏肝解郁、悦心安神之品，能使五脏安和，心志欢悦，以收安神解郁之效，故古有“合欢蠲忿”之说。郁金善于行气解郁、清心开窍。二药配伍，既可疏解抑郁之情志，又可安定热扰之心神。

对于因情志不遂，忿怒忧郁而致烦躁不宁、失眠多梦之症，连师常以合欢皮、郁金合用。剂量：合欢皮 12～15g，郁金 9～15g。

［验案举例］ 蔡某，女，22 岁，嘉善人，2014 年 7 月 20 日来诊。家事烦扰，夜寐不安，左关脉弦，右脉缓，舌苔薄尖红。拟调和之法。

方药：柴胡 5g，炒当归 6g，炒白芍 12g，炒白术 6g，茯苓 12g，生甘草 5g，薄荷 5g(后入)，陈皮 5g，制香附 5g，**广郁金** 12g，**合欢皮** 12g，丹参 10g。28 剂。

评析：女子多情志抑郁。若肝气久郁化热，上扰心神，则夜寐欠安，舌脉见左关脉弦，舌尖红。治以逍遥散加减以养血疏肝解郁，清热凉血安神。方中合欢皮配伍郁金散肝郁、凉心热、安神魂。

四十八、酸枣仁—夜交藤

酸枣仁味酸甘，性平，功能养心益肝、安神、敛汗，《本草纲目》云其“仁甘而润，故熟用疗胆虚不得眠，烦渴虚汗之证；生用疗胆热好眠，皆足厥阴、少阳药也”。夜交藤有养心安神、祛风通络之功。二药配伍，养心阴、益肝血而宁心安神，且无滋腻之弊。

连师将酸枣仁、夜交藤配伍，治疗心肝阴血不足引起的虚烦失眠、多梦、惊悸怔忡等病症。剂量：酸枣仁 15～30g，夜交藤 15～20g。

［验案举例］ 蒋某，男，27 岁，杭州人，2004 年 6 月 18 日来诊。肝血不足，倦怠乏力，右胁肋处隐痛、心烦失眠、脉弦细、舌红少苔。拟养肝家之阴血。

方药：**炒酸枣仁** 30g，知母 10g，川芎 5g，茯苓 12g，甘草 6g，当归 6g，炒白芍 15g，生地 15g，**夜交藤** 20g，制女贞子 12g，墨旱莲 15g。21 剂。

评析：肝为心之母。肝血不足，母病及子，则心血亦亏，故心烦失眠。治以酸枣仁汤合用四物汤、二至丸以滋阴补血，炒酸枣仁配伍夜交藤善补肝养心安神。阴血充足，引阳入阴，则神魂自安。

四十九、酸枣仁—合欢皮

酸枣仁功能养心益肝、安神、敛汗。合欢皮既能解郁安神，又可活血消肿。酸枣仁长于养心阴，益肝血而安心神；合欢皮善于疏肝解郁，且有活血之力。二药合用，柔敛与疏郁并用，相辅相成，共奏养血柔肝、解郁安神之功。

连师常用二药配伍治疗血虚肝郁所致的抑郁寡欢、失眠多梦、脉虚弦等。剂量：酸枣仁15～30g，合欢皮12～15g。

[验案举例] 曾某，女，41岁，杭州人，2016年12月29日来诊。夜不安寐，左关脉小弦，右脉缓，舌苔薄腻尖红。拟调和法。

方药：柴胡5g，炒当归10g，炒白芍15g，炒白术10g，茯苓15g，炙甘草5g，陈皮6g，制香附6g，广郁金12g，丹参15g，**炒酸枣仁**15g，**合欢皮**15g，党参20g。14剂。

评析：患者左关脉小弦、右脉缓，此血虚肝郁，脾气亦亏。肝藏血不足则不能舍魂，气机郁滞则情志不畅，故夜不安寐。治以逍遥散加陈皮、香附、郁金行气疏肝解郁；丹参凉血养血安神；炒酸枣仁养血敛阴柔肝，合欢皮解郁疏肝，二药柔敛疏郁并用，相辅相成；加党参，合白术、茯苓、炙甘草，即四君子汤，益气健脾，化生气血，培土以荣木也。

五十、石菖蒲—郁金

石菖蒲味辛苦，性温，辛开苦燥温通，芳香走窜，不但有开窍宁心安神之功，且兼具化湿和胃、豁痰辟秽之效，能聪耳明目，为化痰开窍要药；郁金有活血行气止痛、解郁清心之功。石菖蒲与郁金的配伍，出自《温病条辨》，为菖蒲郁金汤，原书用于治疗湿温病，湿热并重之湿热酿痰、蒙蔽心包证。

连师常用二药配伍，芳香开窍，化痰湿秽浊以宁心安神，治疗湿热、痰浊上蒙清窍而致的胸脘痞闷、心悸、耳鸣，以及神志不清、惊痫、癫狂等病症。剂量：石菖蒲6～9g，郁金9～15g。

[验案举例] 陈某，男，49岁，浙江海盐人，2008年6月14日来诊。2008年元旦因情志刺激后夜寐不安，出现早搏多、胆怯，左关脉弦，右脉缓，舌苔黄腻。治拟危氏十味温胆汤化裁。

方药：制半夏15g，炒陈皮12g，茯苓20g，清炙甘草5g，炒枳壳10g，竹茹10g，党参20g，炒当归12g，**石菖蒲**6g，**广郁金**12g，丹参30g，炒薏苡仁30g，大枣15g，生姜6g。14剂。

评析:脾胃虚弱,易生痰湿,久郁化热。胆为清净之府,若为痰热所扰,则失其宁谧而胆怯易惊;痰热上蒙心窍,脉络痹滞,则心悸、早搏多。治以温胆汤行气化痰、利胆和胃;加党参、当归补益气血;石菖蒲辛香走窜,善走心经,化湿豁痰,辟浊开窍,郁金善清入心包之火,化痰浊以解郁开窍。石菖蒲与郁金合用宣壅开闭,化痰瘀、通心窍、宁心神之效尤强。又以丹参活血化瘀,除烦安神;薏苡仁淡渗利湿化痰,使湿浊之邪从小便而走;姜、枣调和营卫。诸药合用,开上畅中通下,使痰瘀化,诸症除。故2010年3月27日患者来诊时,诉服上方后即瘥。

第五章 临证实录

连师极其重视医案，他认为“医之有案，犹如国之有史”，医案必须客观如实地反映诊疗实践，故临证必须要记录留存完整的医案。医案记录之所以重要，原因有二：一是每遇复诊，可翻阅前诊记录，以与现证互参，有利于更好地了解病情的发生、发展和转归，有利于总结成功和失败两方面的经验；二是可为日后整理总结经验，撰写学术文章提供原始资料，札记盈箧，方有著作等身。因此，连师自 1968 年开始行医起，每次门诊都会做好病人诊疗记录，至今已坚持了五十余年，记录了数百个笔记本。无论哪个病人，只要说出姓名和来诊时间，连师都能从笔记本中找出当时的医案记录。本章整理总结了连师从肝论治内科、妇科疾病的医案，如头痛、眩晕、耳鸣、不寐、胃痛、咳嗽、胸痹、肝炎、厥阴经病、月经病等，这些原始的病案资料记录了连师辨证、立法、遣方、用药的实践过程，由此可以探寻连师辨治肝病的思维轨迹，理解连师对许多疾病从肝论治的学术思想，掌握连师辨治肝病的实际经验。

第一节 头痛治验

头痛虽病因繁多，病机复杂，然均与气血失调相关。肝主疏泄，又主藏血，故头痛与肝经最为密切。《灵枢·经脉》云：“肝足厥阴之脉，起于大指丛毛之际，上循足跗上廉，去内踝一寸，上踝八寸，交出太阴之后……挟胃，属肝络胆……循喉咙之后，上入颃颡，连目系，上出额，与督脉会于巅。”邪气侵袭厥阴肝经，经脉气血失调，运行受阻，则经脉循行之处必作疼痛，尤以颠顶为甚，故李东垣在《兰室秘藏·头痛论》中称为“厥阴头痛”。

头居人之高位，颠顶之上，惟风可达。风为百病之长，易袭阳位。外感风邪，或肝风内动，皆可导致肝经气血逆乱，阻碍清阳之气而作头痛。清代高士宗《医学真传·头痛》云："厥阴之脉上出额，与督脉会于巅，而厥阴之上风气主之。厥阴头痛，风痛也。"风邪头痛变化较快，突发突止，或头部窜痛，游走不定，如风邪善行而数变之特性。若风邪稽留不去，头痛久而不愈，休作无时者即为头风。风气通于肝，风邪头痛当从肝论治，以祛风调肝为主。因风邪外袭循经上攻所致者，多用风药治之，如桑叶、菊花、薄荷、荆芥、防风、川芎、羌活、葛根等等。风药入走肝经，通过祛风解表，条畅气机，行血活血而达祛风止痛之效。如受风寒之后，风邪夹寒循厥阴经脉上犯，阻遏清阳之气而作头痛。因寒性收引，最易凝滞经络，故头部紧束而痛，遇风寒加重，常喜戴帽裹头以保暖，口不渴，舌苔薄白，脉浮紧等，方用川芎茶调散加减疏风散寒止痛；如因风热而致者，头涨而痛，伴见发热恶风，面赤目红，咽喉肿痛，口干而渴，舌尖红，脉浮数等，方用桑菊饮加减疏风清热和络；如因风湿而作头痛者，头重如裹，昏沉疼痛，阴雨天气加重，伴见胸闷不畅，肢体困重，脘痞纳呆，舌苔白腻，脉濡或滑等，方用羌活胜湿汤加减祛风胜湿通窍。若因肝阳升发无度，引动肝风，风阳亢盛于上，扰乱清窍而致的头痛，有偏实偏虚之别。偏于实者，肝用有余，头痛连及颠顶，或偏两侧，常伴眩晕，怒则发病或加重，或兼耳鸣胁痛，脉弦有力等风阳上亢之象，法当平肝潜阳息风，方选天麻钩藤饮或镇肝熄风汤加减。偏于虚者，肝体不足，头痛隐隐而不甚剧，常伴腰酸膝软，脉弦细且尺脉虚浮大等，此肝病及肾之征，治宜滋阴潜阳息风，方选建瓴汤加减。

肝为刚脏，性喜条达而恶抑郁。肝气疏泄功能正常，则气血运行通畅而不郁滞，人体气血调和、阴阳平衡。《素问·脏气法时论》云"肝病者，两胁下痛引少腹，令人善怒……气逆则头痛"，论述了肝气郁滞、血气失和所致的头痛。若平素情志抑郁，或精神焦虑不安，肝失升发条达之性，厥阴经气郁滞，清阳失其流畅，精明之府滞塞而作头痛。此类头痛常因情绪波动或精神紧张而诱发，常伴善太息，失眠多梦，脉弦等，治以疏肝解郁，条达气机，方选逍遥散加减。若肝气郁久化火，火甚动风，风火相煽，血随气涌，冲逆于上，而致头部胀痛、跳痛者，常伴面红目赤，烦躁易怒，口苦口干，耳闭耳鸣，脉弦数等，宜清肝泄火，方选丹栀逍遥散加减，降其上炎之火，以使气血和平，则头痛自止。亦有肝经湿热循经上扰清窍，脑络拘急不利，气机逆乱，而发头痛者，多为胀痛、昏痛，常伴胁肋胀痛灼热，口苦泛恶，溲黄臭秽，大便黏腻，阴痒阴汗，带下黄稠，舌红苔黄腻，脉弦数有力等，以龙胆泻肝汤加减主之，清利肝经湿热。但若肝阳不振，寒饮内生，寒邪凝滞肝脉，厥阴经气不利，则浊阴循经上逆，犯扰清窍，头痛多以颠顶为著，有伴见干呕、吐涎沫者，方选仲景吴茱萸汤加减暖肝胃、降浊阴。

气为血帅，气行则血行，气滞则血瘀。肝主疏泄，“统血气”“握升降之枢”(《读医随笔》)，若情志抑郁，肝失疏泄，气血运行失畅，则瘀血留着，脑络受阻而拘急不利，遂作头痛。瘀血头痛如锥刺，固定不移，经久难愈，入夜尤甚，常伴面色晦暗，舌质紫暗或有瘀点、瘀斑，脉弦涩等，治宜疏肝活血、祛瘀通络，方选血府逐瘀汤加减主之。肝主藏血，对周身血液有贮藏和调节作用。若失血过多，或产后失调，以致肝藏血不足，不能上注濡养清窍，则脑失荣养而头痛隐隐，遇劳累加重，常伴乏力倦怠，面色㿠白，肢体麻木，心悸失眠等，治当养血补肝，方选四物汤加减。如因阴血衰弱，虚风内旋而伴见眩晕昏仆者，则以四物汤加祛风、重镇之品主之。肝为肾之子，精血同源。若肾精亏虚，水不涵木，肝家阴血不足而作头痛者，其痛虽不甚剧，然绵绵不已，或空痛，且伴有腰膝酸软，盗汗失眠、舌红苔薄，脉细弱等，为肝肾同病，水亏火旺，宜滋肾养肝，方选归芍地黄汤或杞菊地黄丸加减主之。

此外，胆经布散于头面两侧，“胆足少阳之脉，起于目锐眦，上抵头角，下耳后，循颈，行手少阳之前，至肩上，却交出手少阳之后，入缺盆；其支者，从耳后入耳中，出走耳前，至目锐眦后。”胆附于肝，经脉相连，表里络属。肝失疏泄，影响胆汁分泌排泄，胆气郁而化热、化火，或夹痰湿，扰动气血，循经上犯清窍而作头痛。头痛连及颠顶或多偏两侧，或有口苦口干，耳鸣胁痛、脉弦等，方选小柴胡汤加连翘、夏枯草等清肝利胆泻火。

土得木而达，脾胃之水谷精微运化输布依赖肝的疏泄功能。肝气横犯，克伐脾土，脾胃失健而痰浊内生。如遇肝风旋动，肝风夹痰上逆，蒙蔽清窍，或阻碍清阳上行，脑窍失养而昏沉头痛，常伴头晕目眩、恶心呕吐或呕吐痰涎、食少纳呆、脉弦滑等，所谓“因痰痛者，昏重而眩晕欲吐”(《证治汇补・头痛》)，治应化痰祛风为法，方选半夏白术天麻汤加减主之。若头痛日久不愈，往往是肝风、痰湿、瘀血兼杂为病，互为因果，立法施方不可顾此失彼，当平肝息风、化痰活血通络合于一方，常选用清代名医汪汝麟《证因方论集要》之二陈四物去熟地加天麻汤。汪氏云："二陈汤化痰神剂也，四物汤养血要药也。去熟地之滞，加天麻之润，故能治眩晕而效。"连师依据"诸风掉眩，皆属于肝"之经旨，常加桑叶、菊花、钩藤，以增平肝息风之功，屡用均获确效。

古人治头痛，每喜用风药，以高颠之上，惟风可到。连师认为风药运用，须脉证详辨，不能一概而论。外感头痛多属实，治疗上以祛风通络为主，分辨兼夹之邪随证治之。内伤头痛则多为本虚标实或上实下虚，非一般风药所宜，应上病下取，以滋肾养肝为主治，适量配伍杭白菊、白蒺藜、桑叶为佳。因其皆入肝经，轻清辛散，祛风散邪，在治疗肝阳上亢、血虚生风或风痰上扰等证的处方中加用此三味，最为适当。金石介类生用，镇肝潜阳息风之力更强。然因肝为将军之官，内藏相火，气主升发，性喜条达疏畅而恶抑郁。若单以金石介类之味潜阳镇肝，势必影响肝木条达之性，激其相火，反使肝阳更加上升，且金石介类多碍脾胃，土虚更致肝阳横逆上亢，故在运用龙骨、牡蛎、赭石等平肝阳时，必当配伍川楝子、茵陈、生大麦芽。茵陈禀初春少阳生发之气，清肝热而疏肝郁；生麦芽善舒肝气，顺肝木之性而不致抑郁；川楝子疏肝理气，又能清泄肝阳。如此运用，潜镇清降中配伍疏肝之药，降中有升，方能顺应气机升降之性。

案1[1] 肝郁化热，气逆于上

王某，女，53岁，杭州人，2011年10月27日初诊。因家事繁杂，头痛，胸胁闷痛，口干。左关脉弦，右脉缓；舌苔薄，舌尖红。拟逍遥散法。

方药：柴胡5g，炒当归10g，赤芍12g，炒白芍12g，炒白术10g，茯苓15g，炙甘草5g，薄荷6g（后入），陈皮6g，制香附10g，广郁金10g，丹参15g，延胡索10g，佛手片6g。7剂。

二诊：11月6日。胸胁闷痛已瘥，仍时有头痛。左关脉弦，右脉缓；舌苔薄，舌尖红。守方加减继服。

[1] 本案一至三诊方药悉遵连师手稿，以示原始样貌。经编辑建议，连师首肯，此后各案自次诊始，精简内容，示药味与药量之变，以利读者朋友研读。

方药：柴胡 5g，炒当归 10g，赤芍 12g，炒白芍 12g，炒白术 10g，茯苓 15g，炙甘草 5g，薄荷 6g（后入），陈皮 6g，制香附 10g，广郁金 10g，丹参 15g，佛手片 6g，川芎 6g。14 剂。

三诊：11 月 20 日。头痛已瘥。左关脉弦，右脉缓；舌苔薄，舌尖红。再守方主之。

方药：柴胡 5g，当归 6g，赤芍 12g，炒白芍 12g，炒白术 10g，茯苓 15g，炙甘草 5g，薄荷 6g（后入），陈皮 6g，制香附 10g，广郁金 10g，丹参 20g，佛手片 6g，川芎 6g。14 剂。

评析：本案因家事繁杂而情志不遂，肝气郁滞，日久化热，则肝气妄动，升降失常，冲逆于上，故头痛、胸胁闷痛；郁热伤津，故口干、舌尖红、苔薄。木郁达之，初诊以逍遥散疏肝解郁；火郁发之，又以陈皮、佛手、香附、郁金条达肝气、宣透郁热；佐以丹参、延胡索活血止痛。二诊胸胁闷痛已瘥，仍有头痛，加川芎祛风止痛。川芎辛温升散，能上行头目，有“头痛不离川芎”之说，因其“味辛性阳，气善走窜而无阴凝黏滞之态，虽入血分，又能去一切风，调节一切气”（《本草汇言》）。

案 2　肝胆失和，枢机不利

曾某，女，64 岁，杭州人，2013 年 1 月 14 日初诊。头痛，以头两侧为甚，口苦，脘胀。诊得左关脉弦，右脉缓；舌苔薄白。拟调和之法。

方药：柴胡 6g，制半夏 10g，黄芩 10g，太子参 15g，炙甘草 5g，大枣 15g，生姜 6g，紫苏叶 6g，陈皮 6g，制香附 10g，广郁金 10g。7 剂而诸症皆除。

评析：肝胆互为表里，肝升胆降，枢机流转。肝气郁滞，失其疏泄升发之性，则胆腑通降失常。胆气升逆于上，少阳胆经气血运行受阻，故头痛在两侧，伴口苦；病在肝胆，故脉弦。肝胆失和，不能疏泄脾胃，则中焦气机升降受阻，故脘胀不舒。肝胆失和，当治以和解之法。方用小柴胡汤疏肝利胆，调畅经气，佐以香附、郁金疏肝解郁，条达肝气，紫苏叶、陈皮行气宽中除胀。气滞之证，多源于肝。气机流畅，则诸症皆除。

案 3　肝胆湿热，循经上攻

蔡某，男，25 岁，杭州人，2007 年 10 月 4 日初诊。头痛，小便黄。左关脉弦，右关脉实；舌苔黄腻。拟清泄下焦湿热法。

方药：龙胆5g，黄芩10g，黑山栀10g，车前子15g（包煎），泽泻12g，炒生地15g，炒当归10g，柴胡5g，生甘草6g，虎杖30g。14剂。

二诊：11月1日。头痛、小便黄已大减。左关脉弦，右关脉实；舌苔黄腻。再守效方加味。

方药：初诊方加茯苓15g。14剂。

评析：《素问·刺热》云"肝热病者，小便先黄"，肝经有热，则循经下移，可见小便先黄。左关脉弦，提示邪在肝经，气机不利；右关脉实，为邪实郁滞之征；溲黄、舌苔黄腻，提示湿热内蕴。肝经湿热循经上扰则头痛，下注则溲黄。治当泻肝胆实火，清下焦湿热，拟龙胆泻肝汤加减。方中龙胆大苦大寒，入肝胆经，泻肝胆实火，清下焦湿热；黄芩、黑山栀苦寒清热泻火；柴胡疏畅肝胆气机，并引诸药入肝胆经；车前子、泽泻、虎杖、茯苓清热利湿，使湿热从小便而出；生地、当归滋阴养血，以补肝体，且防热耗阴血和苦燥伤阴；生甘草清热解毒，又调和诸药。待火降热泄，湿浊分清，肝经所发诸症则可相应而愈。

案4　肝胃虚寒，浊阴上逆

夏某，女，27岁，辽宁人，2010年11月25日初诊。头痛，以颠顶为甚，胃中泛酸，便溏。脉沉，舌苔薄白腻。拟吴茱萸汤合香砂六君汤主之。

方药：淡吴茱萸3g，党参20g，大枣20g，炒白术10g，茯苓12g，炙甘草6g，陈皮6g，制半夏10g，煨木香6g，砂仁6g（杵，后入），生姜6g。14剂。

二诊：12月16日。泛酸已瘥，大便亦正常，头痛有减，仍以颠顶作痛为甚。脉沉，舌苔薄白腻。再从厥阴阳明虚寒治。

方药：初诊方淡吴茱萸改为6g，党参改为25g。14剂。

2013年6月，因胃痛前来就诊，诉头痛近2年未再发作。

评析：足厥阴肝经与督脉交会于颠顶，故病在厥阴经者，无论外感内伤，寒热虚实，常可见到颠顶头痛。厥阴肝经受寒，阳气不振，浊阴上逆，经脉凝滞，则发头痛，以颠顶为甚；中焦阳衰，土虚木乘，肝寒犯胃，胃失和降而上逆，故泛酸；便溏，苔薄白腻，脉沉，均为寒湿内盛之象。《伤寒论》有云："干呕，吐涎沫，头痛者，吴茱萸汤主之。"故选方吴茱萸汤（淡吴茱萸、党参、生姜、大枣）温肝散寒，降逆止呕；佐以香砂六君子汤（党参、白术、茯苓、甘草、陈皮、半夏、木香、砂仁）健脾益气补虚，芳香行气化湿。二诊泛酸已瘥，头痛有减，方药对证，则加大吴茱萸、党参之剂量，以增温阳补气散寒之力。

案5 气滞血瘀，脑络阻滞

杨某，女，52岁，杭州人，2016年10月7日初诊。头部颠顶痛已有数月，痛如针刺，入夜为甚，胸闷，夜寐多梦。左关脉弦，右关脉大；舌苔薄腻，舌边有瘀斑。拟王氏法。

方药：柴胡6g，赤芍12g，炒枳壳10g，炙甘草5g，炒当归10g，川芎9g，生地12g，桃仁6g，红花6g，桔梗6g，川牛膝10g，丹参30g，茯苓20g。14剂。

二诊：11月4日。头痛、胸闷及夜寐多梦均好转。左关脉弦，右关脉大；舌苔腻，舌边有瘀斑。守上方加味。

方药：初诊方加制香附10g、广郁金12g。14剂。

三诊：12月2日。胸闷除，头痛已大减，夜寐多梦亦已著减，然足下部疼痛。左关脉弦，右关脉大；舌苔腻，舌尖有瘀斑。守上方加味。

方药：二诊方川牛膝改为12g，加薏苡仁30g。14剂。

四诊：12月23日。头痛已瘥，夜梦多亦已愈，胸闷未作，舌尖有溃疡。左关脉弦，右关脉大；舌苔薄腻，舌尖有瘀点。守上方加减。

方药：三诊方去炙甘草、制香附，加生甘草6g，生地改为15g。14剂。

评析：足厥阴肝经"布胁肋……与督脉会于巅"，肝气疏泄不利自可引起颠顶头痛，且本案头痛特点是痛如针刺，夜间尤甚，舌边瘀斑，乃瘀血作祟。左关脉弦，主肝气郁结；右关脉大，主邪实而正不虚。肝主疏泄，性喜条达，肝气不畅，经气失于条达，胸膈不利，故见胸闷；气滞血瘀，肝失藏血，魂不舍肝，故见夜寐不宁而多梦。治当疏肝理气、活血通络，选用王氏血府逐瘀汤法。方中柴胡、枳壳、郁金疏肝理气解郁；当归、川芎、生地、桃仁、红花、川牛膝、丹参活血化瘀通络；枳壳配伍桔梗，一升一降，升降气机；茯苓淡渗利湿、宁心安神；炙甘草调和诸药。合而用之，使气机通调，血行流畅，则肝之疏泄和藏血功能得以复常，头痛、胸闷和夜寐多梦诸症得以痊愈。

案6 风火痰瘀，兼夹为患

丁某，女，78岁，萧山人，2017年3月31日初诊。头痛，呕恶，形丰。左关脉弦，右关脉实大；舌苔白腻，舌尖红，舌边有瘀点。治拟息风化痰法。

方药：天麻6g，钩藤15g（后入），桑叶12g，菊花12g，竹沥半夏10g，陈皮10g，茯苓15g，生甘草3g，炒枳壳10g，竹茹10g，郁金12g，丹参20g，当归10g，黄芩10g，川黄连3g。14剂。

二诊：4月14日。头痛呕恶好转，形丰。左关脉弦，右关脉实大；舌苔白腻，舌尖红，舌边有瘀点。守上方加味。

方药：初诊方竹沥半夏改为12g，茯苓改为20g，加薏苡仁30g。14剂。

三诊：4月28日。头痛已瘥，然欲呕恶，仍见形丰。左关脉略弦，右关脉大；舌苔薄白腻。再清化其痰热。

方药：竹沥半夏12g，陈皮10g，茯苓20g，生甘草3g，炒枳壳10g，竹茹10g，川黄连3g，广郁金12g，丹参20g，薏苡仁40g。14剂。

评析：头痛病因复杂，本案除头痛外，还有舌苔白腻、舌尖红、舌边有瘀点等火热痰浊瘀血之象，故辨证为风火痰瘀兼夹为患。左关脉弦，主邪在肝经；右关脉实大，主邪实气盛。薛立斋指出“偏正头风，久而不愈，乃内挟痰涎，风火郁遏，经络气血壅滞”，即指此等证候。风火夹痰浊瘀血上逆，上扰清窍，故病头痛；痰热中阻，故生呕恶。然痰之所由生，在于脾为湿困；瘀之所由凝，在于木郁热灼。治疗本证，当息风、清热、化痰、活血四法并举，选用清代汪汝麟的二陈四物去熟地加天麻汤加味。天麻、钩藤平肝息风；桑叶、菊花清肝除热；温胆汤（制半夏、陈皮、茯苓、生甘草、炒枳壳、竹茹）加芩、连以清热燥湿、化痰通络；当归配丹参活血化瘀。三诊时头痛已愈，舌尖红及舌边瘀点亦除，然仍欲呕恶，舌苔薄白腻，故以黄连温胆汤加味清热燥湿健脾，以杜绝生痰之源。

案7 水不涵木，肝阳上亢

罗某，男，53岁，苍南人，2003年10月9日初诊。自1990年起患高血压，今年以来头部颠顶掣痛，面红。左关脉弦，右关脉实大；舌苔白腻。治拟张锡纯镇肝熄风汤加减。

方药：怀牛膝30g，代赭石30g（先煎），龙骨20g（先煎），牡蛎20g（先煎），炒白芍20g，炙龟甲15g（先煎），川楝子6g，茵陈15g，生大麦芽20g，生甘草5g，玄参15g，天冬12g，胆南星10g。21剂。

二诊：12月15日。头颠顶部疼痛已瘥，面赤亦明显好转。左关脉已不弦，左尺脉虚浮；舌苔薄白。治拟前方加山药，仿张氏建瓴汤之意。

方药：初诊方胆南星改为6g，加山药30g。30剂。

2004年2月18日，同乡李某云患者诸症平稳，血压正常。

评析：肝为风木之脏，肝肾阴虚，肝阳上亢，甚则阳亢化风，风阳夹痰妄动于上，故见头部颠顶掣痛，面红。此案初诊以上盛之候为显，故治以镇肝熄风汤潜镇清降。舌苔白腻，右关脉实大，乃痰盛之象，故加胆南星涤痰通络。张锡纯在镇肝熄风汤方后云"痰多者，加胆星二钱"。复诊上盛之候有减，左关脉已不弦，然左尺脉虚浮，此肝阳上亢已降，然下虚阴精不足为著，故加大剂量生山药滋补肾阴，仿建瓴汤之意，以治其本。水能涵木，则肝阳自平。

案8 阴亏血少，虚风夹火

周某，男，24岁，大学生，杭州人，2007年6月8日初诊。午后头痛，以头部两侧为甚，目睛干涩，左关脉小弦，舌红苔薄，拟四物汤加味。

方药：当归10g，赤芍12g，炒白芍12g，川芎6g，生地20g，桑叶10g，菊花10g，枸杞子12g，怀牛膝12g，珍珠母30g（先煎），石决明20g（先煎），丹皮10g，黑山栀10g。14剂。

评析：本案患者为在校大学生，临近期末考试，熬夜又兼用脑过度，暗耗阴血，故见左关脉小弦，主肝血不足之象。肝血虚衰，则不能涵养肝气肝阳，以致相火妄动，内风旋起。午后属阴中之阳，阳气渐衰，阴气渐盛。然阴血亏虚，不能上奉濡养，又兼风火相煽，循肝胆经脉上袭，故午后头痛，以两侧为甚，兼见目睛干涩、舌红苔薄症状。盖风火因血虚而生，痛因风火上激而起，宗"治风先治血，血行风自灭"之旨，投以四物汤养血活血，枸杞子、牛膝补益肝肾、滋水涵木，佐以桑叶、菊花、丹皮、山栀清肝泄热，珍珠母、石决明平肝潜阳、清肝明目。方药对证，故收效甚捷。

案9 肝肾阴虚，虚阳浮动

韩某，男，37岁，宁波人，2015年1月19日初诊。偏头痛，目干。左关脉弦，两尺脉虚浮；舌苔薄腻。拟杞菊地黄丸法。

方药：枸杞子12g，菊花12g，生地20g，山药15g，山茱萸12g，丹皮10g，茯苓10g，泽泻10g，当归6g，赤芍12g，炒白芍12g，石决明20g（先煎）。14剂。

二诊：3月30日。偏头痛及目干均有缓解。左关脉弦，右尺脉虚浮；舌苔薄腻。再守方加味。

方药：初诊方加怀牛膝10g。14剂。

三诊：4月13日。偏头痛已瘥，目干涩已轻。左关脉弦；舌苔薄腻，舌尖有瘀点。再守方主之。

方药：二诊方加丹参15g。14剂。

评析：偏头痛一症较为多见。本案两尺虚浮，乃肾阴亏损，虚阳浮越之象。肝肾阴虚，水不涵木，虚风内动，风阳上扰头目，故见偏头痛、目干。下虚上实，本虚标实。风阳上扰，息风潜阳仅为急则治标；必当柔肝缓急，以柔克刚，使阴阳相济而趋阴平阳秘，方是治病求本。连师选用杞菊地黄丸加归、芍，滋补肝肾，清肝明目，从五脏之间生克制化的整体着手，纠偏致平，实为全面。因阴阳相济，风无所附而自息，故仅佐一味石决明平肝潜阳、清肝明目，而不必用大队金石介类药也。

第二节 眩晕治验

无风不作眩，因风致眩当治以平肝潜阳息风之法。《素问·至真要大论》云“诸风掉眩，皆属于肝”“厥阴之胜，耳鸣头眩，愦愦欲吐”。肝为风木之脏，内寄相火，体阴而用阳，其性刚，主升主动，全赖肾水以涵之，血液以濡之，肺金清肃之令以平之，中宫敦阜之土气以培之，而刚劲之质，得为柔和之体，遂其条达畅茂之性，则气血流畅，形体诸窍皆得其养。倘若平素阳盛火旺，肝阳上亢，或常有恼怒郁懑，气郁化火，伤及肝阴，以致风阳内动，风火上扰，则眩晕之症作矣。《素问玄机原病式·五运主病》云："风火皆属阳，多为兼化，阳主乎动，两动相搏，则为之旋转。"叶天士亦云："头为六阳之首，耳目口鼻皆系清空之窍。所患眩晕者，非外来之邪，乃肝胆之风阳上冒耳，甚则有昏厥跌仆之虞。"风火风阳扰动于上，则头目眩晕且作胀痛，怒则加重，肢体动摇震颤，常伴面赤耳鸣，口苦口干，烦躁失眠，舌红苔黄，脉弦数。如以肝阳偏亢，肝风上扰为主证者，治以平肝息风、清热安神，方选天麻钩藤饮加减；如属肝家阴血亏虚，不能涵阳，阳亢化风上攻者，当镇肝息风、滋阴潜阳，方选镇肝熄风汤或建瓴汤加减。若肝胆火盛，火极则风生，风借火势，火助风威，风火相煽，上及脑窍，则眩晕亦作，常伴头痛目赤，胁痛、口苦，小便短赤，耳肿耳聋，舌红苔黄，脉弦数有力，此为肝之实证，治以清泄肝胆之火，方选龙胆泻肝汤加减。虽然肝火实证与阴虚阳亢二者有虚实之分，也应该看到肝火亢盛易耗伤肝阴，肝阴亏耗亦常夹肝火亢盛，故二者有内在联系，常合并出现，虚实夹杂，难以截然分割。在辨证中应注意标本虚实与病症缓急，立法务求切合病机，或以清肝泻火为主，或以育阴潜阳为主，虚实兼顾，补泻兼施，随证治疗。

无郁不作眩，因郁致眩当治以疏肝解郁化瘀之法。《素问·六元正纪大论》云："木郁之发……甚则耳鸣旋转。"头居高位，为精明之府，清净光明之所，唯有肝主疏泄功能正常，气机升发调畅，清阳上达，头目才能清爽和利。倘若情志不舒，忧思过度，木失条达之性，疏泄无权，气机为之滞塞，清阳之气不展，脑窍失荣，则症见头晕头涨，随情绪因素波动，时轻时重，常伴见胁肋胀痛，胸闷太息，或嗳气脘痞，乳房胀痛，女子月经不调，舌苔薄白，脉弦等。木郁达之，治应疏肝解郁，行气活血，方选逍遥散加减。若郁久化火，郁火冲逆于上而致眩晕，伴见心烦易怒，舌红苔薄黄，脉弦数者，当宗"火郁发之"之旨，方用丹栀逍遥散加减疏肝郁、清肝火。

气为血之帅，气行则血行，气滞则血瘀。肝主藏血，肝气冲和条达，不致气机郁遏，则血脉畅通，阴血随肝气升发而上至头目，以濡养清窍。若肝失疏泄，木气失和，易致血液运行不畅，气血郁滞而无法上注，脑失所养；或瘀阻脑络，清窍被蒙，发为眩晕。《仁斋直指方》云："瘀滞不行，皆能眩晕。"汪机《医读》亦云："瘀血停蓄，上冲作逆，亦作眩晕。"此类头晕常伴头痛，失眠健忘，舌质紫暗，边有瘀点瘀斑，脉弦涩。治以疏肝理气，活血化瘀，通达脉络，方选血府逐瘀汤加减。如眩晕反复发作，历久不愈，多为风、火、痰、瘀夹杂为患，常用汪汝麟二陈四物去熟地加天麻汤加味（加桑叶、菊花、钩藤），熔息风清肝与化痰活血通络为一炉。

无痰不作眩，因痰致眩当治以化痰除湿祛风之法。《丹溪心法·头眩》云："无痰不作眩。"脾为生痰之源，若饮食不节、嗜酒、喜食肥甘厚味、饥饱劳倦伤及脾胃，或肝气横逆犯脾土，皆可导致脾失健运，水谷运化失常，进而聚湿生痰，痰湿中阻。痰为阴邪，重浊黏滞，其性趋下。但若有风木过动，内风时起，则肝风挟痰上扰清空，窍络阻塞，头目不清，发为眩晕，常伴头重如蒙，嗜睡，胸闷呕恶，舌苔白腻，脉弦滑等痰湿之象，治以化痰除湿祛风，方选半夏白术天麻汤加减。痰湿久郁化火，肝风挟痰火上蒙清窍而作眩晕者，兼见头目涨痛，口苦心烦，舌苔黄腻，脉滑数者，方用黄连温胆汤加天麻、钩藤、菊花等清热化痰、平肝息风。

无虚不作眩，因虚致眩当治以养肝补虚止眩之法。《素问·腹中论》云："有病胸胁支满……目眩，时时前后血，病名为何？……病名血枯，此得之年少时，有所大脱血，若醉入房中，气竭肝伤，故月事衰少不来也。"肝主藏血，主身之筋膜，开窍于目。若肝家阴血衰少，木少滋荣，伤及所合之筋，所主之目，则见肢体摇摆震颤，头晕目眩。《景岳全书·眩运》云："无虚不能作眩，当以治虚为主，而酌兼其标。"此乃因虚致眩，常伴两目干涩，视物模糊，失眠多梦，倦怠乏力，女子月经量少，舌苔薄，脉虚弦或弦细，方选四物汤加减养血补肝，所谓"欲荣其上，必灌其根"之意。肝为肾之子，精血同源。若年老体弱，或房劳过度，以致肝肾精血亏虚，髓海失养，虚火上亢，症见眩晕耳鸣，腰膝酸软，失眠，健忘，舌红少苔，脉沉细者，治当滋养肝肾，填精补髓，方选杞菊地黄丸加减。

肝主春，内藏少阳之气。肝气充足则升发有力，气血精微随气机上升充养脑窍，若肝气虚弱，温升不足，气血不能上达荣养脑窍，则头重目眩，气短不足以息，胸胁胀满，或微痛，倦怠乏力，纳差，舌质淡暗，苔白滑，左关脉弱无力。治当补益肝气，方选保元汤加味，并重用黄芪。张锡纯《医学衷中参西录》云："凡遇肝气虚弱不能条达，用一切补肝之药皆不效，重用黄芪为主。"若肝气久虚，必致肝阳亦弱，寒邪内生。肝阳虚弱，清阳不升，头目失于阳气温养则眩晕益甚，常伴头部沉冷，畏寒怕冷，便溏，少腹冷痛，阴头寒，脉沉弱无力，舌淡苔白等，治当温补肝阳，方选保元汤加巴戟天、菟丝子、肉苁蓉、乌药、小茴香等温阳行气之品。

连师认为，眩晕与肝、脾、肾三脏相关，尤其与肝最为密切。病于肝者，或因肝气郁滞，血脉失畅；或郁勃伤肝，火旺生风；或少阳不利，相火妄动，或肝阴亏虚，阳亢化风；或肝气乏弱，脑窍失养，然总以实证为多，虚证为少。病于肾者，因乙癸同源，母子相依，肾水不足，水不涵木，燥而生风；又因少阴厥阴内寄相火，阴虚火旺，激动肝风，风阳上扰，故肝肾同病，以虚者为多，亦有虚中夹实者。病于脾者，若脾气亏虚，阳升无力，则上气不足，头为之苦眩；脾又主湿，为生痰之源，每见肝风横逆，激动伏痰，风痰合邪，上逆旁窜，发为眩晕。故病在脾，以虚为主，肝脾合病者则以实证居多。因此，对于虚实之异，夹火、夹痰、夹瘀之别，气虚、血虚、阴虚之辨，实为辨证之要点。治疗时可运用疏肝、凉肝、泻火、化痰、祛瘀、息风、镇潜、滋阴、养血、益气、升清等诸法，随证参合以进，虽有成方可据而又不为其所囿，其间增损加减，因证而异，方能活泼灵动，药到病除。

案1 肝郁气滞，热扰清窍

陈某，男，46岁，杭州人，2016年10月2日初诊。近半月来常感头晕。左关脉弦，右脉缓；舌苔薄腻，舌尖红。拟调和法。

方药：柴胡5g，当归10g，炒白芍15g，炒白术10g，茯苓15g，生甘草6g，陈皮6g，薄荷6g（后入），制香附6g，广郁金12g，丹参15g，夏枯草20g，菊花12g。14剂。

二诊：10月16日。头晕有减。左关脉弦，右脉缓；舌苔薄腻，舌尖红。仍守调和法。

方药：初诊方加钩藤15g（后入）。14剂。

三诊：10月30日。眩晕已明显好转。左关脉弦，右脉缓；舌苔薄腻，舌尖红。守方主之。

方药：二诊方丹参改为20g。14剂。

评析：左关脉弦、右脉缓，主肝郁脾虚之证；肝郁久则化热，循经上炎，热扰神明，故见眩晕、舌尖红。方选逍遥散疏肝解郁、健脾和营；佐以药对香附、郁金行气活血、解郁清心；丹参凉血安神；夏枯草、菊花二药配伍，清泄肝热，常用于肝经火热上炎之头痛头晕、目赤肿痛等病证。肝热得清，则营血得以上荣。二诊加钩藤，既可清肝热，又能平肝阳，其善治“大人头旋目眩，平肝风，除心热”(《本草纲目》)。三诊眩晕明显好转，效不更方，加大丹参剂量，以增清心和血通脉之力。

案2 肝胆郁火，循经上攻

祝某，女，41岁，海宁人，2009年5月17日初诊。眩晕，口苦，咽干，声嘶，左关脉弦，右关脉实，舌苔薄白，拟清泄肝胆之火。

方药：柴胡5g，当归10g，白芍15g，茯苓15g，生甘草6g，丹皮10g，黑山栀10g，天花粉20g，生地20g，桑叶10g，菊花12g。14剂。

2009年10月15日，祝某携友人来看病，诉服前方后声嘶即扬，诸症均瘥，未复发。

评析：《伤寒论》云“少阳之为病，口苦，咽干，目眩”。左关脉弦，主肝胆气郁；右关脉实，主脾胃气盛。咽为肝之使，肝胆气郁化火，循经上扰，灼伤咽喉，阴液耗损，则见口苦、咽干、声嘶之症；火性炎上，亢则上扰清窍，故眩晕。治宜养血柔肝，兼清肝胆火热。选方丹栀逍遥散合用黑逍遥散，以养血疏肝、清热泄火；佐以药对桑叶、菊花平肝息风；天花粉养阴生津润燥，以利咽喉。逍遥散中原有白术，因其甘温助热，故去之不用，乃习叶天士之法也。肝木得柔，火热得泄，则诸症皆愈。

案3 风火痰瘀，扰乱清空

程某，女，45岁，嘉兴人。2016年8月7日初诊。眩晕。左关脉弦，右关脉大；舌苔薄腻，舌边有瘀斑。拟息风法。

方药：天麻6g，钩藤15g(后入)，桑叶12g，菊花12g，制半夏10g，陈皮10g，茯苓15g，生甘草6g，炒枳壳10g，竹茹10g，炒当归10g，赤芍15g，川芎6g，丹参20g，川牛膝12g。21剂。

二诊：9月18日。眩晕已好转。左关脉弦，右关脉大；舌苔薄腻，舌边布瘀斑。守效方化裁。

方药：初诊方丹参改为30g。21剂。

三诊：10月9日。眩晕已瘥，将欲行经。左关脉弦，右关脉大；舌苔薄腻，舌边有瘀斑。再守上效方加味。

方药：二诊方加益母草20g。21剂。

评析：“诸风掉眩，皆属于肝”，眩晕的病位主要在肝。本案左关脉弦，主邪气在肝，风阳内动；右关脉大，主脾失健运，痰热内蕴。风阳挟痰热升腾于上，扰乱清空，故发眩晕；苔薄腻、舌边有瘀点，乃痰瘀互结之象。治当息风、清热、化痰、活血四法并举，选用清代汪汝麟的二陈四物去熟地加天麻汤加味。方中天麻、钩藤平肝息风，桑叶、菊花清肝除热，温胆汤（半夏、陈皮、茯苓、炙甘草、枳壳、竹茹）化痰降气，佐以丹参、川牛膝活血化瘀，且川牛膝引血下行助潜降风阳。二诊舌边布满瘀斑，此瘀血甚，故增丹参剂量。丹参为活血化瘀之要药，有“一味丹参饮，功同四物汤”之谓。三诊眩晕虽瘥，然舌边瘀斑未退。邪气入络在血，病去则如抽丝剥茧，故加益母草活血化瘀，兼顾调经。天麻钩藤饮治头痛眩晕即用益母草活血利水之功，此案加味，宗其法也。

案4 痰气郁滞，蒙蔽清窍

郑某，男，28岁，杭州人。2006年11月17日初诊。眩晕，头面有拘紧感，夜寐多梦，心悸胆怯，左关脉弦，右脉弱，舌苔浊腻，治拟导痰汤法。

方药：胆南星12g，制半夏15g，炒陈皮6g，茯苓20g，清炙甘草3g，炒枳壳10g，竹茹10g，广郁金12g，九节菖蒲10g，党参20g，丹参20g，生姜6g。7剂。

二诊：11月24日。眩晕好转，夜梦仍多，心悸胆怯，耳鸣。左关脉弦，右脉弱；舌苔浊腻。守方加味。

方药：初诊方加远志6g。7剂。

三诊：12月15日。诸症好转，然左侧面部仍有抽搐感。左关脉小弦，右脉弱；舌苔白腻。拟守前法。

方药：二诊方加天麻6g，钩藤15g（后入），制白僵蚕10g。7剂。

四诊：12月30日。眩晕减轻，左侧面部抽搐感已瘥，头部有攻冲感，小便多。左关脉小弦，右脉细弱；舌苔白腻。再守方加减。

方药：胆南星12g，制半夏15g，炒陈皮10g，茯苓15g，清炙甘草3g，炒枳壳10g，竹茹10g，广郁金10g，九节菖蒲10g，远志5g，党参20g，丹参15g，龙骨20g（先煎），牡蛎20g（先煎）。7剂。

五诊：2007年1月13日。诸症均大减。左关脉小弦，右脉细弱；舌苔薄腻。再从气血痰湿扰乱神明的辨证结论着手立法施治。

方药：四诊方胆南星改为10g，远志改为6g，党参改为25g，加大枣

25g，生姜6g。7剂。

评析：舌苔浊腻，主痰湿内蕴；右脉弱，主脾胃虚弱；左关脉弦，主肝胆气郁。脾虚胃弱，腐熟运化失健，气机升降失常，则水谷精微不能运化，滞留为患，痰湿内生。无痰不作眩，肝气夹痰湿上扰清窍，则眩晕；痰阻经络，气血阻滞不畅，故头面有拘紧感；痰湿扰乱心神，则心悸胆怯、夜寐多梦。此案痰气郁滞为患，当用导痰汤燥湿豁痰，行气开郁。脾为生痰之源，故佐以党参益气健脾，脾健则痰湿不生；竹茹清热化痰除烦；菖蒲、郁金为连师常用药对，芳香开窍，化痰湿秽浊以宁心安神；丹参活血化瘀安神。二诊症情有减，然突发耳鸣，此实也，痰火所致，故加远志祛痰开窍、宁心安神。《本经》谓远志"补不足，除邪气，利九窍，益智慧，耳目聪明"。

三诊见右脉弱，主脾虚气血化生不足；土不荣木，故肝家阴血亏损，左关脉小弦。阴虚血弱，内风旋生，故面部有抽搐感。急则先治其标，缓则再治其本，遂于方中加天麻、钩藤、白僵蚕息风止痉，祛风通络。白僵蚕，又名天虫，善平息肝风，止痉挛抽搐，且兼可化痰，适用于风痰证最佳。四诊风痰证之象好转，而肝阳仍亢于上，故头部有攻冲感；正气虚弱，故尿频，即去天麻、钩藤、白僵蚕，加药对龙骨、牡蛎以平肝潜阳、收敛固涩。五诊痰湿渐清，诸症大减，故用大剂量大枣益气养血，且配伍生姜调和营卫，调补脾胃。

"无痰不作眩"。然痰乃病理产物，成因不一，或饮食不节，嗜食肥甘；或脾虚失健，聚湿生痰；或肺失宣降，水津留结为痰；或阳虚气弱，津不气化而为痰；或邪热内盛，灼津成痰等。而痰浊既成，阻滞经络，清阳不升，清空之窍失其所养，则见头目眩晕。故治疗时，必辨其起痰之源而后治之，方能切中要害，治病求本。

案5 风阳夹痰，并走于上

陈某，男，67岁，嘉兴人，2007年5月13日初诊。近1个月来血压偏高，多在155/95mmHg左右，常有眩晕，头部颠顶痛，面红，目糊。左关脉弦，右关脉实；舌红苔薄腻。治拟张锡纯法。

方药：怀牛膝20g，代赭石20g（先煎），玄参15g，天冬12g，炒白芍20g，炙龟甲15g，龙骨20g（先煎），牡蛎20g（先煎），川楝子6g，茵陈15g，生大麦芽15g，生甘草6g，胆南星6g，山药20g。14剂。

二诊：6月3日。眩晕头痛有减，面赤有退，仍目糊。左关脉弦，右关脉实；舌苔薄腻。守方加化痰通络之品。

方药：初诊方加天竺黄6g，钩藤15g（后入）。14剂。

三诊：7月1日。眩晕及头部颠顶疼痛均已瘥，面赤好转，目糊有减，血压稳定于130/80mmHg左右。左关脉小弦，右关脉实；舌嫩红，舌苔薄腻。再从肝阳夹痰热证的基础上立法治之。二诊方再进14剂，以巩固疗效。

评析：此案眩晕、头痛，面红、舌红等症，皆为一派阳热上亢之象，源由肝肾阴亏，水不涵木，以致肝阳上亢，风阳上扰，血随气逆，并走于上。右关脉实、舌苔薄腻，乃脾胃痰湿之候。上实下虚，而以上实为主，故治以镇肝息风之法，佐以滋养肝肾。方中怀牛膝滋补肝肾，重在引血下行；代赭石、牡蛎、龙骨镇肝息风，潜阳降逆；龟甲、天冬、玄参、白芍、山药滋养阴液，以制阳亢；茵陈、川楝子、生麦芽条达肝气之郁滞，有利于肝阳之镇潜平降；甘草调和诸药，配伍麦芽，既能和胃调中，又可防止金石之药碍脾伤胃。肝风夹痰，则佐以胆南星清热化痰、息风通络。镇肝熄风汤方后有云："痰多者，加胆星二钱。"《素问玄机原病式·五运主病》云："诸风掉眩，皆属肝木……所谓风气甚而头目眩运者，由风木旺，必是金衰不能制木，而木复生火。风火皆属阳，多为兼化，阳主乎动，两动相搏，则为之旋转。"临证中，阴虚阳亢之高血压病较为多见，症状主要以头痛、头晕为主。连师常治以镇肝息风、滋阴潜阳法，以达滋水涵木、平肝降压之效。

案6 精血亏虚，风阳浮越

吴某，男，36岁，浦江人，2008年6月8日初诊。1个月以来下午眩晕，行步不稳。右尺脉略虚大，左关脉弦；舌苔白腻。当舍舌从脉，从肝肾阴虚、厥阳上升论治。

方药：生熟地各12g，山药15g，山茱萸12g，丹皮10g，茯苓12g，泽泻10g，枸杞子15g，滁菊12g，怀牛膝12g，龙骨30g（先煎），牡蛎30g（先煎），砂仁6g（杵，后入）。14剂。

二诊：6月26日。行步已稳，下午眩晕亦减，然左臀股麻木。右尺脉虚大，左关脉弦大；舌苔薄腻。仍当舍舌从脉，从厥阳上亢论治。

方药：初诊方加当归6g，炒白芍12g。14剂。

三诊：7月31日。行步不甚稳，仍见下午眩晕，左臀股麻木。两尺脉虚大，左关脉弦；舌苔薄腻，舌边有齿痕。仍从肝肾精血亏虚，致厥阳上逆论治。

方药：二诊方加炒杜仲10g，桑寄生12g。14剂。

四诊：8月21日。行步已稳，下午眩晕症状亦好转，左臀股不觉麻木，略有腰酸。两尺脉虚浮大，左关脉弦；舌苔薄腻。再舍舌从脉，拟益其肝肾法。

方药：三诊方去桑寄生，炒白芍改为15g，加焦神曲12g。14剂。

五诊：9月14日。眩晕已瘥，行走已稳，但两侧腰膝酸楚。左关脉弦，两尺脉虚大，右关脉缓；舌苔薄腻。守补益肝肾法。

方药：四诊方去当归，加菟丝子12g。14剂。

2016年11月3日患者来杭门诊，诉前数诊共服药半年余，眩晕等症已痊愈，行步平稳。

评析：肝藏血属木，肾藏精主水，肝肾同源，精血互生。若肾水不足，木失涵养而阳浮于上，则目眩头晕，故《医学正传》云："真水亏欠，或劳役过度，相火上炎，亦有时时眩运。"本案患者虽值壮年，然因操劳过度致精血亏损、阴虚阳亢而发眩晕。肝主筋，肾主骨，肝肾不足则筋骨痿软，故见行步不稳。右尺脉略虚大、左关脉弦，舌苔白腻，为肝肾亏虚，阳浮于上，兼有痰湿之候。治宜滋补肝肾、益精生髓之法，兼顾化痰祛湿。方用杞菊地黄丸益肝肾之阴，以清上扰之火；佐以怀牛膝强筋壮骨，引血下行，则虚阳无所依附而得潜降；龙骨、牡蛎重镇降逆，平其亢逆之肝阳；舌苔白腻，故加砂仁芳香化湿，防滋补之味有碍脾胃。

二诊见左臀股麻木，此精血亏虚，筋脉失却濡养所致，故加当归、白芍养血和营。三诊时仍见头晕，且常以午后发作为甚，行步仍不甚稳，继从肝肾精血亏虚、筋脉失养论治，加杜仲、桑寄生以补肝肾、强筋骨。《本草汇言》谓杜仲："凡下焦之虚，非杜仲不补；下焦之湿，非杜仲不利；腰膝之疼，非杜仲不除；足胫之酸，非杜仲不去……补肝益肾，诚为要剂。"五诊时眩晕已瘥，然见腰膝酸楚。腰为肾之府，膝为筋之会。肝肾不足，故见腰膝酸楚，加菟丝子补肝肾、益精髓，《药性论》云菟丝子"治男女虚冷，添精益髓，去腰疼膝冷"。连师常以杜仲配伍菟丝子，治疗腰膝酸痛。本案以精血亏为本，风阳浮越为标，所以务使精血复，髓海充，则虚阳潜，眩晕止。

案7 阴血亏耗，虚风内旋

胡某，女，68岁，建德人，2012年12月31日初诊。眩晕，目干，舌痛。近来腰痛，有腰椎压缩性骨折。左关脉虚弦大；舌质红无苔。拟四物汤加味。

方药：当归10g，炒白芍20g，川芎5g，生地20g，炙甘草6g，枸杞子15g，菊花10g，上等铁皮石斛10g，麦冬15g，北沙参12g。14剂，嘱久煎。

二诊：2013年1月14日。眩晕轻，余症皆好转。左关脉虚弦；舌苔薄白。再守原方加减主之。

方药：初诊方麦冬改为20g。14剂，嘱久煎。

评析：左关脉虚弦大、舌质红无苔，此津血大亏之候。肝藏血，血虚则厥阳化风上扰。风性善动，故见眩晕时作，此乃《证治汇补》所云“眩晕生于血虚也”；阴血亏虚，则相火失藏而炎上，故目干、舌痛；精血同源，血虚下汲肾精，不能主骨生髓，以致腰痛、骨痿，连师谓之“如树无津液则枯萎”。血虚生风，非真风也，类似风动，故又名内虚暗风，治此证绝非单纯潜镇所能奏效，当宗“肝为刚藏，非柔不克”之意，治宜养阴生津、柔和肝木之法。方以四物汤养血和营，血行则风自灭；加用石斛、麦冬、北沙参养阴生津；枸杞子、菊花为常用药对，合用以补养肝肾、清肝宁风。二诊津血渐复，舌红无苔转为苔薄白。此眩晕为下虚上实之轻证，遵“缓则治其本”之旨，从补养肝肾入手，滋水涵木，则眩晕自除。

案8 心脾两虚，血虚肝郁

朱某，女，25岁，杭州人。2008年8月16日初诊。倦怠眩晕，夜不安寐，心悸多梦，经行出血不止已有10余天。右脉缓弱，左关脉弦；舌红苔薄。治拟归脾汤加柔木止血之品。

方药：太子参25g，生黄芪15g，炒白术10g，茯苓12g，炙甘草6g，炒陈皮6g，当归炭6g，炒酸枣仁20g，远志5g，广木香6g，大枣20g，仙鹤草20g，炒白芍20g，生地炭15g。14剂。

二诊：8月30日。眩晕、心悸均好转，出血亦止，然夜不安寐，梦多。

左关脉弦，右脉缓；舌苔薄腻，舌质红。再守方加减治之。

方药：初诊方去生地炭，大枣改为30g，加淮小麦30g，川黄连3g，肉桂2g（后下）。14剂。

三诊：9月13日。眩晕、心悸已轻，然梦多。左关脉弦，右脉缓；舌苔薄腻。再守方主之。

方药：二诊方炒白芍改为15g。7剂。

四诊：9月20日。眩晕已瘥，夜寐多梦亦好转，经欲行，乳胀痛，腰痛甚。左关脉弦，右脉缓；舌苔薄腻。拟调畅气血法。

方药：柴胡6g，炒当归10g，赤芍12g，炒白芍12g，炒白术10g，茯苓15g，炙甘草5g，炒陈皮6g，制香附10g，延胡索10g，丹参15g，玫瑰花5g，月季花6g。14剂。

评析：右脉缓弱，主脾虚，脾虚则气血生化乏源；气血不足，清窍失养，则眩晕；血不养心，神失所养，则心悸；左关脉弦，舌红苔薄，此土不荣木，血虚肝郁化热；肝失藏血，魂不舍肝，又热扰心神，故夜寐不安且多梦；血热妄行，兼脾虚不能统血，可致经行出血不止。病在脾、肝、心三脏，方选用归脾汤益气补血，健脾养心，兼以培土荣木；佐以仙鹤草收敛止血，补虚强壮；白芍、生地养阴和营，柔和肝木；生地炒炭使用，则无滋腻碍脾，且有凉血止血之功。二诊时加味两方：一是甘麦大枣汤（淮小麦、大枣、甘草），取养心安神、和中缓急之效，且重用大枣至30g，以健脾益气、补血和营、养心安神。二是川黄连配伍肉桂，即交泰丸，以黄连泻心火，肉桂温肾阳，引火归原；寒热并用，交通心肾。四诊时眩晕止，夜寐安，舌红退，然经前乳房胀痛，腰部痛甚，此因血虚肝郁、气血不畅之故。女子以肝为先天，肝主疏泄与藏血，与月经密切相关，方选用逍遥散加减养血疏肝理气、活血止痛可也。

第三节 耳鸣治验

《素问·六元正纪大论》云“木郁之发……甚则耳鸣眩转”。肝为将军之官，体阴而用阳。木性刚劲，主升发疏泄，气血运行方能畅通无阻，上行于面而走空窍；肝又主藏血，少阳相火得其涵养，始能藏于肝而寄于胆。若肝失疏泄，气机郁滞，血脉滞塞，则血气无以上荣清窍，发作耳鸣耳闭。

《景岳全书》云“耳聋证，总因气闭不通耳”“气闭者，多因肝胆气逆，其证非虚非火，或因恚怒，或因忧郁，气有所结而然”。耳鸣常突然发生，伴耳闭、耳胀，心烦急躁，胸胁胀满，左关脉弦，舌苔薄白，治以行气解郁，条达血气，方选逍遥散或柴胡疏肝散加减。气血郁滞日久，瘀血阻塞耳络，耳窍失养，亦可作耳鸣，兼见耳闭耳痛，舌质紫暗，边有瘀点瘀斑，脉弦涩等，治应行气疏肝，活血化瘀，通达耳窍，方选血府逐瘀汤加减。肝失疏泄条达，气有余便是火，阳热上扰清窍，则耳鸣如潮，或如风雷，甚至耳聋，每于郁怒之后加重，兼有耳胀耳痛，头痛眩晕，夜寐不安、面红烦躁，左关脉弦数有力，舌红苔黄等，可于逍遥散或柴胡疏肝散之中加丹皮、焦山栀、夏枯草等凉肝、清肝之品。

肝胆互为表里，胆经循耳，肝脉借胆脉通于耳。若肝失疏泄，升发失常，则胆失和降，枢机不利，胆汁郁而化火，妄动上扰耳窍者，耳鸣如蝉，伴见口苦，咽干、目眩，胁肋胀痛，脉弦，舌苔薄白，治宜疏肝理气，清泄胆火，方选小柴胡汤加减。肝失疏泄，津液输布异常，胆腑痰湿内蕴，日久化热，痰热循经上犯清空，耳鸣时作，伴见头目眩晕，胸闷呕恶，脉滑或实，舌苔黄腻等，治宜清热化痰，行气解郁，方选温胆汤加郁金、香附、石菖蒲等。湿热蕴结于肝胆，循经上行，滞留耳窍，则耳鸣耳聋突然发作，甚至全聋，耳鸣声如钟，或如风雷声，或如潮水声，伴有耳胀痛，耳内流脓，口鼻生疮，溲黄便结，脉弦数，舌苔黄腻等，治应清肝泻火，利湿泄浊，方选龙胆泻肝汤加减。

肝主藏血，既是肝体滋养的基础，同时肝调节血量也可影响耳窍的荣养。若肝血亏虚，耳脉空虚，窍失濡养，故作耳鸣如蝉，鸣声低微，如小河流水，时轻时重，常伴眩晕绵绵，面色无华，唇淡，目干目糊，夜寐多梦，舌淡苔薄，脉虚弦或弦细，治应养血补肝，方选补肝汤、四物汤或酸枣仁汤等。肝阴不足，肝阳上亢，扰乱清窍，而致耳鸣轰隆如潮，或如雷声，甚至耳聋，伴见头涨眩晕，面红目赤，烦躁易怒，舌红苔黄，脉弦劲等，治以滋阴潜阳，平肝息风，方选镇肝熄风汤、天麻钩藤饮或建瓴汤加减滋阴潜阳，平肝息风。因肾水不足，水不涵木，肝体不足，虚火妄动而致耳鸣者，耳内常闻蝉鸣之声，由微渐重，夜间较甚，可伴有腰膝酸软，头晕眼花，两目干涩，失眠遗精，五心烦热，口咽发干，舌红少苔，脉弦细等。治当滋补肝肾，重镇降火，方选归芍地黄丸、杞菊地黄丸合耳聋左慈丸加减。

案1 肝郁脾虚，气血失和

韩某，女，52岁，杭州人，2012年9月10日初诊。时有右耳鸣。左关脉弦，右脉缓；舌苔薄腻，舌边有齿痕。治拟调和之法。

方药：柴胡5g，炒当归10g，炒白芍12g，炒白术10g，茯苓12g，炙甘草5g，薄荷6g（后入），陈皮6g，制香附6g，广郁金10g，党参20g，石菖蒲6g。14剂。

2012年10月22日，患者来诊时诉耳鸣已瘥。

评析：本案症情简单，虽仅耳鸣一症，然脉左弦右缓，舌边有齿痕，此肝郁脾虚之候。《素问·六元正纪大论》云："木郁之发……甚则耳鸣眩转，目不识人，善暴僵仆。"肝气郁滞，气血升发不及；脾气虚弱，气血化生不足，皆可致耳窍失聪。所选方药为逍遥散加陈皮、香附、郁金，以养血疏肝，行气活血。其中参、术、苓、草益气健脾，佐以石菖蒲辛温苦燥，豁痰开窍。理法方药似在成法之外，然又在情理之中。

案2 肝胆郁火，循经上攻

胡某，女，27岁，余杭人，2014年5月2日初诊。甲状腺功能亢进症确诊1年余，目突，近半月来因恼怒耳鸣，目痛。左关脉弦，右关脉大；舌质红苔薄。拟清肝胆之火以治。

方药：柴胡5g，炒当归10g，赤芍15g，炒白芍15g，茯苓15g，甘草6g，丹皮10g，黑山栀10g，制香附6g，广郁金12g，丹参15g，夏枯草30g，连翘15g，青皮6g。7剂。

二诊：5月16日。耳鸣、目痛已瘥，仍见目突。左关脉弦，右关脉大；舌苔薄，舌尖红。效不更方，仍拟清肝法，继进上方7剂。

三诊：5月30日。耳鸣目痛已瘥，且半月未作，仍目突。左关脉弦，右脉尚有力；舌苔薄，舌尖红。再用清肝火法。

方药：初诊方去青皮。7剂。

评析：甲亢患者，多见肝郁肝火之证。耳鸣起于恼怒与情志不遂，突然发作，则实证可知。《杂病源流犀烛》云："肝胆火盛，耳内鸣蝉。"左关脉弦，右关脉大，舌质红，盖因恼怒伤肝，疏泄不达，使肝胆气机郁滞化火所致。少阳胆经"从耳后入耳中，出走耳前，至目锐眦后"，少阳胆火循经上攻，火盛气逆，闭塞清窍，故突发耳鸣；肝开窍于目，肝火上炎，故目痛。

肝与胆互为表里，疏肝可以利胆。方中逍遥散加香附、郁金、青皮，疏利肝胆之气；丹皮、山栀、夏枯草、连翘以清泻肝胆之火，丹皮配伍丹参有凉血活血之功。三诊时耳鸣已瘥，因青皮长于疏肝破气，散结化滞，性较猛烈，恐久用耗气，又偏辛温，故去之。本案从肝胆论治，用丹栀逍遥散加味清中有透，降中有柔，故获佳效。

案3 肝经气火，冲逆耳窍

王某，女，19岁，嘉善人，2014年10月24日初诊。突发耳鸣、耳聋1周，少腹两侧胀痛。左关脉弦，右关脉实；舌苔薄白。治拟疏泄气机法。

方药：柴胡6g，赤芍12g，炒枳壳6g，生甘草6g，制香附6g，川芎6g，青陈皮各6g，黑山栀10g。28剂。

二诊：11月25日。服前方1月，少腹两侧胀痛已瘥，耳聋亦瘥，然左耳仍有鸣响。左关脉弦，右关脉实；舌苔薄白。再守前方加味。

方药：初诊方柴胡改为9g，赤芍改为15g，制香附改为9g，加丹参20g，广郁金10g。14剂。

三诊：12月16日。诸症已瘥，惟见口苦。左关脉弦，右脉弱；舌红苔薄黄。治拟仲师法。

方药：柴胡9g，制半夏9g，黄芩9g，太子参20g，清炙甘草5g，大枣15g，炒当归10g，炒白芍10g，川芎6g，生地15g，夏枯草20g。14剂。

评析：“心开窍于耳”“肾在窍为耳”，乃《内经》之旨，然通过经络的联系，使许多脏腑，如肝、胆、三焦、胃、小肠等，都与耳窍发生密切关系。耳鸣论治，当辨脏腑虚实。一般而言，暴病者多实，久病者多虚；病在肝胆者多实，病在心肾者多虚。《素问·脏气法时论》云：“肝病者……虚则目䀮䀮无所见，耳无所闻……厥阴与少阳，气逆则头痛，耳聋不聪，颊肿。”左关脉弦，兼厥阴肝经循行之两侧少腹胀痛，为肝气冲逆之象；右关脉实，主脾胃实证。气有余便是火，肝经气逆，气火上冲耳窍，故耳鸣耳聋。初诊方选柴胡疏肝散以疏利气机，加山栀清热泻火。二诊时，气血已通畅，则少腹胀痛除；气火亦降，故耳聋亦瘥；惟左耳仍有鸣响，效不更方，守前方加丹参、郁金以凉血活血、通行血脉。三诊时耳鸣、耳聋虽愈，然右脉弱，左关脉弦，舌红苔薄黄，此肝火偏旺，而脾胃亦虚弱之象；胆气上逆，故口苦。改用小柴胡汤疏利肝胆气机，益气健脾和胃；佐以地、芍、归、芎四物汤养血柔肝；再配以夏枯草清肝泻火。扶正与祛邪并施，则疾病向愈。

案4 肝经湿热，上扰下注

徐某，男，42岁，杭州人，2014年7月25日初诊。突发耳鸣1月余，双目痒痛，心烦易怒，口苦，小便黄赤，阴部潮湿，左侧睾丸疼痛。舌苔黄腻；左关脉弦，右关脉实大。治拟龙胆泻肝汤法。

方药：炒龙胆6g，黄芩10g，黑山栀10g，车前子15g（包煎），木通6g，泽泻15g，生地20g，炒当归10g，生甘草5g，柴胡6g，茯苓15g，连翘12g。14剂。

二诊：8月10日。耳鸣和睾丸疼痛已除，目痛及心烦亦有减轻，溲黄。舌苔薄黄腻；左关脉弦，右关脉实大。仍拟泻肝法。

方药：初诊方加茵陈15g。14剂。

评析：突发耳鸣，多属实证。《医宗金鉴·删补名医方论》云："胁痛口苦，耳聋耳肿，乃胆经之为病也。筋痿阴湿，热痒阴肿，白浊溲血，乃肝经之为病也。"本案舌苔黄腻，左关脉弦，右关脉实大，考虑肝胆湿热为患。肝胆湿热循经上攻，则见耳鸣、目痛、口苦；湿热循经下注，则见小便黄赤、阴部潮湿、左侧睾丸疼痛之症状。治疗选用龙胆泻肝汤以清肝泻火、清热利湿；佐以茯苓淡渗利湿；连翘清热散结，火郁发之。二诊时守方加茵陈以增强清热利湿之功。茵陈善清利脾胃肝胆湿热，使邪从小便而出。

本案所用之木通，乃川木通，为毛茛科小木通、绣球藤等的木质茎。亦有关木通，为马兜铃科木通马兜铃的木质茎，因含马兜铃酸，过量易致肾功能衰竭，现已禁用。另，今之木通，仲景《伤寒论》中作"通草"；今之通草，古称"通脱木"，当知区别，不可混淆。

案5 肝胆郁滞，痰浊不化

魏某，男，29岁，2013年8月5日初诊。右耳鸣响10余天，口苦。左关脉弦，右脉大；舌苔浊腻。从肝胆经气不舒，痰浊不化论治。

方药：柴胡10g，制半夏10g，黄芩10g，陈皮10g，茯苓20g，清炙甘草3g，炒枳壳10g，竹茹10g，石菖蒲10g，广郁金12g，制香附10g，川芎10g。14剂。

2014年7月29日患者因咳嗽前来就诊，自诉上方服后耳鸣即瘥。

评析：少阳胆经与耳窍密切相关，其支者“从耳后入耳中，出走耳前”。肝胆气郁，痰火循经上扰，故口苦、耳鸣。治宜疏肝、清火、化痰三法并举。方中用小柴胡汤（去补中之人参、大枣及辛温之生姜）疏利肝胆之气，清解上逆之火；合用温胆汤（半夏、茯苓、陈皮、甘草、枳壳、竹茹）以燥湿化痰，利胆和胃；佐以郁金、香附助小柴胡汤疏肝理气，石菖蒲协温胆汤化痰开窍，川芎行气活血通络。柴胡配伍香附、川芎，即为王清任之通气散，具疏肝理气之功，善治肝郁气滞之耳聋不闻雷声。肝气疏，胆火降，痰浊化，耳窍通，则耳鸣自愈。

案6　气血瘀滞，脉络失畅

徐某，女，45岁，杭州人，2013年6月21日初诊。左耳鸣1月余，头痛，胸闷，夜寐欠安。左关脉弦，右关脉大；舌苔薄，舌边有瘀点。拟治以王氏法。

方药：柴胡6g，赤芍15g，炒枳壳10g，生甘草6g，炒当归10g，川芎6g，生地15g，桃仁6g，红花5g，桔梗6g，川牛膝10g，丹参20g，广郁金10g，丹皮10g。14剂。

二诊：8月16日。头痛、胸闷、夜寐不安均好转，然仍有左耳鸣。左关脉弦，右关脉大；舌苔薄，舌边暗。再守王氏法调其气血，令其条达。

方药：初诊方去丹皮，广郁金改为12g。14剂。

三诊：10月11日。耳鸣及头痛已瘥，胸闷、难寐均好转。左关脉弦，右关脉大；舌苔薄，舌边暗。守上方加减。

方药：二诊方加制香附10g。14剂。

11月18日来诊时，诸症皆愈，再守三诊方14剂，以巩固善后。

评析：《灵枢·口问》云：“耳者，宗脉之所聚也。”耳窍居于高位，有赖血脉上承以灌溉濡养。肝主疏泄，心主血脉，气血上达荣养耳窍，则耳聪。本案耳鸣，兼见头痛、胸闷、夜寐欠安等症，切脉得左关弦、右关大，望舌见舌边有瘀点，此肝气郁结，气滞血瘀之象。经络之血气郁而不畅，清窍失养，故耳鸣、头痛；气滞血瘀，则血脉不畅，故胸闷；气滞血瘀，魂不舍肝，心神失养，故夜寐欠安。病因在于心、肝二脏，治当疏其血气，令其条达，而致平和。方用血府逐瘀汤疏肝理气，活血化瘀，通达血脉；佐以郁金、丹参、丹皮解郁清心，凉血活血。肝气升发，血脉畅达，清窍得养，故头痛、耳鸣、胸闷皆能痊愈。

案7 肝肾阴虚，虚火浮越

黄某，男，53岁，上海人，2010年9月18日初诊。耳鸣，腰酸。左尺脉虚浮，左关脉弦；舌红苔薄腻。治拟补肾阴、清肝火。

方药：生地20g，山药15g，山茱萸12g，丹皮10g，茯苓10g，泽泻10g，枸杞子12g，菊花12g，怀牛膝12g，车前子12g（包煎），炒杜仲10g。21剂。

二诊：10月9日。仍见耳鸣腰酸。左关脉弦，两尺脉虚大；舌红少苔。前方去车前子、杜仲，加重镇、敛阴之品。

方药：熟地25g，山药15g，山茱萸12g，丹皮10g，茯苓10g，泽泻10g，枸杞子12g，菊花12g，五味子6g，灵磁石20g（先煎），焦神曲12g，怀牛膝12g。21剂。

三诊：11月6日。耳鸣、腰酸好转。左关脉弦，左尺脉虚浮；舌红少苔。守效方加味。

方药：二诊方加炒白芍15g。21剂。

四诊：11月27日。耳鸣、腰酸进一步好转。左关脉弦，左尺脉略虚浮；舌苔薄。再守上方加减治之。

方药：三诊方去灵磁石，加当归10g，龙骨20g（先煎），牡蛎20g（先煎）。21剂。

2011年4月9日前来门诊，诉耳鸣已愈。

评析：《景岳全书》云："耳为肾窍，乃宗脉之所聚，若精气调和，肾气充足，则耳目聪明；若劳伤血气，精脱肾惫，必至聋聩。故人于中年之后，每多耳鸣，如风雨，如蝉鸣，如潮声者，是皆阴衰肾亏而然。"耳者，肾之官。肾主人之听觉，听觉灵敏与否，与肾精的盈亏密切相关。尺脉主肾之精血，切脉虚浮，为精血亏虚，虚火浮越之象，故亦见舌红。腰为肾之府，肾精不足，则腰酸；水不涵木，肝血不足，虚火上亢，故耳鸣。本案为虚火妄动之耳鸣，即"高年阴气不自收摄，越出上窍"之谓也。故治以杞菊地黄丸滋水涵木、清肝泻火，佐以牛膝、杜仲滋补肝肾、强筋壮骨，车前子清肝利水泄热。二诊时诊见两尺脉虚大，舌红少苔，此精血亏损较甚之象，故去利湿伤阴之车前子、甘温助热之杜仲，加敛阴滋肾、宁心安神之五味子。

磁石咸寒，重镇降逆，有平肝潜阳、聪耳明目之效。五味子配伍灵磁石，一敛一降，合六味地黄丸，是耳聋左慈丸之组方，具有补肝肾、通耳窍之功。神曲和胃消食，亦防磁石重镇伤胃。三诊时左关脉弦、左尺脉虚浮，此肝肾阴虚，不能敛阳之象。虚阳浮越，再加白芍以敛阴和营平肝。四诊时用白芍配伍当归，取补养肝血、敛阴合营之效，以柔和肝木；龙骨配伍牡蛎，具平肝潜阳、收敛固涩之功，以镇摄浮阳。肝肾充足，则能下引浮阳，令龙雷之火归于肾坎之中，耳鸣自除。

第四节 不寐治验

连师从肝论治不寐证，遵循“补虚泻实，调其阴阳”的原则，使气血条达，阴平阳秘。实证泻其有余。肝为风木之脏，喜条达而恶抑郁。当代社会生活节奏快，工作压力大，若情志抑郁，肝失疏泄，气机郁结，血气失和，则肝藏血功能受损，血不舍魂，症见不寐多梦，胸闷善太息，胸胁胀满、口苦纳呆，女子月经不调，舌苔薄白，脉弦等，治以养血疏肝，解郁安神，方选逍遥散加减；如伴见烦躁易怒，头晕头涨，舌边尖红，脉弦数等，此为肝郁化热，加丹皮、山栀，即丹栀逍遥散清肝热，宁心神。若肝郁日久，或久病不寐，肝血瘀阻，魂不归藏，症见夜不安寐，甚至彻夜难眠，噩梦纷纭，胸闷不畅，胁肋刺痛，面色黧黑，肌肤甲错，女子月经不调或经闭，舌质紫黯，边有瘀点瘀斑，脉弦涩等。治以行气疏肝，活血安神法，方选血府逐瘀汤加减。有些患者虽然瘀血症状不明显，但用各种方法久治无效者，用血府逐瘀汤治之，往往也能收到较好疗效。

肝为刚脏，内寄相火，若大怒伤肝，气火内炽，或恣食烟酒辛辣之物，助热生火，以致肝经火热亢盛。肝经火盛，既能引动肝血不宁，血不藏魂，肝火又能循经上攻，扰乱心神，症见夜寐梦多、急躁易怒、目赤耳鸣、口干口苦、溲黄便秘、舌红苔黄、脉弦数等，正如《素问·刺热论》所云：“肝热病者……手足躁，不得安卧。”治宜清肝泻火，除烦安神，方选龙胆泻肝汤加减。肝气主升主动，若肝气疏泄升发太过，气有余便是火，火热化风，风火相煽，亢逆于上，扰乱神魂，症见夜寐难安，多梦易醒，头痛眩晕，口苦口干，舌红苔黄，脉弦数等，治宜平肝息风，清热安神，方选天麻钩藤饮加减。若肝气疏泄失常，肝胆气滞，横逆乘脾犯胃，痰湿内生，久而化热。土壅木郁，痰热内郁于肝胆经，肝脏受邪热所扰，失其藏魂之职，症见难寐多梦、胁肋作胀，胸闷脘痞、呕恶嗳气、头重目眩，口苦纳差，舌苔黄腻，脉弦滑等，治宜化痰清热，解郁安神，方选黄连温胆汤或十味温胆汤加疏肝解郁之品。

虚证补其不足。人卧血归于肝，肝血充足，则能舍魂，夜寐自安。若年老体虚，或失血过多，或久病血虚，以致肝血亏损，夜卧而血难以归肝，则魂不能藏于肝，浮游于外，故虚烦不寐，或终日困倦却难以入寐，头目眩晕，面色少华，肢麻筋惕，爪甲枯瘪，舌淡红苔薄，脉弦细或虚弦等。《血证论·卧寐》云："肝藏魂，人寤则魂游于目，寐则魂返于肝。若阳浮于外，魂不入肝则不寐。"治宜养血安神，清热除烦，方选酸枣仁汤或合用四物汤加减。肝喜润而恶燥，润则肝体柔和，肝魂内藏。若劳欲过度，或久病暗耗，肝阴亏损，则虚火内扰，神魂不安，症见不寐心烦，胁肋灼痛，头晕耳鸣，两目干涩，舌红苔薄少津，脉弦细数等，治以养阴柔肝，清热安神，方选一贯煎加减。若肝阴亏损日久，下汲肾阴，或年老肝肾阴虚，水不涵木，阴不制阳，肝阳上亢，神魂不安，症见不寐多梦，寐浅易醒，眩晕耳鸣，心悸健忘，腰膝酸软，潮热盗汗，舌红苔黄，脉虚弦或弦细，尺脉虚浮等，治宜滋养肝肾，潜阳安神，方选镇肝熄风汤或建瓴汤加减。心为君主之官，主血脉，主藏神，主宰精神、意识、思维及情志活动。肝主疏泄，调畅气机，维护精神情志的舒畅。心肝二脏，互为母子，相互为用，共同维持正常的精神情志活动。心血充盈，心神健旺，有助于肝气疏泄，情志调畅；肝气疏泄有度，情志畅快，亦有利于心神内守。若因心阴不足、肝气失和而发脏躁之证，可见夜寐不安、精神恍惚、喜悲伤欲哭、心中烦乱，舌苔薄白，脉弦等，治宜养心柔肝，缓急安神，方选甘麦大枣汤加减。

肝主疏泄，调畅情志。肝失疏泄与情志失常，往往互为因果。因肝失疏泄而致情志异常，称为"因郁致病"；因情志异常而致肝失疏泄，称为"因病致郁"。对于因抑郁、紧张和焦虑等情志异常引起肝失疏泄、藏血失职，以致神魂不安而不寐者，除了药物疏肝解郁、调和血气外，还须配合心理疏导，嘱患者保持平和心态，学会怡情易性，纾解各种不良情绪，从而对不寐病证的治疗起到釜底抽薪的作用。恬淡虚无，真气从之，精神内守，则病安从来？

案1　血虚肝郁，脾虚失健

何某，男，39岁，杭州人，2013年9月12日初诊。患慢性肝病10余年，近半年来夜不安寐，右胁胀痛。左关脉小弦，右脉缓；舌苔薄白，舌边有瘀点。治拟调和法。

方药：柴胡6g，炒当归10g，赤芍12g，炒白芍12g，炒白术10g，茯苓15g，炙甘草6g，薄荷6g（后入），陈皮6g，制香附10g，广郁金10g，丹参15g，延胡索10g。7剂。

二诊：9月19日。胁痛已瘥，夜寐已有好转。左关脉小弦，右脉缓；舌苔薄白，舌边有瘀点。再守前方加减。

方药：初诊方去延胡索，加炒酸枣仁15g，合欢皮12g。7剂。

三诊：9月26日。夜寐已安，胁痛亦未再发作，然2日前食寒凉物后中脘不适，大便略溏，日行2次。左关脉小弦，右脉缓；舌苔薄白。治拟健脾和胃之法。

方药：党参20g，炒白术10g，茯苓15g，炙甘草5g，炒陈皮6g，山药20g，炒扁豆12g，炒薏苡仁30g，砂仁6g（杵，后入），桔梗5g，芡实12g，炙鸡内金6g，大枣15g。7剂。

评析：肝病多年，迁延不愈，气血已虚。肝主藏血，血虚则人卧不能舍魂，故夜寐不安；血主濡之，血虚则脉道枯涩，经气郁滞，故右胁胀痛、舌边有瘀点；左关脉小弦，右脉缓，为血虚肝郁、脾气不足之脉象。治疗上从调和肝脾、养血行气入手，选用逍遥散养血疏肝，健脾益气；佐以陈皮、香附、郁金行气解郁；丹参、延胡索活血化瘀止痛。延胡索辛散温通，“能行血中气滞，气中血滞，故专治一身上下诸痛”。二诊时气血条畅，胁痛则除，故去延胡索，加药对炒酸枣仁、合欢皮以解郁养血安神。三诊时夜寐已安，胁痛未作，然食寒凉伤及脾胃。脾胃虚弱，运化失健，湿胜则濡泻，以参苓白术散健脾益气、和胃消食以善后。

案2　气滞痰瘀，血脉痹阻

王某，女，45岁，海盐人，2013年11月21日初诊。夜寐多梦，时有心烦，头痛，亦有胸痛，经行量少。左关脉弦涩，右脉涩；舌苔白腻，舌边有瘀点。拟王氏血府逐瘀汤法。

方药：柴胡6g，赤芍12g，炒枳壳6g，炙甘草5g，炒当归15g，川芎

10g，桃仁 6g，红花 6g，桔梗 6g，川牛膝 12g，丹参 25g，制半夏 12g，炒陈皮 6g，茯苓 20g。14 剂。

二诊：12 月 19 日。服前方后夜寐已安，胸痛亦瘥，仅头痛 1 次，经行量较多。左关脉弦；舌苔薄腻，舌边有瘀点。再守方治之。

方药：初诊方加炒生地 12g。14 剂。

评析：肝主疏泄升发，调畅全身气机，气行血亦行。若肝失疏泄，气机不畅，则血行缓慢，甚至留着为患，故脉见弦涩，舌边有瘀点，此为气滞瘀血之象。肝主藏血舍魂，血脉失畅，夜卧血不能按时归肝，则肝魂不宁，浮游于外，故夜寐多梦、心烦；气血失和，脉络痹阻，故时有胸痛；气血不能上达，清窍失养，故头痛；影响冲任经血下行，故月事量少。治当疏其血气，令其调达，方以血府逐瘀汤加减。方中四逆散（柴胡、赤芍、枳壳、甘草）理气疏肝，桃红四物汤（桃仁、红花、当归、赤芍、川芎、生地）配伍牛膝、丹参活血化瘀；苔白腻，痰湿内蕴，故去生地，加二陈汤（半夏、陈皮、茯苓、甘草）燥湿化痰。诸药合用，重在理气活血，兼化痰湿。二诊时舌苔转薄腻，故加炒生地清热凉血活血。生地炒制，可去其滋腻之性。气血畅达，魂藏于肝，则夜寐自宁。王清任谓血府逐瘀汤“夜睡梦多是血瘀，此方一两付痊愈，外无良方”，用之果然神验。

案 3　肝胆痰热，神魂不宁

刘某，男，43 岁，临安人，2015 年 3 月 20 日初诊。夜不安寐，心烦多梦易醒，仅能睡 2～3 小时，心悸胆怯。左关脉弦，右关脉大；舌苔黄腻。拟黄连温胆汤法。

方药：川黄连 6g，制半夏 12g，茯苓 20g，炒陈皮 10g，生甘草 3g，炒枳壳 10g，竹茹 12g，广郁金 12g，石菖蒲 6g，薏苡仁 30g，焦神曲 12g。14 剂。

二诊：4 月 9 日。夜寐稍安，心烦，汗出多。左关脉弦，右关脉大；舌苔黄腻。守方加味。

方药：初诊方加黄芩 10g，黑山栀 10g，淡豆豉 12g。21 剂。

三诊：5 月 7 日。夜寐已安，能睡 6～7 小时，余症亦瘥。左关脉弦，右关脉大；舌苔黄腻，舌边有小瘀点。守方加味。

方药：二诊方加丹参 20g。21 剂。

评析：《血证论》中云：“肝经有痰，扰其魂而不得寐。”本案左关脉弦，主肝胆气郁。肝胆气郁，失其疏泄，木不疏土，脾运不健，水谷津液不化，则聚湿酿痰，久蕴化热，故见右关脉大，舌苔黄腻。痰热内阻，亦能土壅郁木，影响肝之疏泄藏血，魂不归位，故夜卧不安；肝胆痰热，循经上扰心神，故心烦多梦而不寐；胆属少阳，为心之母，母病及子，正如陈士铎《辨证录》云"脏腑之气皆取决于胆，胆气一虚，而脏腑之气皆无所遵从，而心尤无主"，故胆气虚怯、心悸不安。痰热蕴结肝胆，内扰神魂，当清热化痰、解郁安神。方用黄连温胆汤清热化痰；佐以郁金行气疏肝，解郁清心；菖蒲祛痰开窍，宁心安神；薏苡仁淡渗利湿，配伍半夏善治痰湿积食内滞之"胃不和则卧不安"；神曲消食和胃。二诊时夜寐稍安，然仍心烦汗多，此胸膈郁热，内热较甚，故加黄芩、山栀、淡豆豉清热解郁除烦。山栀配伍淡豆豉，为仲景栀子豉汤，治火郁不伸、热扰胸膈之虚烦不得眠，心中懊侬。三诊时寐安，舌边有瘀点，遂加丹参以活血化瘀，且可凉血安神。遣方用药，正合仲景"知犯何逆，随证治之"之旨。

案4 胆热传肝，魂失归藏

郑某，男，46岁，浦江人，2005年9月16日初诊。夜寐欠安，心悸，脘胁作胀，视物模糊。左关脉弦，右关脉实大；舌苔薄白。治拟仲师法。

方药：柴胡6g，制半夏10g，黄芩10g，炙甘草5g，桂枝6g，茯苓15g，龙骨20g（先煎），牡蛎30g（先煎），大枣15g，丹参30g，生姜6g。7剂。

二诊：9月23日。夜寐渐安，脘胁胀亦除，心悸，呃逆，自觉头中鸣响。左关脉弦，右关脉实大；舌苔薄黄腻。再守仲景法。

方药：柴胡6g，制半夏12g，黄芩10g，制大黄6g（后下），桂枝5g，茯苓15g，龙骨30g（先煎），牡蛎30g（先煎），丹参30g，大枣15g，生甘草6g。7剂。

三诊：9月30日。寐安，心悸及呃逆好转，头中鸣响有减。左关脉弦，右关脉实；舌苔薄黄腻。再守仲师法。

方药：柴胡10g，制半夏12g，黄芩12g，制大黄10g（后下），桂枝5g，茯苓15g，龙骨30g（先煎），牡蛎30g（先煎），丹参30g，生甘草5g，广郁金12g。7剂。

评析：胆为甲木，内寄少阳相火。邪入胆腑，少阳经气郁滞，则相火妄动。肝胆互为表里，胆热传肝，火热内郁肝胆，则肝藏血失职，魂难安舍于肝，故夜寐欠安，左关脉弦；目为肝之窍，火热循经熏灼目窍，故视物模糊；火性上炎，心气被扰，神明不安，故心悸；木不疏土，胃失和降，胆胃不和，故脘胁作胀，右关脉实大。肝胆火热内郁，肝魂失其归藏。方以柴胡加龙骨牡蛎汤加减疏利肝胆，兼以清热凉血、重镇安神。二诊时夜寐渐安，然见呃逆，头中鸣响，苔薄黄腻等，此为胃热上逆之候，遂加大黄通腑泻热，釜底抽薪。

柴胡加龙骨牡蛎汤出自《伤寒论》，治伤寒误下，邪入少阳之“胸满烦惊，小便不利，谵语，一身尽重，不可转侧者”。少阳枢机不利，郁而化热，邪热上扰心胸，心神受扰见“胸满烦惊、谵语”之症；少阳枢机不利，三焦失畅，水液代谢失常则“小便不利”；邪热纷扰，三阳受邪，气机升降出入失常，可致“一身尽重，不可转侧”。连师认为柴胡加龙骨牡蛎汤具有良好的疏肝解郁、通调三焦及镇惊安神的功效，故常用此方治疗肝胆枢机不利所致的情志失畅病证，如抑郁、失眠、癫痫、妇人围绝经期综合征等。原方有人参益气扶正，铅丹重镇安神。因本案阳明胃气不虚，故去人参；铅丹含四氧化三铅、一氧化铅及过氧化铅，易致铅中毒，故弃之不用，而代之以茯苓，宁心安神。桂枝通阳和表，然其性辛温，故用量仅为5～6g。

案5 阴血亏虚，心肝失养

亓某，女，38岁，建德人，2009年2月7日初诊。10年来心烦失眠多梦，头痛，大便干结，一周一二行。左关脉虚弦大，右脉缓；舌苔薄白，舌边有瘀点。拟仲景酸枣仁汤合四物汤。

方药：炒酸枣仁20g，知母6g，川芎6g，茯苓15g，生甘草6g，当归12g，赤芍12g，炒白芍12g，生地20g，丹参20g，广郁金10g，合欢皮15g，佛手片6g，淮小麦30g，大枣30g。7剂。

二诊：2月21日。心烦、失眠已瘥，每夜能安寐8个小时，头痛亦止，大便转软，能日解1次。左关脉已趋缓，右脉细；舌苔薄白，舌边有瘀点。守方再进。

方药：炒酸枣仁20g，知母10g，川芎6g，茯苓15g，生甘草10g，生地20g，丹参30g，淮小麦30g，大枣30g，百合20g，龙齿20g（先煎），牡蛎20g（先煎）。21剂。

评析：肝主藏血，人卧则血归于肝，魂得潜藏。本案左关脉虚弦大，舌边有瘀点，此为肝血不足，又兼瘀血内停之象。肝家阴血不足，魂不得藏，而致失眠多梦，心烦不安；血虚肠道失润，故大便干结，周行一二次；清窍失养，则头痛时作。虚劳虚烦不得眠，宜补养心肝二脏之阴血，故以酸枣仁汤合四物汤滋阴养血，合以甘麦大枣汤以缓肝养心；郁金配伍合欢皮解郁清心，除烦安神；丹参养血活血，兼能安神；佛手行气解郁，亦防养血之品滋腻碍脾。血归于经，魂归于肝，心火平息，神明自安，则能安卧入寐，头痛、便结亦随之迎刃而解。此所谓隔二隔三之治法也。

案6　血虚生风，神魂不安

方某，女，65岁，定海人，2004年11月16日初诊。心烦难寐1月余，时或摇头不止。诊得左关脉虚弦，时有结象；舌苔薄，舌质偏红。治拟甘麦大枣汤合酸枣仁汤加减。

方药：生甘草10g，淮小麦30g，大枣30g，炒酸枣仁20g，知母10g，茯苓15g，川芎6g，龙齿20g（先煎），牡蛎20g（先煎），百合20g，生地20g。21剂。

二诊：12月24日。心烦难寐明显好转，摇头不止亦已减轻。左关脉弦，结象已少；舌苔薄腻，舌边略暗。再守前方增损，巩固善后。

方药：初诊方加丹参30g。21剂。

评析：不寐病因颇为复杂，证有虚实。景岳云："盖寐本乎阴，神其主也，神安则寐，神不安则不寐。其所以不安者，一由邪气之扰，一由营气之不足耳。有邪者多实证，无邪者皆虚证。"左关脉虚弦，兼见舌红苔薄，为肝家阴血亏损，虚热内生之象。肝血虚少，魂不归藏，又兼母病及子，心神失养，则心烦难寐；心主血脉，血虚则心失所养，故脉往来有结象；"诸风掉眩，皆属于肝"，阴血不足，肝失涵养，虚风内动，以致摇头不止。"肝苦急，急食甘以缓之"，故以甘麦大枣汤、酸枣仁汤、百合地黄汤三方合用，缓肝急、补肝血、宁心神；佐以龙齿、牡蛎潜阳息风，又能重镇安神。二诊时见舌边略暗，加丹参养血凉血安神。叶天士以甘麦大枣汤作为"甘缓息风"法之代表方，提出甘麦大枣汤能缓肝急、益肝阴、补胃虚，而收培土宁风之效，实为医学之一大发明。

案7 肝肾亏虚，心火独亢

周某，女，59岁，嘉善人，2007年6月24日初诊。2年来夜寐不宁，舌尖痛。右脉细，左关脉虚弦；舌尖红，舌苔薄，舌根苔剥。此属肝肾阴血亏于下，心经火热盛于上，拟天王补心丹法。

方药：玄参15g，生地15g，麦冬15g，丹参15g，太子参15g，当归6g，炒酸枣仁20g，远志5g，茯苓15g，生甘草6g，熟地15g，五味子5g，竹叶心6g，天冬10g。21剂。

2009年3月26日前来门诊，诉服前方后睡眠即安，现又见夜不安寐。诊见左关脉弦，右脉沉细；舌苔薄腻。拟归芍六君子汤法。

方药：党参20g，炒白术10g，茯苓15g，炙甘草5g，炒陈皮6g，制半夏10g，炒当归10g，炒白芍15g，炒酸枣仁20g，川芎6g，广郁金10g，合欢皮15g，丹参15g。14剂。

评析：《灵枢·邪客》云："心者，五脏六腑之大主也，精神之所舍也。"故心神不宁之疾患，主要在心。舌根属下焦，舌尖属上焦。舌根苔剥，左关脉虚弦，此肝肾阴血亏于下；舌尖痛，舌尖红，为心火盛于上。心经阴血不足，火热内扰，心失所养，不能藏神，故夜寐不宁。《素问·痹论》云："阴气者，静则神藏，躁则消亡。"治以天王补心丹加减滋养肝肾阴血，清热养心安神。生地熟地同用，一则滋肾水以补阴，水盛则木得涵养，且水能制火；一则入血分以养血，血不燥而津润。佐以竹叶心清热除烦利尿，其清心火之力尤强。

数载后再诊时亦为夜寐欠安，然左关脉弦，右脉沉细，舌苔薄腻，为脾虚肝旺之象，治以归芍六君子汤加味益气健脾，燥湿和胃，补血养肝，培土荣木之法也。观其脉舌，方药各殊，同病异治，此大家手眼。

第五节 胃痛治验

连师从实践中总结，胃痛的发生不离肝、脾、胃三脏，而肝失疏泄是发病的重要条件，故胃痛因肝而发作的，常占十之六七。早在《内经》时期，就阐述了胃痛与木气偏胜、肝胃失和相关。如《素问·六元正纪大论》云："木郁之发……民病胃脘当心而痛。"《素问·至真要大论》云："厥阴司天，风淫所胜……民病胃脘当心而痛。”从五行上讲，肝和胃是木土乘克关系。胃属阳土，受纳腐熟水谷，传化物而不藏，以通为用，以降为顺，对维持全身脏腑组织器官的功能起到了重要作用。肝禀木性，主疏泄升发，协助脾胃、大小肠、胆等脏腑之气机升降，从而使脏腑正常发挥纳化水谷、分清泌浊、传导排泄的生理功能。因此，脾胃的升清降浊，必赖肝气的调达，方能升降有序而无滞塞，正如《血证论》所云：“木之性主于疏泄，食气入胃，全赖肝木之气以疏泄之，而水谷乃化。”若抑郁紧张，肝郁气滞，疏泄不及，或恼怒愤懑，肝气横逆，疏泄太过，皆能犯及于胃，影响胃气通降，积滞内阻，发为胃痛；亦有肝气化火伤阴，或肝气久郁，瘀血内结，则胃痛加重，病势缠绵难愈者。叶天士云“肝为起病之源，胃为传病之所”，揭示了胃痛其标在胃，其本在于肝的实质。连师从肝论治胃痛的理论依据源于肝与脾胃生理、病理的关联。生理上，土得木而达，木赖土以培之；病理上，木不疏土，或木旺克土。因此，治胃痛者应首先着眼于疏肝、清肝、和肝、养肝。肝气调达，胃土不受肝木所克，则胃安和而痛自止，此即叶天士所谓“治肝可以安胃”也。

肝为乙木，喜条达而恶抑郁，以升发为顺。若情志抑郁伤肝，肝气怫郁不舒，木郁而不伸，气机乖常，木不疏土，以致胃气壅滞，失于和降，症见胃脘胀痛、连及两胁、时作时止、情志抑郁时加重、纳食减少、精神不振、肢体乏力、舌苔薄白、脉弦等，治宜疏肝解郁，健脾和胃，方选逍遥散加减。若肝气升发疏泄太过，或暴怒伤肝，肝气横逆，乘犯胃土，以致肝胃气机逆上，症见胃脘胀满、攻撑作痛，连及背胁、胸部懑闷、遇烦恼郁怒则疼痛发作或加剧，矢气、嗳气后则舒解，善太息，大便不畅，舌苔薄白，脉弦有力等，治宜行气疏肝、和胃止痛，方选四逆散或柴胡疏肝散加减。肝郁日久，化热化火，火热郁结，横逆犯胃，此肝胃郁热，症见胃脘灼热疼痛且痛势急迫、牵引两胁，嘈杂泛酸、烦躁易怒，口干口苦，舌红苔黄，脉弦数等，治宜泄肝安胃，方选化肝煎、左金丸等加减。肝为藏血之脏，主疏泄气机，故能疏通调节全身血气。若肝之疏泄不及，气机不畅，日久可致气滞血瘀，气病及血，胃络瘀阻；而瘀血阻滞，使得气滞益甚，则胃痛反复难愈，症见胃脘胀痛刺痛，痛有定处，按之痛甚，食后或夜间痛剧，舌质紫暗，舌边有瘀斑瘀点，脉弦涩等，治以疏肝理气、化瘀止痛，方选血府逐瘀汤加减。若情志失调，肝气郁结化热，或暴怒伤肝，日久化火，火热伤阴。肝阴耗伤，则肝气失柔而化燥，累及胃腑，胃阴亏虚失其濡养，不荣而痛，症见脘胁灼痛或隐痛，咽干口燥，饥而不欲食，大便干结，舌红少苔，脉弦细数等，治宜养阴疏肝、生津和胃，方选一贯煎加减。张锡纯云："盖肝之系下连气海，兼有相火寄生其中……为其寄生相火也，可借火以生土，脾胃之饮食更赖之熟腐。"肝木内藏少阳春生之气，具有生发温煦之功能，可鼓舞胃阳，有助于胃土更好地发挥受纳腐熟水谷的作用。若寒邪犯及厥阴肝经，或肝木相火不振，失于温煦，气不足便是寒，肝寒犯胃，气机凝滞，胃腑受纳腐熟失职，壅滞中焦，不通则痛。症见胃脘冷痛，遇寒痛甚，得温则舒，常喜按揉，呕吐酸水或清冷涎沫，畏寒肢冷，颠顶头痛，舌淡苔白滑，脉沉弦或弦迟等，治宜温肝暖胃、散寒止痛，方选吴茱萸汤加减。

叶天士云"肝脏厥气乘胃入膈""厥阴顺乘阳明，胃土久伤，肝木愈横""厥阴之气上干，阳明之气失降"，指出了肝胃不和为胃痛之主要病机，治疗上须重视肝的发病因素。连师提出，从肝论治胃痛，不仅仅是以"治肝"为主，同时也应顾护胃气胃阴。如治疗肝气郁结所致胃痛者，用药宜遵叶天士"忌刚用柔"之说，疏肝理气时常用陈皮、佛手、玫瑰花、合欢花、代代花等药，行气而不伤阴，不宜过用、久用辛香温燥之品，以防香燥劫夺胃阴，致病难愈。治疗肝火犯胃所致胃痛者，不可过用大苦大寒之品，以免苦寒败坏胃气，或苦寒化燥伤及胃阴，宜遵"火郁发之"之旨，疏肝开郁为本，少佐清热、化湿、健脾，则郁可解、热可清、胃可和。治疗肝胃阴虚所致胃痛者，常用酸甘凉润、柔润之生地、白芍、麦冬、北沙参、玉竹、枸杞子、石斛等，滋肝肾之阴而养胃阴，不宜过量，防止滋腻阻滞气机，影响脾胃升降，常配伍川楝子、绿萼梅、佛手等疏肝理气，使得气机流畅而无壅滞之患。此外，胃痛的发生与情志失调密切相关。肝主情志，临证时对患者循循善诱，加强心理疏导，对舒畅肝气、缓解胃痛大有裨益。

案1　肝郁脾虚，疏泄不及

金某，女，67岁，海宁人，2014年3月21日初诊。中脘胀痛，嗳酸。左关脉弦，右脉缓；舌苔薄腻，舌边有瘀点。治拟调和法。

方药：柴胡6g，炒当归10g，赤芍15g，炒白术12g，茯苓15g，炙甘草5g，薄荷6g（后入），陈皮6g，制香附10g，广郁金12g，丹参20g，浙贝母

10g，乌贼骨 20g，延胡索 10g。21 剂。

二诊：4 月 18 日。诸症已瘥。左关脉弦，右脉缓；舌苔薄白，舌边布有瘀点。再守原方 21 剂主之。

评析：脉来左关弦、右脉缓，此乃肝气郁结，脾胃虚弱所致。土得木而达，若木不疏土，则中焦气机升降失常，故中脘胀痛、嗳酸；气机不利，则血行瘀滞，故舌边有瘀点。初诊以逍遥散疏肝解郁、健脾和胃，佐以香附、郁金行气化瘀，丹参、延胡索活血化瘀止痛，又以乌贼骨、浙贝母制酸止痛。乌贼骨配伍浙贝母，即乌贝散，具有制酸止痛、收敛止血之功效，连师常用于肝胃不和所致的胃脘疼痛、泛吐酸水、嘈杂似饥等病证。

案 2　肝气犯胃，气滞血瘀

杨某，男，70 岁，杭州人，2008 年 11 月 23 日初诊。中脘胀痛，矢气、嗳气后觉轻松。左关脉弦，右关脉大；舌苔薄白，舌有瘀斑。治拟疏泄之法。

方药：柴胡 6g，赤芍 12g，炒枳壳 10g，炙甘草 6g，川芎 6g，制香附 10g，青陈皮各 6g，广郁金 10g，丹参 30g，当归 10g，玫瑰花 6g，7 剂。

2009 年 6 月 19 日其女来门诊，诉其父亲服药后脘胀痛即瘥。

评析：《杂病源流犀烛》中指出："胃痛，邪干胃脘病也……惟肝气相乘为尤甚，以木性暴，且正克也。"本案与上案虽同为中脘胀痛，然本案脉见左关弦、右关大，此肝气冲逆，胃家实也。肝气横逆犯胃，气机升降失司，故矢气、嗳气后则脘痛得减；气为血帅，气滞导致血瘀，故舌边有瘀斑。治以柴胡疏肝散加青皮、郁金、丹参、当归、玫瑰花行气疏肝，和血止痛。肝气条达以疏土，血脉畅通则痛除。

案 3　肝胆失和，木不疏土

胡某，男，57 岁，2010 年 1 月 7 日初诊。胃脘隐痛 1 周，半夜 1 点左右发作。既往有胆囊手术切除史，曾在某医院胃镜检查提示（2008 年 6 月 17 日）：慢性浅表性胃炎伴糜烂；病理检查示：慢性轻 - 中度浅表性炎，HP（－）。诊时左关脉弦，右脉缓；舌红苔薄白。从肝胆论治。

方药：柴胡 10g，制半夏 10g，黄芩 6g，党参 20g，炙甘草 6g，大枣 15g，炒白芍 15g，生姜 6g，制香附 6g，广郁金 10g，川楝子 5g，延胡索 10g。14 剂。

二诊：1 月 24 日。脘痛已好转，已有二三日未痛。左关脉弦，右脉缓；舌苔薄腻，舌质红。仍师仲景法加减。

方药：初诊方去黄芩。14 剂。

三诊：3 月 25 日。自 1 月份诊治后，胃脘未再痛，现血小板减少。左关脉小弦，右脉缓；舌苔薄腻，舌尖红。拟调和之。

方药：柴胡 5g，当归炭 6g，炒白芍 15g，炒白术 10g，茯苓 15g，清炙甘草 5g，生地炭 20g，佛手片 6g，陈皮 6g，山药 20g，炙鸡内金 10g。14 剂。

评析：连师认为，夜半子时（23 时—凌晨 1 时）为少阳胆经、丑时（凌晨 1 时—3 时）为厥阴肝经所司。患者胆腑已切除，少阳经气不利。肝胆互为表里，胆气不舒，失其通降，则影响肝气升发疏泄。木不疏土，中焦气机壅滞，故胃脘隐痛发于夜半子时。病起于少阳经气郁滞，而肝气不得疏泄。初诊治以小柴胡汤和解少阳，佐以香附、郁金行气疏肝，兼以和血止痛；加白芍既能敛阴和营、柔和肝木，又配甘草酸甘化阴、缓急止痛；佐金铃子散（川楝子、延胡索）行气活血止痛。二诊时见肝胆郁火有减，故去苦寒之黄芩。三诊时体检示血小板减少，左关脉小弦，右脉缓，此肝血虚、脾气弱也。肝主藏血，治以黑逍遥散养血疏肝，健脾化湿。当归、生地炒炭，则去其滋腻伤脾之性；又以山药、炙鸡内金健脾消食和胃，以助气血生化之源。

案 4　肝郁化火，横逆犯胃

李某，女，52 岁，杭州人，2014 年 9 月 12 日初诊。中脘灼热疼痛，以半夜为甚，口苦，大便干结，四五日一行。左关脉弦数；舌苔薄白，舌边红。此属肝火犯胃证，治拟化肝煎法。

方药：当归 10g，炒白芍 20g，丹皮 10g，黑山栀 10g，青皮 6g，炒陈皮 6g，浙贝母 12g，制香附 10g，广郁金 12g，鸡内金 6g，柴胡 6g，茯苓 15g，炙甘草 5g，炒枳壳 10g，瓜蒌仁 15g（打）。7 剂。

二诊：9 月 19 日。诸症好转，中脘灼痛减轻，半夜已不痛，大便软，日行一次，口苦。左关脉弦，舌苔薄白。再守原方继服 7 剂。

评析：本案左关脉弦数，舌边红，为肝火亢盛之象。肝火之因，往往责之肝气郁滞，日久化火。肝火犯胃，则口苦、中脘灼热疼痛；半夜为少阳厥阴经气所司，故胃脘疼痛责之于肝胆；肝火灼津，肠道失润，故大便干结，四五日一行。火因郁而发，故治以化肝煎加减疏肝气、解肝郁、清肝火。当归、白芍养血柔肝；丹皮、黑山栀清热泻火；青皮、陈皮、浙贝母、香附、郁金、柴胡、枳壳疏肝理气解郁；方中重用芍药至20g，一是补肝体、柔肝木，二是配伍甘草，酸甘化阴，缓急止痛；鸡内金、茯苓健脾和胃；瓜蒌仁润肠通便。全方共奏疏肝理气泻火、和胃润肠通便之效。二诊时诸症好转，再进效方以巩固善后。

化肝煎为明代医家张景岳所创之方，由青皮、陈皮、山栀子、丹皮、泽泻、芍药、土贝母等七味药组成，列于《景岳全书·新方八阵·寒阵》之中，治疗“怒气伤肝，因而气逆动火，致为烦热胁痛，胀满动血等证”。连师认为本方善解肝气之郁，平气逆而散郁火，对于因肝火犯胃所致的胁肋胃脘疼痛、嗳气吞酸等症，运用得当，疗效明显。吞酸明显者，可加海螵蛸、煅瓦楞子以制酸和胃。

案5 肝气郁滞，瘀阻脉络

王某，女，56岁，杭州人，2004年10月28日初诊。患有肝胆管结石十年余，近六七年来时常中脘胀痛，半夜二三点钟更甚，中脘处不欲盖被，盖上厚被即想掀去为舒适。左关脉弦，右关脉实；舌苔黄腻，舌边略见青紫。此属肝气郁滞，血行不畅，治拟行气疏肝、活血化瘀之法。

方药：柴胡6g，赤芍15g，炒枳壳10g，甘草5g，当归10g，川芎6g，生地15g，桃仁6g，红花6g，桔梗6g，川牛膝10g，广郁金12g，鸡内金10g，海金沙15g（包煎）。7剂。

二诊：11月4日。脘痛有减，半夜二三点钟不再脘痛，中脘处虽不欲盖厚被，但已不会掀去。左关脉弦，右脉涩，舌苔薄白边色紫黯。效不更方，继进原方7剂。王清任之治验不诬也。

评析：半夜二三点钟为厥阴肝经主时，故本案中脘疼痛当考虑从肝论治。结石阻滞肝经，以致肝气郁结，经气不畅，则横犯中土，故中脘作痛，且以肝经主时（即半夜二三点钟）痛甚。久病入络，瘀血留着，故舌边见青紫之色；瘀血久则生热，故不欲盖被。此证病在气血，故治当疏其血气，令其条达，而致平和。初诊治以血府逐瘀汤行气疏肝，活血化瘀，佐以郁金理气解郁排石，鸡内金、海金沙化石排石。气血调和，经脉畅通，则脘痛可愈。王清任《医林改错》以血府逐瘀汤治“胸不任物”，与本案病证相仿，故宗王氏治法。

案6 肝胃虚寒，浊阴上逆

周某，女，32岁，余杭人，2005年6月5日初诊。1年余来中脘疼痛，且在半夜子时后发作，呕吐，头痛。脉沉，舌苔薄腻。当从厥阴阳明虚寒论治。

方药：淡吴茱萸5g，党参20g，大枣20g，生姜6g。14剂。

二诊：6月19日。服方5剂后，半夜脘痛即除，呕吐头痛未作。1周前因饮绿茶又胃痛。右脉沉，舌苔薄腻。拟吴茱萸汤合香砂六君子汤法。

方药：党参20g，炒白术10g，茯苓12g，炙甘草5g，炒陈皮6g，制半夏10g，广木香6g，砂仁6g（杵、后入），淡吴茱萸3g，大枣15g，生姜6g。14剂。

三诊：12月1日。服上方后，仅9月份半夜胃痛呕吐1次，迄今平安。右脉沉，舌苔薄白。再守方治之，增大益气药味之量。

方药：二诊方党参改为30g，炙甘草改为6g，大枣改为20g。14剂。

评析：本案胃痛发作在半夜子时之后，恰值厥阴肝经所主之时，又切诊脉沉，所以应从肝胃虚寒来考虑论治。《素问·举痛论》云：“寒气客于肠胃，厥逆上出，故痛而呕也。”胃中虚寒，浊阴循肝经上逆，故见头痛、呕逆。仲景有云“食谷欲呕，属阳明也，吴茱萸汤主之”“干呕，吐涎沫，头痛者，吴茱萸汤主之”。吴茱萸汤入厥阴经、阳明经。吴茱萸温肝散寒，下气降浊；党参健脾益气，补胃之虚；生姜温胃散寒；大枣益气补脾。方药虽仅四味，然温中补虚、消阴扶阳之力专。阴寒散，逆气平，则胃痛呕吐自止，余症亦除。

胃本虚寒，又食苦寒之绿茶，故寒邪益甚，二诊时脘痛复作，右脉沉，苔薄腻，此脾胃寒湿，故治疗重在脾胃，选用香砂六君子汤益气健脾，行气化湿，合吴茱萸汤温肝散寒止痛。

案7 阴虚肝郁，木不疏土

姜某，男，69岁，杭州人，2015年7月10日初诊。胃癌术后16年。现中脘胀痛，口苦，口干。右关脉虚大，左关脉弦；舌红无苔。拟一贯煎法。

方药：北沙参12g，麦冬15g，生地15g，当归6g，枸杞子12g，川楝子

6g，炒白芍 20g，炙甘草 6g，佛手片 6g，生大麦芽 15g。14 剂。

二诊：7 月 24 日。中脘已不痛但胀，口苦亦除，但口干，大便偏干。右关脉虚大，左关脉弦；舌红无苔。再守方主之。

方药：初诊方生地改为 20g，当归改为 10g，炒白芍改为 15g。14 剂。

三诊：8 月 7 日。脘痛未再作，亦无脘胀，口干，大便偏干。右关脉虚大，左关脉弦；舌红无苔。再守方主之。

方药：二诊方炒白芍改为 20g，加瓜蒌仁 12g（研）。14 剂。

评析：肝体阴而用阳，喜条达而恶抑郁，厥阴肝经布于胸胁而挟胃。阴血不足，不能濡养肝脉，则肝气郁滞，左关脉弦；阴虚生内热，肝经火热横犯胃土，胃阴亦伤，故中脘胀痛、口干、舌红无苔；肝失疏泄，则胆失通降，胆气上逆，而作口苦。此肝胃阴虚，肝气郁滞之证。初诊以一贯煎滋阴疏肝，并重用白芍 20g 酸敛营阴，缓急止痛；佛手、生麦芽疏肝解郁，理气和中。二、三诊时见大便干结，此肠道津枯液涸，遂增生地、当归剂量以滋阴养血，加瓜蒌仁润肠通便。

本案阴虚为本，气郁为标，故于大队滋阴药中少佐苦辛行气解郁之品，养肝之体，利肝之用，使滋阴而不黏腻，疏肝而不伤津。

案 8　脾虚肝郁，痰湿壅滞

陆某，男，54 岁，嘉兴人，2006 年 10 月 5 日初诊。外院确诊“慢性浅表性胃炎、食管炎”数年，中脘胀痛，嗳酸。左关脉弦，右脉沉；舌苔薄腻，舌边有瘀斑。治拟归芍六君法。

方药：党参 25g，炒白术 10g，茯苓 15g，清炙甘草 5g，炒陈皮 6g，制半夏 10g，炒当归 10g，赤芍 15g，浙贝母 10g，煅瓦楞子 30g（打），焦神曲 12g，鸡内金 10g。21 剂。

二诊：11 月 25 日。中脘胀痛已瘥，嗳酸亦减。左关脉弦，右脉缓，有结象；舌苔薄腻，舌边色紫暗。再守方加味继服。

方药：初诊方加丹参 30g。21 剂。

评析：脾胃虚弱，运化失健，聚湿生痰，壅塞中焦，阻滞气机升降，故脘痛。气血生化乏源，则肝木失养。酸为肝之本味，肝气郁滞，木不疏土，胃液上泛，故嗳酸；左关脉弦，右脉沉，为脾虚肝郁之候。肝脾同病，以脾虚为主，故初诊以归芍六君子汤益气健脾，行气化湿，养血柔肝；佐以浙贝母、煅瓦楞子制酸止痛；神曲、鸡内金消食和胃除胀。二诊时见舌边色紫暗，脉有结象，此瘀血内阻血脉之象，重用丹参30g以活血化瘀通脉。

案9 脾虚肝郁，升降失司

刘某，男，51岁，杭州人，2012年7月20日初诊。患胃脘隐痛已有10年余，平时喜饮酒，且易外感。杭州市某医院胃镜检查示（2010年9月24日）：慢性浅表性胃炎伴糜烂出血，HP（++）；病理检查示：胃窦小弯慢性重度浅表性胃炎（活动性）伴轻度腺体肠化。现倦怠乏力，常感胃脘胀满隐痛，形体消瘦。舌苔薄白，舌边有齿痕；左关脉弦细，右关脉虚缓无力。治拟李氏法。

方药：党参30g，炙黄芪30g，炒白术12g，炙甘草5g，炒陈皮6g，升麻6g，柴胡5g，当归10g，炒白芍12g，桂枝6g，大枣15g，生姜6g，焦神曲12g，紫苏叶6g。14剂。

二诊：8月3日。胃脘隐痛已瘥，然仍觉胀满，大便二三日一行。舌苔薄腻，舌边有齿痕；左关脉弦细，右关脉虚缓无力。再守前方加减。

方药：党参30g，炙黄芪30g，炒白术12g，炙甘草5g，炒陈皮6g，升麻6g，柴胡5g，当归10g，广木香6g，砂仁6g（杵，后入），白蔻仁6g（杵，后入），紫苏梗10g，焦神曲12g，制半夏10g，生熟薏苡仁各15g。14剂。

评析：脾胃为一身气机升降之枢纽，脾升胃降，气机流畅。本案胃疾多年，右关脉虚缓无力，中气不足之象甚为明显；左关脉弦细，主血虚肝郁。故治宜补其中气，恢复脾胃升降之职，兼以养血疏肝。肝气升发，疏泄正常，有助于脾胃升清降浊。方选补中益气汤合逍遥散并用。因患者常有喝酒应酬，故加焦神曲消导解酒，并能健脾开胃；又因其体虚易外感，故加一味紫苏叶治气虚外感，并能温中理气，此乃岳美中先生经验，亦即柯琴“补中之剂，得发表之品而中自安”之深意；少量桂枝配伍芍药、生姜、大枣、甘草，此即桂枝汤，一可调和营卫以固表，二可入里调和阴阳暖中焦。二诊时脘痛已瘥，仍觉胀满，舌苔薄腻，此湿阻气滞之征，守补中益气汤，加木香、砂仁、白蔻仁、紫苏梗芳香化湿、行气除胀，佐以制半夏、薏苡仁既可燥湿和中，又可化痰散结治肠化。治法仍以益气健脾为主，乃“塞因塞用”之法也。

第六节 咳嗽治验

连师认为，咳嗽病位虽在肺，但是与肝密切相关。首先，肝和肺在经络上相联。《灵枢·经脉》云："肝足厥阴之脉……上贯膈，布胁肋，循喉咙之后，上入颃颡……其支者，复从肝别贯膈，上注肺。"十二经脉的气血流注过程中，丑时（凌晨1时—3时）气血流注足厥阴肝经，寅时（凌晨3时—5时）气血流注手太阴肺经。肝经与肺经的气血相通，故在病理上，肺和肝之疾病可通过经络相互传导影响。若肝气升发太过或肝气郁结，均可使肺失宣降，肺气上逆，发为咳嗽。第二，在五行关系上，肺属金，肝属木。因而生理上，木受金克，肺气主降，能制约肝气、肝火的上升；在病理上，若肝气升发太过，则可逆乘犯肺，使肺金受病；或肝火亢盛，则可侮金，形成"木火刑金"；或肺虚不能制肝木，使肝升发无制而侮，则令肺气上逆而咳。第三，肝升肺降，为人体气机升降之通道。《素问·刺禁论》云："肝生于左，肺藏于右。"《临证指南医案》云："肝从左而升，肺从右而降，升降得宜，则气机舒展。"肝居下，藏少阳生发之气，以升发调达为顺；肺居上，主太阴肃降之气，以肃降通调为常。肝气升发，气机调畅，血行通利，则能舒启肺气，使之宣降而行治节之权；肺气肃降，则可"通调水道，下输膀胱，水精四布，五经并行"。若肝气升发异常，影响肺的肃降功能，导致肺气上逆而咳嗽；或肝气郁结，疏泄失常，津液输布障碍则停聚为痰为饮，血行不畅则为瘀阻，痰瘀阻滞清道，肺失宣降而令咳；或肺失清肃，燥热内盛，也可伤及肝阴，致肝阳亢逆，肝升异常，而见胁肋胀痛、面红目赤、善怒头痛等症。第四，肝肺相助，共同御邪于外。《灵枢·师传》云："肝者，主为将，使之候外。"木曰敷和，肝敷布卫气捍护机体，抗御病邪，以执行其"候外"之职。肺为华盖，主皮毛，为人体抵御六淫邪气的屏障。肝为将军之官，肺为相傅之官，共同辅佐君主。将相和合，则国家平和，御敌于外；将相失和，则藩篱不固，外族入侵。因此，肺和肝在生理上相互联系，在病理上相互影响。咳嗽之证，与肝的功能失调密切相关，故临证时若能考虑"肝致咳"的因素，从肝论治往往能获良效。

风为六淫之首、百病之长，外感咳嗽常以风为先导。外风始受于肺，内风始生于肝。肝为风木之脏，木性升发，风性主动，同气易于相求。风气通于肝，与肝相应。肝木素旺之人，外感风热，风气通于肝，常内外相引而发病，导致肺肝二经风热为患。症见咳嗽无痰或痰少而黏，咽痒则咳，口渴咽干，声音嘶哑，头痛目赤，发热微恶寒或不恶寒，舌苔薄白或薄黄，脉浮弦数等，治当清散肺肝二经风热，方选桑菊饮加减。若忧思抑郁，情志不遂，以致肝失疏泄，气机郁滞，津液输布异常，聚湿生痰，影响肺气宣降，症见咳嗽频作，呛咳痰多，胁肋胀痛，心情抑郁，咽中梅核气，咳嗽每因情志不遂发病或加重，舌苔薄白，脉弦等。《素问·咳论》云“肝咳之状，咳则两胁下痛”，治宜疏肝解郁，化痰理肺，方选逍遥散、小柴胡汤或半夏厚朴汤加减。若肝郁日久化火，木火侮肺，症见咳嗽气喘，痰黏难咳或无痰，胸闷胁胀，心烦焦虑，舌质红，苔薄黄，脉弦数等，治宜疏肝泄火，清肺化痰，方选丹栀逍遥散合黛蛤散加减。若暴怒伤肝，怒则气上，肝气升发太过，木气冲肺，导致肺失肃降，络气不利，症见干咳频剧，呛咳不止，咳则两胁胀痛，痰少质黏，喉中介介如梗状，急躁易怒，大便不调，舌苔薄白，脉弦有力等，治宜疏肝调气，理肺止咳，方选四逆散或柴胡疏肝散加减。气有余便是火，气火上逆迫肺，肺络不利，宣降失司而作咳，症见咳嗽气急，咳引胸痛，痰黄黏稠，甚至咯血，胁肋头痛，急躁易怒，头目涨痛，面红耳赤，咽干口燥，舌红苔黄，脉弦数等，此木火刑金，左升太过，右降无权，治宜清金抑木，化痰止咳，方选黛蛤散合泻白散加黄芩、山栀等。

肝藏血，又主疏泄，调节全身之血液运行；肺主气，治理一身之气。肺得肝血之养，则治节出焉；肺气通调肃降，使得金水相生，肾水充足则能涵养肝木，肝血得藏则能疏泄正常。肝肺二脏，一气一血，对调畅气血至关重要。若因抑郁恼怒等情志不遂，肝失升发疏泄，血行失畅，瘀血留滞，则肺络阻塞，肺气宣降失常。症见久咳难愈，咳嗽频促，夜间尤甚，胸闷窒塞或胸胁刺痛，不能转侧，痛甚咳益剧，吸气咳又加，面色晦黯，舌质紫暗，边有瘀点瘀斑，脉弦涩等。治宜疏肝理气，化瘀通络，肃降肺气，方选血府逐瘀汤或会厌逐瘀汤加减。若素体阴血亏虚或病久耗伤阴血，肝失濡养，气郁生热，燥气上犯，致使肺络失养。症见久咳不已，燥咳、干咳少痰或痰中带血，胁肋隐痛，口燥咽干，失眠多梦，舌红少苔，脉弦细或带数。治宜养阴柔肝，润肺止咳，方选一贯煎加川贝母、天花粉、瓜蒌皮等，或合用百合地黄汤。肝肾同源，乙癸相生，若久病肝肾阴亏，阴虚生内热，虚火上炎灼肺，可致肺失肃降，木叩金鸣，症见干咳气喘，痰少而黏，甚至痰中带血，咽干口燥，潮热盗汗，五心烦热，腰膝酸软，舌红苔薄或少苔，脉虚弦数或尺脉虚浮等。清代王九峰云："肝脏阴虚阳僭，是以呛咳咽痛，动劳则喘。"治宜滋肾养肝，润肺止咳，方选归芍地黄汤加麦冬、五味子，合用黛蛤散。

咳嗽一证，虽然病因各异，兼证不一，然揆度病机，皆因气机违和，气血流通不畅，津液输布障碍，痰饮停滞，肺失宣降，咳证由是而起。为治之道，贵在求通。清散肝经风热，或疏肝理气解郁，或清肝泻火降逆，或疏肝活血化瘀，或滋肾养阴柔肝，或育阴平肝息风，其目的在于恢复肝脏正常的疏泄条达之性。肝木条达升发，则肺气自能宣发肃降，气机调和，咳嗽可除。因此，叶天士在《临证指南医案·虚劳》篇中云："人身左升属肝，右降属肺，当两和气血，使升降得宜。"医者若能悟其理，临证举一反三，可获捷效。

案1 肺肝二经，风热外袭

朱某，男，4岁，杭州人。2009年5月15日初诊。咳嗽1月，咽痛，目赤，盗汗。右寸脉浮，左关脉弦；舌红苔薄。拟桑菊饮法。

方药：桑叶6g，菊花6g，桔梗5g，生甘草6g，杏仁6g，连翘10g，薄荷5g（后入），芦根15g，淡竹叶6g，南沙参10g，川贝母3g，天花粉10g。7剂。

二诊：5月22日。目赤除，咳嗽咽痛好转，盗汗亦轻，溲黄。右寸脉浮，左关脉弦；舌红少苔。再守方加味继用。

方药：初诊方加白茅根15g。7剂。

三诊：5月29日。咳嗽咽痛已轻，盗汗少，溲淡黄。右寸脉浮，左关脉弦；舌红少苔。再拟桑菊饮方加减。

方药：二诊方去天花粉，加蝉蜕5g。7剂。

2009年8月7日，患者妈妈来门诊，诉其儿子服药后，咳嗽即愈，盗汗亦止。

评析：咳嗽虽有月余，然右寸脉浮，此风热仍在表。左关主肝，肝为风木之脏，风气通于肝，故感受风邪，同气易于相求，而见左关脉弦。肝开窍于目，风热循经上灼，故目赤；热邪伤阴，肺窍失润，故咽痛，舌红苔薄；阴虚火旺，迫津外泄，故夜有盗汗。脉症合参，此乃肺肝二经风热为患，邪热犯肺，肺失清肃所致。初诊选方桑菊饮加减以清解肺肝风热、养阴润肺止咳。桑叶、菊花、薄荷辛凉疏风清热；连翘、竹叶、芦根清解上焦风热，生津止渴；南沙参、川贝母、天花粉养阴润燥止咳。二诊时症情有减，然溲黄，舌红少苔，此肺热液亏，加白茅根以养阴利小便，清热止咳，因其味甘性寒多液，故能清肺胃之热，生津止渴，可治肺热咳嗽有痰等症。三诊时加蝉蜕疏风清热利咽喉，以清余邪。诸药合用，正合叶氏“辛甘凉润”之旨。

案2　内外相引，风邪束肺

陈某，男，58岁，杭州人，2013年4月29日初诊。咽痒咳嗽1月余。左关脉弦，右关脉大；苔薄黄腻。治拟止嗽散法。

方药：百部10g，白前10g，化橘红6g，桔梗6g，生甘草6g，炙紫菀12g，杏仁10g，浙贝母10g，竹沥半夏10g，茯苓15g，蝉蜕6g，冬瓜子12g，薏苡仁30g，黄芩10g。7剂。

二诊：5月16日。咽痒咳嗽好转，溲黄。左关脉弦，右关脉大；舌苔薄腻。拟守方加味主之。

方药：初诊方冬瓜子改为15g，加当归10g，车前子15g（包煎）。7剂。

三诊：6月2日。咽痒咳嗽已瘥，然倦怠乏力，盗汗，时有便溏。脉缓，舌苔薄腻。拟培土之法。

方药：太子参20g，炒白术12g，茯苓15g，炙甘草5g，陈皮6g，山药30g，炒扁豆12g，生熟薏苡仁各15g，砂仁6g（杵，后入），桔梗5g，芡实15g，鸡内金10g，大枣15g，生黄芪20g，糯稻根20g。7剂。

评析：风胜则痒，故咽痒作咳，多责之风邪为患。风邪犯肺，肺失清肃，虽经月余，余邪未尽，故仍咽痒咳嗽。肝为风木之脏，风气通于肝，与肝相应。同气易于相求，邪犯肝木，故左关脉弦。右关脉大，苔薄黄腻，此痰热内蕴，肺胃不和，右降不及。王旭高云：“凡人必先有内风而后招外风，亦有外风引动内风者。”内外风邪相引，影响气机左升右降，故初诊以止嗽散疏散风邪，理肺止咳；佐以千金苇茎汤（取薏苡仁、冬瓜子）加浙贝母、黄芩清肺化痰，二陈汤（竹沥半夏、茯苓、化橘红、甘草）理阳明，化痰湿；加蝉蜕疏散肺经风热，宣肺利咽，且蝉蜕入肝经，善于凉肝息风，透邪出表。

二诊时咽痒咳嗽好转，然溲黄，此为肝经郁热之征，所谓“肝热病者，小便先黄”。肝气久郁化热，循经下注，故仿仲景当归贝母苦参丸之意（以车前子易苦参），养肝血，疏肝郁，利湿热。三诊时诊见倦怠乏力，盗汗，便溏，脉缓，此脾虚湿困之候，则用参苓白术散加芡实、鸡内金益气健脾，化湿止泻，加黄芪益气固表止汗。糯稻根味甘性平，善治自汗盗汗，《青岛中草药手册》谓其“健胃，止汗，渗湿”。

案3 肝郁化火，木火刑金

童某，女，37岁，2016年4月29日初诊。咳嗽半月余，烦躁易怒。左关脉弦，右脉缓；舌苔薄尖有朱点。拟调和法。

方药：柴胡6g，当归10g，赤芍15g，茯苓15g，生甘草6g，丹皮10g，黑山栀10g，制香附6g，广郁金12g，丹参15g，浙贝母10g，海蛤壳20g（先煎），青黛1g（包煎），瓜蒌皮12g。7剂。

二诊：5月6日。咳嗽好转，大便略结。左关脉弦，右关脉大；舌苔薄，舌尖红。守方主之。

方药：初诊方浙贝母改为12g，加瓜蒌仁12g。7剂。

三诊：5月13日。咳嗽基本好转，大便略溏。左关脉弦，右脉缓；舌苔薄，舌尖红。继拟调和法。

方药：柴胡5g，当归炭6g，赤芍12g，炒白芍12g，炒白术10g，茯苓15g，生甘草6g，丹皮10g，黑山栀6g，制香附6g，广郁金12g，丹参15g，浙贝母10g，佛手片6g。7剂。

评析：烦躁易怒，左关脉弦，肝火亢盛也。金克木，若肝火上亢则侮金，以致木火刑金，故咳嗽半月余而不止；火盛血热，则舌尖红有朱点；右脉缓，脾弱也。初诊用丹栀逍遥散以清肝泻火、疏肝健脾，去苦温助热之白术，加香附、郁金行气疏肝解郁，丹参凉血活血，浙贝母、海蛤壳、青黛、瓜蒌皮泻肝清肺化痰。二诊时大便略结，右关脉大，此腑实证，故加瓜蒌仁润肠通便。腑气通畅，有利于肺气肃降，则能制木。三诊时大便略溏，增苦温燥湿之白术，当归炒炭，去其滋腻润肠之性，减少山栀剂量，去苦寒泻肝之黛蛤散、润肠之瓜蒌。随证加减，运用之妙，存乎一心。

案4 肝胆气郁，肺失肃降

莫某，男，29岁，2003年10月23日初诊。患有支气管哮喘6年余，平素情志不舒，烦躁易怒，口苦，近1周来半夜咳嗽气喘，少许白痰，胸闷，白昼则安。舌苔薄腻，左关脉弦。治拟疏肝利胆、化痰降气之法。

方药：柴胡6g，黄芩10g，制半夏12g，甘草5g，茯苓15g，化橘红6g，炒枳壳6g，竹茹10g，炙紫苏子10g，旋覆花10g（包煎），当归12g，川贝母6g，代赭石15g（先煎）。14剂。

2004年7月，因失眠前来门诊，诉前方服尽后，半夜咳嗽气喘未再发作。

评析：哮喘日久不愈，情志抑郁，导致肝胆气郁，久则化火，故烦躁易怒、口苦。木气郁滞，失其疏泄，三焦津液输布异常，聚湿生痰，故咳嗽有痰，舌苔薄腻。半夜子时丑时为少阳、厥阴所主之时。叶天士云："人身气机合乎天地自然，肺气从右而降，肝气由左而升，肺病主降曰迟，肝横司升曰速，呛咳未已，乃肝胆木反刑金之兆。"肝胆气机郁滞，不能升发，则肺气失其肃降，痰阻肺络，故咳嗽气喘、胸闷。左关脉弦，主病位在肝胆。治以小柴胡汤合用温胆汤加减，方中小柴胡汤去甘温之参、姜、枣，旨在疏肝理气，清解少阳；配伍温胆汤（半夏、茯苓、化橘红、甘草、竹茹、枳壳）行气燥湿化痰；佐以炙苏子、旋覆花、代赭石下气化痰降逆；川贝母化痰，又解肝胆之郁；当归养血柔肝，治咳逆上气。全方重在疏解肝胆少阳，佐以化其痰湿、降其逆气，故药尽痊愈。

案5 痰热蕴肺，金不制木

赵某，女，58岁，大庆人，2004年10月29日初诊。3年来咳嗽不止，微喘，痰黄，心烦易怒。左关脉弦，右关脉大；舌苔黄。治拟清金抑木法。

方药：桑白皮12g，地骨皮10g，生甘草6g，黄芩12g，黑山栀10g，浙贝母10g，瓜蒌皮12g，黛蛤散20g（包煎），杏仁10g，化橘红6g。14剂。

二诊：11月12日。咳嗽大减，然痰黄量多，夜有盗汗。左关脉弦，右关脉大；舌苔黄。拟前方加减。

方药：桑白皮12g，地骨皮12g，生甘草6g，黄芩12g，黑山栀10g，川贝母6g，黛蛤散20g（包煎），杏仁10g，桑叶10g，芦根30g，薏苡仁30g，冬瓜子12g。14剂。

2008年7月5日，赵某前来门诊，谓服前方后，3年咳嗽即愈。近期时觉心烦乏力。诊时脉涩；舌苔薄白，舌边色紫暗。拟八珍汤加味。

方药：党参 25g，炒白术 10g，茯苓 15g，炙甘草 5g，炒陈皮 6g，炒当归 10g，赤芍 15g，川芎 6g，生地 12g，桃仁 5g，红花 5g，丹参 30g。7 剂。

评析：本案症见咳嗽不止，微喘，痰黄，右关脉大，舌苔黄腻，此痰热蕴肺，肺失宣降；心烦易怒，左关脉弦，为肝火内盛。治宜降肺气，平肝木，清金以制木。桑白皮、地骨皮、甘草（即泻白散去粳米）清泻肺热，止咳平喘；黛蛤散、黄芩、黑山栀清肺热，泻肝火；浙贝母、瓜蒌皮清热化痰；杏仁、化橘红宣降肺气。诸药合用，清金抑木，止咳化痰。二诊时见咳嗽有减，然痰黄量多，夜有盗汗，此痰热盛，阴津亦伤，故加苇茎汤（芦根、薏苡仁、冬瓜子）清肺化痰，改用川贝母润肺止咳，桑叶清肺热、止盗汗。三诊时咳嗽已愈，然心烦乏力，脉涩，舌苔薄白，舌边紫暗，此气血亏虚兼有瘀血之证，则用八珍汤加桃仁、红花、丹参补益气血、化瘀通络，以善其后。

案 6　土壅木郁，肺胃失降

尚某，男，54 岁，嘉兴人，2017 年 2 月 16 日初诊。咳嗽数月，痰多色白。右关脉大，左关脉弦；舌苔腻。拟丹溪法。

方药：竹沥半夏 10g，陈皮 10g，茯苓 15g，焦山楂 12g，焦神曲 12g，炒莱菔子 12g，连翘 15g，炒大麦芽 15g，川贝母 6g。21 剂。

二诊：3 月 23 日。咳嗽已好转，痰已少。右关脉已有力，左关脉弦；舌苔腻。再守方主之。

方药：初诊方加薏苡仁 30g，黄芩 10g。21 剂。

三诊：5 月 11 日。咳嗽已瘥，仍觉咽中有痰。右关脉有力，左关脉弦；舌苔腻，舌边有瘀点。守方加味。

方药：二诊方竹沥半夏改为 12g，炒莱菔子改为 15g，加鸡内金 12g，21 剂。

评析：咳嗽，痰多色白，苔腻，此湿痰内蕴之象；右关脉大，此为阳明胃腑食积所致；痰湿食积阻滞，肺胃之气不能肃降，故咳嗽数月不愈；土壅木郁，肝失疏泄，则左关脉弦。木气郁滞，不能达土，则水谷津液不化，痰食积滞愈甚。此时治痰必理阳明，佐以条达肝气。初诊以保和丸消食化滞、理气和胃，加麦芽消食和胃、疏肝解郁，川贝母化痰止咳，且解肝郁。肝气升发，则清阳从左上升，浊阴从右下降。肺胃通降，痰食得化，咳嗽自除。二诊时诸症有减，然仍有痰热，遂加薏苡仁、黄芩清热化痰。

案7 肝胆痰瘀，阻滞肺络

吴某，男，48岁，东阳人。2014年8月10日初诊。咳嗽2月余，夜寐不宁。右关脉实大，左关脉弦；舌苔黄腻，舌边有瘀斑。拟温胆汤法。

方药：制半夏10g，陈皮10g，茯苓20g，清炙甘草5g，炒枳壳10g，竹茹10g，广郁金12g，丹参30g，当归10g，川黄连3g，薏苡仁30g。7剂。

二诊：8月17日。服上方后咳嗽即瘥，夜寐转安，现左小腿疼痛，倦怠乏力。脉缓，舌苔白腻。拟六君子汤加味治之。

方药：党参20g，炒白术10g，茯苓15g，炙甘草3g，陈皮6g，制半夏10g，生熟薏苡仁各20g。7剂。

评析：患者平素情志不畅，肝气郁滞，木不达土，脾胃运化失健，津液运化异常则聚湿生痰，蕴久化热。本案右关脉实大，左关脉弦，舌苔黄腻，此即肝胆胃痰热壅盛之象。气机郁滞，血行不畅，瘀血内阻，故舌边有瘀斑。瘀血阻络，人卧血不归肝，肝失藏血，复又痰热内扰肝经，魂不舍肝，故夜寐不宁；痰瘀内阻，肝失条达升发，肺气失其肃降，肺络不利，则咳嗽。初诊治以黄连温胆汤清热化痰；佐以薏苡仁利湿化痰；郁金疏肝解郁，丹参、当归养血柔肝，化瘀通络，且当归兼有止咳之功。痰瘀得化，肝血得藏，则夜卧舍魂；肝气升发，肺气肃降，则咳嗽可平。方药对证，故7剂即愈。二诊时见乏力，腿痛，脉缓，舌苔白腻，此脾虚失健，痰湿阻滞，脉络不畅，故以六君子汤加薏苡仁益气健脾、化痰通络，以善其后。

案8 气滞血瘀，痰阻心肺

史某，女，62岁，嵊州人。2013年11月11日初诊。今年9月因胸痛，某医院诊断为急性冠脉综合征，植入支架，现自觉精神恍惚，入夜咳嗽，夜寐醒后则难寐。左关脉弦，右关脉大；舌苔薄腻，舌边有瘀斑。拟王氏法。

方药：柴胡6g，赤芍12g，炒枳壳10g，清炙甘草3g，陈皮6g，炒当归10g，川芎6g，生地12g，桃仁6g，红花6g，桔梗6g，川牛膝10g，丹参20g，广郁金12g，制半夏10g，茯苓15g，制香附6g。14剂。

二诊：11月24日。诸症大减，咳嗽亦减，夜寐好转。左关脉弦，右关脉大；舌苔薄腻，舌边有瘀斑。守方主之。

方药：初诊方炒当归改为15g，桃仁改为10g，川牛膝改至12g。14剂。

三诊：12月30日。咳嗽已瘥，夜寐好转。左关脉小弦，右脉缓；舌苔薄腻,舌边有瘀点。再守初诊方14剂主之。

评析:本案咳嗽源于心脏介入术后,诊见左关脉弦,右关脉大,舌苔薄腻,舌边有瘀斑,为肝郁气滞,痰瘀阻络。痰瘀内阻心肺,神明不安,故入夜平卧则咳嗽,夜寐欠安,此为心咳。所谓五脏六腑皆令人咳,非独肺也。然虽为心咳,实则因肝而起。初诊以血府逐瘀汤疏肝行气化滞,活血祛瘀通络;佐以丹参活血化瘀,养心安神;香附、广郁金行气疏肝解郁;半夏、陈皮、茯苓燥湿化痰。诸药合而用之,使血活瘀化、气行痰消,则不治咳而咳自止。

案9 肝气壅滞,瘀阻咽喉

陈某,女,26岁,玉环人。2009年8月8日初诊。咳嗽2年,咽痒则咳。左关脉弦;舌苔薄,舌尖红,舌边有瘀点。拟王氏会厌逐瘀汤法。

方药:柴胡6g,赤芍12g,炒枳壳6g,炙甘草5g,炒当归10g,川芎6g,生地12g,桃仁6g,红花6g,桔梗5g,广郁金10g,丹参20g,玄参15g。21剂。

二诊:2010年5月15日。诉服前方后咳嗽即瘥,迄今未再发作;现觉重身4月余,呃逆多。右关脉大;舌苔薄腻,舌边有瘀点。拟六君子汤加味。

方药:党参20g,炒白术10g,茯苓12g,炙甘草5g,陈皮6g,制半夏10g,旋覆花10g(包煎),大枣15g。14剂。

评析:咽痒咳嗽,似为风邪袭肺之表证。然本案乃因情志不舒,肝气壅滞,瘀血阻络,结于咽喉所致,故左关脉弦,舌边有瘀点;瘀久化热,故舌尖红。初病在气,久则血伤入络。连师从瘀入手,用王氏会厌逐瘀汤加味行气活血、散结利咽,药中肯綮,故有桴鼓之效。

会厌逐瘀汤出自王清任《医林改错》,系王清任所创诸逐瘀汤之一,原为"治痘疹五、六天后饮水即呛"而设。方中桃仁、红花、当归、赤芍活血化瘀;柴胡、枳壳调畅气机、行滞散结,可使气行血行而瘀血自去;生地配当归可养血活血,能使瘀去而不伤阴血;桔梗、玄参、甘草清利咽喉,解毒消肿。诸药合用共奏活血化瘀、行气散结、消肿利咽之功。连师认为此方"活血而不耗血,祛瘀又能生新,利咽并能散结,乃喉科治瘀之良剂"。

案10 脾虚肝郁，土不生金

薛某，女，41岁，杭州人，2014年8月5日初诊。咳嗽已有半年余，以清晨起床时为甚，痰稠色黄，量不多。右关脉虚大，左关脉虚弦；舌苔薄腻。治拟补益脾肺，佐以化痰除湿。

方药：党参15g，生黄芪15g，炒白术10g，炙甘草5g，炒陈皮6g，升麻6g，柴胡5g，当归10g，麦冬10g，五味子5g，杏仁10g，薏苡仁15g，冬瓜子12g，川贝母6g。7剂。

二诊：8月12日。服方5剂，清晨咳嗽即停，痰亦转白。左关脉虚弦，右关脉略虚大；舌苔薄腻。再守前方加减。

方药：初诊方党参改为20g，柴胡改为6g。7剂。

评析：连师经验：右关脉虚大主脾气虚而不敛，左关脉虚弦主血虚肝郁。脾虚胃弱则土不生金，肺气亦亏；患者情志又多忧虑，既损肝血，又伤肺金，如此则脾、肺、肝三脏皆伤。脾为生痰之源，肺为贮痰之器，脾虚则生湿酿痰，久蕴化热则痰黄。清晨3时—5时为太阴肺经所主之时，故咳嗽以清晨为重。脾肺气虚为本，故治以补中益气汤补益中气，培土生金，且方中当归可养血柔肝。时至暑令，暑性炎热，且易耗气伤阴，故佐以麦冬、五味子养阴生津，乃习东垣之法。补中益气汤方后有云“如夏月病嗽，加五味子三十二枚，麦门冬去心，二分或三分”。痰热为病之标，故配伍杏仁、薏苡仁、冬瓜子（即千金苇茎汤去芦根，以杏仁易桃仁）清肺化痰，以治其标；川贝母润肺止咳，又解肝郁。标本兼顾，祛病迅捷。

案11 肝木阴虚，火逆刑金

宣某，女，60岁，诸暨人，2006年12月1日初诊。脾肿大，3个月来低热不退，咳嗽，口干，左胁疼痛。左关脉虚弦，右脉细弱；舌红无苔。治拟一贯煎法。

方药：北沙参12g，麦冬12g，生地20g，当归6g，枸杞子12g，川楝子5g，炒白芍15g，生甘草6g，川贝母6g，西枫斗6g，丹参15g，牡蛎30g（先煎），炙鳖甲15g（先煎）。14剂。

二诊：12月21日。下午低热，37.5℃左右，咳嗽少，口干好转。左胁疼痛，左关脉弦，右关脉有力；舌红少苔。再守方加味治之。

方药：北沙参12g，麦冬15g，生地20g，当归6g，枸杞子12g，川楝子

5g，炒白芍 20g，生甘草 6g，川贝母 6g，西枫斗 6g，炙鳖甲 15g（先煎），牡蛎 30g（先煎），瓜蒌皮 12g，青蒿 10g，丹皮 10g，知母 6g。14 剂。

三诊：2007 年 1 月 7 日。下午低热已退，昨日 37.1℃，咳嗽已瘥，左胁疼痛亦瘥。左关脉小弦；舌苔薄，舌质红，舌边略暗。再守方加减治之。

方药：二诊方去瓜蒌皮。21 剂。

四诊：2 月 2 日。低热已退，咳嗽瘥，左胁下痛未作，自觉双膝酸楚无力。脉缓，舌红少苔。治拟益其气血法。

方药：太子参 25g，炒白术 6g，茯苓 12g，炙甘草 6g，炒陈皮 6g，当归 10g，赤芍 10g，炒白芍 10g，川芎 5g，生地 20g，丹参 15g，炒杜仲 10g，怀牛膝 10g，西枫斗 6g。21 剂。

评析：患者有脾肿大病史，原因不明。3 个月来低热不退，口干，舌红无苔，左关脉虚弦，右脉细弱，此肝木阴虚火旺，脾胃亦亏。木失柔和，气郁化热，上逆干犯于肺，故见胁痛、咳嗽少痰；病之标在肺金，本在肝木，治病必求于本，故治以一贯煎化裁滋阴疏肝；佐以白芍配伍甘草酸甘化阴，柔和肝木；西枫斗养阴生津；川贝母润肺止咳化痰；丹参养血活血，通络止痛；牡蛎、鳖甲软坚散结，且鳖甲能退虚热。二诊时咳嗽、口干、胁痛均有好转，然仍见低热，故合用青蒿鳖甲汤以养阴清虚热。四诊时诸症皆平，惟有双膝酸楚无力，诊见脉缓、舌红少苔，此低热日久，气血亏虚，以致筋脉失养，故以八珍汤加味补益气血，强筋壮骨。

案 12　肝肾阴亏，木火刑金

黄某，男，61 岁，永康人，2006 年 2 月 25 日初诊。患支气管扩张 30 年，常常咳嗽咯血；现虽咯血较少，但常咳嗽痰黄。右寸脉浮，左关脉弦，两尺脉虚浮；舌苔薄腻中干，舌质红。此属肺金有热，金不生水，肾阴不足，肝火易旺，而木火又能刑金，故治拟滋养肾阴之法，以清金制木。

方药：生地炭 20g，山药 12g，制女贞子 12g，丹皮 10g，茯苓 12g，泽泻 10g，北沙参 10g，麦冬 12g，川贝母 6g，当归炭 6g，炒白芍 15g，瓜蒌皮 12g，黄芩 6g，黛蛤散 20g（包煎）。21 剂。

二诊：3 月 23 日。服前方后咯血止，咳嗽少，无痰，停药后有一次腹痛。右寸脉略浮，左关脉弦，右尺脉虚浮；舌苔腻而干。此属木火刑金，金不生水，水又不能涵木，循环不已，再守方加减。

方药：初诊方去瓜蒌皮，黄芩改为10g。21剂。

三诊：4月23日。咳嗽瘥，无痰，腹痛止，但10余天前有1次咯血，量极少。左关弦脉已趋缓，右尺脉略浮，右寸脉亦浮；舌苔黄腻。再拟养肺肾之阴，清肝木之火。

方药：二诊方去黛蛤散，麦冬改为10g，山药改为15g，加瓜蒌皮12g。21剂。

评析：肺病三十余载，右寸脉浮，左关脉弦，两尺脉虚浮，此久病肾阴亏虚，水不涵木，肝火亢盛，木火刑金所致。舌苔薄腻中干，舌质红，提示痰热蕴肺，故咳嗽痰黄，甚至火盛灼伤血络，故咯血。初诊以归芍地黄汤滋阴养血，补肾柔肝（以甘寒之女贞子易酸温之山萸肉；生地、当归用炭制，去滋腻之性；当归少量，恐其甘温动血）；佐以北沙参、麦冬养阴生津；川贝母、瓜蒌皮润肺化痰止咳，且能疏肝解郁；黄芩、黛蛤散清肺热，泻肝火。上病下取，肾水充足，水能涵木，则肝火不致上亢，肺金宣降正常，咳嗽、咯血自止。

案13 阴虚血燥，风扰心肺

成某，女，52岁，杭州人，2012年12月31日初诊。干咳无痰已有月余，夜寐欠安。右关脉缓，左关脉弦；舌苔薄腻。拟仲师法。

方药：甘草10g，淮小麦30g，大枣30g，炒当归12g，炒白芍15g，百合20g，茯苓15g，佛手片6g。7剂。

二诊：2013年1月7日。咳嗽已瘥，夜寐欠安。右关脉缓，左关脉弦；舌苔薄，舌尖红。守方加味。

方药：初诊方去佛手，加炒酸枣仁15g，丹参15g，生地15g。7剂。

三诊：1月14日。咳嗽瘥，仍有夜不安寐。右关脉缓，左关脉小弦；舌红苔薄腻。拟甘缓益血之法。

方药：甘草10g，淮小麦30g，大枣30g，百合20g，龙齿20g（先煎），茯苓15g，炒白芍15g，炒酸枣仁20g，生地15g，琥珀末2g（研末，冲服），太子参15g。7剂。

四诊：1月21日。咳嗽已瘥，夜寐较安。右脉缓，左关脉小弦；舌苔薄，舌尖红。守方主之。

方药：三诊方去琥珀末，加丹参12g。7剂。

五诊：1月28日。咳嗽瘥，夜寐已安，然大便量偏少。右关脉已有力，左关脉已缓；舌苔薄腻，舌质红。守方主之。

方药：四诊方加当归10g。7剂。

评析：本案干咳无痰，外无畏寒发热、鼻塞流涕、咽痒咽痛等外感表证，故属内伤咳嗽。时值围绝经期，阴虚血燥，肝风内动，上扰心肺，故咳嗽不已，夜寐欠安，左关脉弦。“肝欲缓，急食甘以缓之”，初诊以甘麦大枣汤柔肝缓急，宁心安神；佐以当归、白芍养血敛阴，柔和肝木，阴血充盈，则虚风自平；百合养阴润肺止咳，宁心安神。此意宗于仲景治心肺阴虚之百合病的百合诸方。舌苔薄腻，右脉缓，故加茯苓健脾渗湿，兼以安神，佛手行气化痰。甘缓宁风，风平则咳止，故干咳月余，7剂可愈。此后从血虚着手，或益气滋阴养血，或凉血养血安神，或重镇潜阳宁心，调理月余，而收全功。

第七节 胸痹治验

《难经·十难》云“假令心脉急甚者，肝邪干心也”，论述了肝邪累及于心，可使心脉拘急而作胸痛，提示胸痹的发生与肝失调畅关系密切。首先，肝和心在经络上相互联系。《灵枢·经脉》云“心手少阴之脉，起于心中，出属心系……其支者，从心系，上挟咽系目系”“肝足厥阴之脉……布胁肋，循喉咙之后，上入颃颡，连目系”，《灵枢·经别》云：“足少阳之正，绕髀入毛际，合于厥阴，别者，入季胁之间，循胸里，属胆，散之肝，上贯心，以上挟咽，出颐颔中，散于面，系目系，合少阳于外眦也。”由此可见，心经与肝经、胆经在咽喉及目系交汇，在生理上相互联系，病理上亦相互影响，故《素问·脏气法时论》云：“心病者，胸中痛，胁支满，胁下痛，膺背肩胛间痛，两臂内痛。”第二，在五行关系上，肝属木，心属火。木能生火，故肝为母脏，心为子脏。君火藏于心，相火寄于肝肾。君火欲明旺，必赖少阳相火之升发；心火之功用，必赖肝气升发资助。肝木条达，则心火光明，血脉通畅。如肝木不升，则心火必有寒冷之虞，故薛己指出：“肝气通则心气和，肝气滞则心气乏也。”第三，肝藏血，心行血，相互为用。肝主藏血，贮藏血液以调节周身血量；心主行血，为一身血液循行之枢纽。血藏于肝，肝气升发条达，不致遏郁，则血脉得畅，心有所养。心气充沛，行血有力，则脉道通利，血液循行留注周身，肝有所藏。心肝互相协调配合，则心有所主，肝有所藏，血脉充盈，气血运行有序，脏腑组织营养精微充足，机体功能正常，故王冰云："肝藏血，心行之，人动则血运于诸经，人静则血归于肝藏。何者？肝主血海故也。"第四，精神情志活动与心肝关系密切。"心者，君主之官，神明出焉"，"肝者，将军之官，谋虑出焉"。心藏神，主精神、意识、思维及情志活动；肝主疏泄，藏血舍魂，调畅气机，调节情志。心肝相互为用，共同维持正常的精神情志活动。肝之疏泄正常，气机流畅，血气和调，则心脉舒畅、精神内守；精神乐观，心情开朗，则肝气条达，疏泄正常。若肝失疏泄，气机郁遏，气血郁滞，心脉不通，则情志怫郁，心神不宁，出现胸闷胁胀等症。

陈士铎《石室秘录·偏治》云："人病心痛，不治心而偏治肝……肝属木，包络属火，肝木生心火。治其肝木之寒，则心火有养，而包络之寒邪自散。"肝气条达，升发顺畅则心脏气血调和，若肝气郁滞，母病及子可见心脉不畅，或心之气血亏虚，故胸痹的治疗可清疏源头从肝论治，当以治肝为要。肝喜条达而恶抑郁，"气血冲和，万病不生，一有怫郁，诸病生焉"。若情志失调，所欲不遂，可致肝气郁结，气血运行失常，心脉不畅，瘀滞心络，引发胸痹。症见心胸憋闷，每因情志变化而诱发，情绪抑郁，善太息，舌苔薄白，或边有瘀点，脉弦等，治以疏肝理气、活血通脉，方选逍遥散加香附、郁金、丹参。若肝气逆乱，阳郁不伸，以致木不生火，心脉痹阻，症见胸部闷痛，胁肋胀满，攻撑作痛，或脘腹胀满，嗳气频作，或手足畏寒，舌苔薄白，脉弦劲等。治当疏肝理气，和血通脉，方选四逆散或柴胡疏肝散加丹参。肝气郁滞日久，气行不畅，帅血无力，血停为瘀，痹阻心脉，症见胸痛剧烈，心痛彻背，背痛彻心，或刺痛，痛处固定不移，舌苔薄白，舌质紫暗或有瘀点瘀斑，舌下络脉瘀滞，脉弦涩。治宜疏肝行气，活血祛瘀通脉，方选血府逐瘀汤加香附、郁金、丹参。若性情急躁，暴怒伤肝，气有余而化火，风火上亢，心脉挛急，症见胸部憋闷痛，急躁易怒，头晕涨痛，面红目赤，口苦咽干，失眠多梦，舌质暗红，苔薄黄，脉弦数有力等，此类患者常有高血压病，治宜平肝潜阳、缓急通脉，方选天麻钩藤饮或镇肝熄风汤加丹参、郁金。若肝气郁结，三焦津液输布异常，聚湿成痰，气滞痰浊阻滞心之脉络，症见胸部闷痛，痰黏不爽，头重头晕，周身困重，舌苔白腻，舌质暗红，脉弦滑。治宜疏肝理气，化痰通痹，方选栝蒌薤白半夏汤加香附、郁金、延胡索、丹参等。若肝气郁滞，木不疏土，脾胃失健，运化失司，痰浊内生，痹阻心脉，胸阳不振，症见胸部闷痛，痰黏而稠，胃脘痞满，恶心欲呕，舌苔白腻，脉左弦右滑等，治宜疏肝和胃，化痰通络，方选温胆汤加香附、郁金、丹参、红花等。

肝藏血，心行之，相互为用。肝藏血充足，肝气升发舒畅，则血脉通达，心有所养，神明有主。若肝血不足，心失所养，血脉运行涩滞不畅，不荣则痛，症见胸痛隐隐，连及胁肋，头晕目花，心悸气短，失眠多梦，面色苍白，肢麻无力或肌肉跳动，舌淡苔薄，脉弦细或沉弱，治宜养血柔肝，活血通脉，方选补肝汤、四物汤加减。肝肾精血同源，肝虚日久，可致肾精亦亏，伴有腰膝酸软，舌微红苔薄，脉细弱等，治宜滋肾补肝，养心复脉，方选连师验方交通心肾汤（六味地黄丸加当归、枸杞子）。清代王孟英云："火非木不生，必循木以继之。"若肝家阳气亏虚，升发疏泄不及，木不生火，可致心阳失于温煦，无力推动血液运行，气虚血滞，或阴寒内生，血脉凝滞，心络瘀阻，症见胸部及胁肋冷痛或隐痛，少腹弦急，倦怠乏力，手足厥寒，畏寒怕冷，腹冷便溏，舌淡白，脉沉弱等，治宜温补肝阳，散寒通脉，方选保元汤合桂枝甘草汤。

胸痹病位在心，病性常虚实夹杂，多由正气亏虚或气滞、瘀血、痰浊、寒凝而引发心脉痹阻不畅所致。"凡脏腑十二经之气化，皆必藉肝胆之气化以鼓舞之，始能调畅而不病"，肝之疏泄藏血失司，则气血运行失畅，血脉通行缓慢，津液不能运化，故气滞、瘀血、痰浊等由是而生，痹阻心脉，而作胸闷胸痛。由此可见，胸痹的病因病机及治疗，都与肝密切相关，故疏肝气、和肝血之法可贯穿于治疗胸痹的始终。

案1 肝郁气滞，血脉不畅

曾某，女，37岁，杭州人，2013年10月11日初诊。胸闷且痛。左关脉弦，右脉缓；舌苔薄腻，舌尖有瘀点。拟调和之法。

方药：柴胡5g，炒当归10g，赤芍12g，炒白芍12g，炒白术10g，茯苓15g，炙甘草5g，薄荷6g（后入），陈皮6g，制香附6g，广郁金10g，丹参20g，紫苏叶6g。7剂。

二诊：10月28日。胸闷除，略有胸痛。左关脉弦，右脉缓；舌苔薄腻，舌尖红，舌有瘀点。拟守调和法。

方药：初诊方加延胡索10g。7剂。

三诊：11 月 4 日。胸闷痛已瘥，然脘胀，不欲饮食。左关脉弦，右脉缓；舌苔薄腻，舌尖有朱点。拟守调和法。

方药：二诊方去延胡索，加浙贝母 10g，佛手片 6g。7 剂。

四诊：11 月 11 日。胸闷痛已瘥，脘胀亦除，饮食有加。左关脉弦，右脉缓；舌苔薄白。再守方主之。

方药：三诊方去紫苏叶、浙贝母、佛手。7 剂。

评析：肝主疏泄及藏血，故一身之气血运行均受肝脏所调节。木生火，心为肝之子。陈士铎《石室秘录》云"肝旺则心亦旺"，《素问·脏气法时论》云"心病者，胸中痛，胁支满，胁下痛"，说明心与肝在生理病理上有着密切联系。肝气和则心气通，肝气郁则心气滞，血脉阻而发为胸痹。本案左关脉弦，右脉缓，舌苔薄腻，舌尖有瘀点，为肝郁脾虚、气血瘀滞之象。胸为血府，心主血脉，若肝气郁结，畅达失职，心脉失调，筋脉拘急，故胸闷且痛。本案为胸痹轻证，疏调气血即可。初诊以逍遥散养血疏肝，健脾和中。肝气条达，则疏泄藏血正常，血脉畅通；脾胃健运，则中焦升降有序，气机调畅。佐以陈皮、制香附、广郁金、丹参行气解郁，活血止痛；又加紫苏叶，配伍香附、陈皮、甘草，即为香苏散，行气畅中，以治胸脘痞闷。三诊时见脘胀，不欲饮食，此中焦气滞所致，故加佛手、浙贝母开郁行气除胀。

案 2　痰气交阻，阳郁不伸

陈某，女，37 岁，嘉兴人，2015 年 11 月 26 日初诊。胸闷，四肢畏寒，咽中梅核气，如有物阻，晨起有痰，色白而黏。左关脉弦，右关脉有力；舌苔腻。拟四逆合半夏厚朴汤法。

方药：柴胡 6g，赤芍 15g，炒枳壳 10g，炙甘草 5g，制半夏 12g，制川朴 6g，茯苓 15g，紫苏叶 6g，陈皮 10g，青皮 6g，丹参 25g。14 剂。

二诊：12 月 17 日。胸闷、肢寒大减，咽中梅核气亦减，痰少而黏。左关脉弦，右关脉有力；舌苔腻，舌边有瘀点。守调畅气血法。

方药：初诊方去青皮，赤芍改为 12g，炒枳壳改为 6g，加制香附 10g，广郁金 10g。14 剂。

三诊：2016 年 1 月 21 日。胸闷、肢寒已瘥，咳痰亦除，咽中梅核气已轻。左关脉弦已趋缓，右关脉有力；苔薄腻，舌尖有瘀点。守方巩固之。

方药：二诊方加川芎6g。14剂。

评析：胸痹病机有实有虚，虚证多由心之气血阴阳亏损所致，以老年人多见；实证则责之气滞、血瘀、痰浊等阻络，心脉不通所致，多见于年轻人。患者三十有余，正值壮年，症见胸闷肢厥，左关脉弦，右关脉有力，舌苔腻，乃肝经痰气互结、闭阻心脉之实证。《张氏医通·胸痹》云："胸中如太空，其阳气所过，如离照当空，旷然无外，设地气一上，则窒塞有加。故知胸痹者，阳气不用，阴气在上之候也。然有微甚不同，微者但通其上焦不足之阳，甚者必驱其下焦厥逆之气。"本案阳郁不伸，胸阳失宣，故治宜疏肝理气、化痰通络之法。初诊选用四逆散（柴胡、赤芍、枳壳、炙甘草）配伍青陈皮疏肝理气，恢复肝气条达舒畅之性；合用半夏厚朴汤（半夏、川厚朴、茯苓、紫苏叶）下气化痰；佐以丹参活血化瘀通络。二诊、三诊时病情缓解，然舌边、尖有瘀点，故加用香附、郁金、川芎，意在行气活血以祛瘀。药中病机，疏利痰气，胸阳得展，则心脉通达，故胸痹肢厥皆可除。

案3 气滞血瘀，血气失和

鲍某，女，47岁，宁波象山人，2011年4月14日初诊。胸闷10余年，半夜2—3点汗出，经行每次后期10余天。左关脉弦，右关脉大；舌苔薄，舌有瘀点。拟王氏法。

方药：柴胡6g，赤芍15g，炒枳壳6g，炙甘草6g，当归10g，川芎5g，生地15g，桃仁6g，藏红花1g（冲服），桔梗6g，川牛膝10g，丹参20g，丹皮10g，制香附6g，广郁金10g。21剂。

二诊：5月15日。胸闷已瘥，后半夜汗出亦大减，本月经行如期。左关脉弦，右关脉大；舌苔薄，舌有瘀点。继拟王氏法。

方药：初诊方去藏红花，加红花6g。21剂。

三诊：7月7日。胸闷已瘥，后半夜汗出已少。左关脉弦，右关脉大；舌苔薄，舌有朱点。再守方主之。

方药：二诊方去炙甘草、红花，丹参改为30g，加生甘草6g，藏红花1g（冲服）。21剂。

评析：患者平时思虑太过，易致肝气郁滞。气滞日久，则血行不畅，着而成瘀，故左关脉弦，舌有瘀点；瘀阻胸中，气机升降失常，则胸闷不舒；久郁化热，瘀热迫津外泄，则半夜多汗。女子以肝为先天，肝主疏泄藏血，调节月事来潮。若肝郁血瘀，疏泄藏血失职，则月事后期而行。本案气滞血瘀，当疏其血气，令其调达，选用血府逐瘀汤疏肝理气，活血化瘀；配伍香附、郁金行气活血，疏肝解郁；丹参、丹皮凉血活血。瘀化脉通则气血畅达，痹可得除。《医林改错》中谓血府逐瘀汤可治“胸疼、胸不任物、自汗盗汗”等一十九症，前贤经验，信不诬也。

案4 肝郁气滞，痰瘀互结

励某，女，59岁，萧山人，2008年8月3日初诊。胸闷痛，中脘亦痛。左关脉弦，右关脉大；舌苔薄腻，舌边有瘀斑。从气血痰湿瘀滞着手治之。

方药：瓜蒌皮12g，瓜蒌仁12g（杵），薤白头12g，制半夏12g，炒陈皮10g，茯苓15g，橘络6g，丹参30g，炒当归10g，赤芍15g，川芎6g，制香附10g，广郁金10g，延胡索10g。14剂。

二诊：8月17日。服前方后自觉胸闷痛、脘痛均大减。左关脉弦，右关脉大；舌苔薄腻，舌边色暗。守方治之，再疏其气血，令其调达。

方药：初诊方瓜蒌皮改为10g，瓜蒌仁改为10g（杵）。14剂。

三诊：8月31日。胸闷痛已极少，脘亦不觉堵。左关脉弦，右关脉缓；舌苔黄腻，舌边色紫暗。守方加味继服。

方药：二诊方加炒薏苡仁30g。14剂。

评析：本案左关脉弦，右关脉大，舌苔薄腻，舌边有瘀斑，乃肝郁气滞，痰瘀互结，阻滞脉络。虽病及心下胃脘，然病机乃为胸阳失展，以成胸痹之候。仲景创制栝楼薤白半夏汤，治痰涎壅塞胸中所致“胸痹不得卧，心痛彻背者”。肝气郁结，津液输布不畅，聚而成痰，气滞瘀阻，胶结为患。仿仲景之法，初诊以瓜蒌薤白半夏汤合二陈汤、橘络通阳泄浊，豁痰开结；配伍丹参、当归、赤芍、川芎活血化瘀，血脉畅通，则肝血有藏；陈皮、橘络、香附、郁金、延胡索行气疏肝，活血止痛。肝气升发疏泄，痰瘀得化，如离照当空，阴霾自散。三诊时舌苔黄腻，此痰湿甚，加薏苡仁淡渗利湿化痰。行气散瘀，化痰开浊，肝气条达，胸阳振奋，气血流通，何胸痹之有？

案5 肝气郁结，胆胃失降

陈某，男，40岁，富阳人，2011年2月26日初诊。扩张型心肌病十余年，平素情志不畅，胸闷，呕恶口苦，形体肥胖。左关脉弦，右关脉大；舌苔薄腻，舌边有瘀点。拟温胆汤加减。

方药：制半夏 10g，陈皮 10g，茯苓 15g，炙甘草 5g，枳壳 10g，竹茹 10g，广郁金 15g，丹参 30g，赤芍 15g，当归 10g，红花 6g。21 剂。

二诊：3 月 19 日。呕恶除，口苦减，胸闷亦缓解。左关脉弦，右关脉大；舌苔薄，舌边有瘀点。再守方治之。

方药：初诊方去当归，加炒当归 10g。21 剂。

三诊：4 月 9 日。呕恶、口苦已愈，胸闷大减。左关脉弦，右关脉大；舌苔薄，舌边有瘀斑。守方治之。

方药：二诊方炙甘草改为 6g。21 剂。

四诊：4 月 30 日。胸闷已瘥。左关脉弦，右关脉大；舌苔腻，舌边暗。再守方治之。

方药：三诊方加制香附 6g。21 剂。

评析：患病多年，迁延不愈，情志不畅，肝气郁结，故左关脉弦。肝失疏泄，木不疏土，则脾胃失健，运化失职，水湿停滞，聚湿生痰，故形体肥胖，右关脉大，舌苔薄腻。胆内寄相火，常宜清净，若失于清肃通降，胆气上逆，则口苦；又胆附于肝，偏居胁下，其脉布于胸胁，为气机之枢，若胆胃失于通降，则痰浊上逆，痹阻胸阳，心脉不畅而发为胸闷。《灵枢·经脉》云："胆足少阳之脉……是动则病口苦，善太息，心胁痛不能转侧。"本案虽素有心脏疾患，然病机在于肝、胆、胃三家不和，通降失司，痰浊上犯，故初诊以温胆汤燥湿化痰，利胆和胃，陈皮、枳壳、郁金行气疏肝解郁，丹参、赤芍、当归、红花活血化瘀通络。诸药合用，肝气疏泄，升发条达，胆胃通降，痰浊得化，血脉畅达，胸阳振奋，正复邪去。

案 6　肝肾亏虚，心脉失养

潘某，男，34 岁，嘉兴人，2015 年 4 月 17 日初诊。胸部疼痛隐隐，身上发湿疹，瘙痒难忍。左关脉小弦，右关脉缓弱，两尺脉虚浮；舌红少苔。治拟滋肾补肝，柔养心脉。

方药：生地 20g，山药 15g，山茱萸 12g，茯苓 10g，泽泻 10g，丹皮 10g，枸杞子 12g，当归 10g，丹参 15g，太子参 20g。14 剂。

二诊：5 月 1 日。胸部隐痛已瘥，身上湿疹瘙痒亦有减轻，便溏。左关脉小弦，右关脉缓，两尺脉虚浮；舌红苔薄腻。守方出入。

方药：初诊方去当归，山药改为30g，茯苓改为12g，加炒当归6g，芡实15g。14剂。

三诊：6月26日。身发湿疹瘙痒已轻。然昨日劳累又作胸痛，便溏。左关脉小弦，右关脉缓，两尺脉虚浮；舌红苔薄腻。再养阴血，兼以健脾止泻。

方药：二诊方生地改为25g，枸杞子改为15g，加莲子15g。14剂。

2017年6月，潘某带家人找连师门诊，诉服用三诊方月余，此后胸痛未再作。

评析：本案左关脉小弦，两尺脉虚浮，舌红少苔，为肝肾阴血亏损，虚火内旺之候；右关脉缓弱，主脾胃虚弱，运化失健。肝属木，木气冲和条达，则血脉流畅。若肝肾阴虚血弱，肝家藏血不足，不能上奉养心，则心血不足。心血不足则心气亦虚，气血俱虚，血脉运行涩滞不畅，心脉失养，故胸部隐痛。阴血亏虚，不能濡养肌肤，且血虚化燥生风，故身发湿疹，瘙痒难忍。胸痹之病发于上，然病之本在于下，故初诊选用连师验方"交通心肾汤"补肝肾，益心脉。方中六味地黄丸滋补肾阴，肾水充足，则水能涵木，肝血有藏；加枸杞滋补肝肾，当归、丹参补养肝血、活血止痛，太子参清补健脾益气，以助气血生化之源。肝肾阴血充足，则心有所养，脉络畅达，故再诊时胸痛已瘥。然二诊、三诊时便溏，右关脉缓，苔薄腻，此脾虚湿盛，加芡实、莲子健脾除湿、收敛止泻；因当归有润肠之效，故改用炒制，并减其剂量。连师指出，此案缘于肝肾阴血亏虚，血少不运而致心脉涩滞不通，故治疗上应滋阴养血以行血通脉，若只知活血化瘀，必事与愿违。

第八节 病毒性肝炎治验

病毒性肝炎是我国常见的传染病，根据其发病和传变规律，属于中医学的"疫病"范畴。病位主要在肝，常累及脾、肾二脏。肝炎疫毒的湿热特性决定了病毒性肝炎具有病情缠绵、病程较长和病势多变的特点。早期疫毒滞留肝脏，气火内郁；中期脏腑气血失调，正虚邪恋；后期正气亏虚，痰瘀癥瘕阻滞肝络。随着病情的迁延，疫毒多趁虚深伏于内，形成寒热虚实夹杂的复杂病情。

连师治疗肝炎力主谨守病机、分期治疗。**急性黄疸性肝炎、慢性肝炎**

活动期需辨阴阳、辨三焦、辨湿热，治以清热解毒，活血利湿。《素问·六元正纪大论》云“溽暑湿热相薄……民病黄疸而为胕肿”。病毒性肝炎分甲、乙、丙、丁、戊等类型，尽管病原体不同，但急性期和慢性活动期表现证候却相近似，如出现身目发黄，色泽鲜明，小便黄赤，纳呆乏力，心烦呕吐，胁痛腹胀，舌红，苔黄腻等湿热疫毒侵犯肝脾的阳黄症状。湿热疫毒邪气侵犯人体，内伏血中，着肝滞脾，影响肝之疏泄和脾之运化，甚者疫毒炽盛，迅速弥漫三焦，深入营血，内陷心肝。阳黄者，根据病位可分为邪在中上焦、邪在中下焦和邪在三焦等类型。邪在中上焦，若湿重者，选用麻黄连翘赤小豆汤加减宣发肺卫，清热利湿；热重者，用甘露消毒丹加减清热解毒，利湿化浊。邪在中下焦，湿重者，常用茵陈五苓散加减利湿退黄；热重者，用茵陈蒿汤加减清热利湿退黄。大便黏滞不爽，为湿热并重证，常选用茵陈蒿汤合用茵陈五苓散加减清热与利湿并治。邪在三焦，常用三仁汤合用甘露消毒丹或茵陈蒿汤加减以宣上、和中、畅下，清热利湿退黄。辨清三焦病位，治病因势利导，使邪有出路。在各方基础上，常需根据实际情况酌加利胆退黄、清热解毒之虎杖、平地木；通利湿热之车前子、白茅根、六一散、碧玉散；凉血化瘀之赤芍、丹参；疏肝解郁之郁金、川贝母、生麦芽。肝主藏血，肝气郁滞或湿热熏蒸，易致肝血瘀结，故凉血、活血、化瘀是治疗肝炎的重要法则。活血有助祛湿，化瘀可以生新，黄疸则可速退。同时应注意处方用药不宜过于寒凉，以防困遏脾阳，中州受损；亦不宜用甘味壅滞或收敛固涩之品，以免湿邪留恋，病情缠绵难愈。

连师认为，**阴黄宜温中化湿以退黄**。阴黄与阳黄形成截然不同，其因多为阳黄失治误治，或脾胃本自虚寒，寒湿凝滞，瘀阻脉络，胆液不循常道，浸渍肌肤而发。症见身目色黄晦暗如烟熏，神疲懒言，脘腹胀满，纳呆，舌淡、苔白腻或白滑，脉沉弱或沉缓。治疗不可以黄为意，专事清利，而应温中阳、化寒湿。要时时顾护中焦阳气，慎用苦寒之品。《景岳全书》云：“阴黄证，多由内伤不足，不可以黄为意，专用清利，但宜调补心脾肾之虚，以培血气，血气复则黄必尽退。”常选茵陈术附汤加减，以振奋中焦阳气，使脾能运化水湿，则湿有去路，阴黄自退。

连师强调，**慢性肝炎迁延期宜健脾养肝益肾，兼顾祛邪**。疫毒久滞肝脏，迁延不愈，可出现肝、脾、肾亏损证候。肝郁脾虚，而见脘胁疼痛，周身乏力，食欲不振，腹胀便溏，舌淡暗，边有齿痕，苔薄白或薄腻，脉弦细或弱等肝脾同病的症状。《金匮要略》云:“见肝之病,知肝传脾,当先实脾。”肝脾同病时,有标本主次之分,因而治疗亦有差别。如果肝先受病,肝气疏泄不及,致脾胃运化升降失常的,称之“木郁土虚”,此为肝病为本在先,脾胃受损在后,治宜养血疏肝为主,补脾实脾为辅,常选逍遥散或丹栀逍遥散加减;偏于脾虚甚者,则选用归芍六君子汤或归芍异功散加减。如脾胃发病在前,造成脾胃壅滞,影响肝疏泄条达功能者,称之“土壅木郁”,治疗应以理气行滞为主,以丹溪越鞠丸为代表方。张景岳云:“病之先受者为本,病之后变者为标。生于本者,言受病之根源;生于标者,言目前之多变也。”临证掌握这一原则,对于鉴别肝病或脾病孰主孰从、孰先孰后十分重要。但也有肝气、肝郁症状不明显,而仅见脾胃证者。如脾胃气虚,清阳下陷,肝血亦不足,诊见右关脉虚大,重按无力,左关脉小弦者,常选补中益气汤加茯苓、白芍,此即合用逍遥散之意,以补土柔木;脾胃虚弱,湿浊内盛,诊见舌苔白腻或黄腻,脉缓者,常用参苓白术散或资生丸加减健脾化湿祛浊。湿热久羁,易伤阴液,致肝阴亏损,症见胁肋掣痛,口燥咽干,舌红少津,脉细弱或弦细等,方用一贯煎加减滋阴疏肝。《素问·阴阳应象大论》云“肾生骨髓,髓生肝”,乙癸同源,肝肾与阴血有密切的生理病理联系。肝阴不足则损及肾水,症见腰膝酸软,足跟疼痛,头晕耳鸣,阳痿遗精,月经不调,舌红少苔,尺脉虚浮等,常用肝肾同治、滋水涵木法,方选六味地黄丸(以女贞子易山茱萸)加当归、白芍或枸杞子、菊花,使肾水充足,则可涵养肝木。病至慢性肝炎迁延期,正气已亏而邪气未净,除扶正外,仍要注重祛邪外出。连师指出,肝病虚证是因病致虚,而非因虚致病,治疗要“必伏其所主,而先其所因”。泻热毒是为救其阴液,利湿浊乃能助脾运化,祛瘀血有利于新血化生,故扶正应配伍解毒、利湿、活血化瘀之品,可获良效。

连师主张,**肝硬化臌胀期宜扶正解毒利水,慎用攻破**。疫毒久犯肝脾,阻滞肝络,瘀血停于肝内,而成癥积;或脾胃虚弱,气血生化不足,或肝肾阴亏,肝体失却气血、阴液的滋养,日久硬化。因此,在肝硬化形成过程中,常伴倦怠乏力、面色苍黄晦滞、形瘦、纳差等脾虚证;舌色紫、肝掌、蜘蛛痣、面部赤缕等血瘀肝络之象;腰膝酸软、头晕目涩、口干舌红等肝肾阴亏症状;以及黄疸、尿黄、口苦、舌苔黄腻等湿热内蕴之征。“血不利则为水”,肝硬化晚期,常腹大如鼓,青筋显露,罹患臌胀。若瘀热伤及血络,病人则呕血、衄血、便血等,甚则疫毒攻心,而致神昏谵语。病至此时,虚实错杂，肝肾精血亏虚与阳气衰微为病之本，湿热、毒邪、瘀血、痰浊为病之标。张洁古《活法机要》云“壮人无积，虚则有之”，并提出“若遽以磨坚破结之药治之，疾虽去而人已衰矣……故治积者当先养正，则积自除”。连师指出，治积必先养正，故治疗首重扶助正气。气血不足者，当培土以荣木，用四君子汤、异功散、当归补血汤、八珍汤、十全大补汤等健脾和中，益气养血；肝肾阴虚者，当滋阴养血以补肝体，用一贯煎、归芍地黄丸、杞菊地黄丸滋补肝肾；命门火衰，肝脾肾阳虚者，当补火助阳以资生发，用金匮肾气丸、真武汤、附子理中汤、实脾散等化裁，温补肝、脾、肾三脏。疫毒阻络而成瘀积，祛邪注重解毒。若属热毒内结，药用白花蛇舌草、半枝莲、制大黄等；若属瘀毒互结，药选牡丹皮、赤芍、丹参等，或配伍牡蛎、炙鳖甲软坚散结；若属湿毒困脾，药用茵陈、虎杖、平地木、苍术、制厚朴等，或合用五苓散、胃苓汤，兼阴虚者选用猪苓汤。病至肝硬化，正气已虚甚，此时当治病留人，不可祛邪而伤正。苦寒之品易伤阳气，又易化燥伤阴，故清热解毒药不宜多，量不宜大；理气逐瘀不宜猛攻，以防辛温香窜而动血耗血；逐水不宜峻下，留得一分正气，便有一分生机。

此外，连师指出治疗肝炎要注意以下几个事项。**一是祛邪注重解毒**。早期能否清利毒邪，对于防止转入慢性阶段，提高治愈率，有举足轻重的作用。因疫毒具有“湿”“热”之特性，故解毒贵在通利，而不重在攻伐；方药贵在轻灵活泼，切忌用大队苦寒之味以戕伤正气。又因疫毒善于深伏血分，有时症状不显，然邪毒仍能潜藏于血络之中，伺机而作，应利用现代医学的肝功能、HBV-DNA 等病毒指标检测，以判断正气与毒邪之盛衰，或解毒兼以疏运，或扶正兼以解毒，以防毒邪复燃。**二是要注重活血化瘀**。瘀血是病毒性肝炎病机转化的关键因素，活血化瘀法可以加速黄疸的消退，有利于肝脏癥积回缩和水液消除，同时祛瘀有利于生新。活血化瘀法应贯穿治疗的始终。**三是臌胀消水，要注意行气益气和顾护阴液**。臌胀治法为扶正祛邪，标本兼顾。扶正重在健脾、养肝和补肾，治标旨在行气活血利水。消水之法，重在疏利三焦，或宣肺以开鬼门，或健脾以转枢机，或荡涤肠胃去菀陈莝，或温肾利水以洁净府，随证施用。消水之时，首先要注意行气益气，“气化则能出焉”，否则一味疏利，戕伤正气，难以收效；再要注意利水以淡渗为主，缓缓图治，注意顾护阴液，“衰其大半而止”，以防阴液过度耗散而肝风内动。

案1 湿热瘀滞，热重于湿

邵某，男，30岁，临安人，2007年4月29日初诊。戊肝，曾入住杭州市某医院治疗，效果不明显。总胆红素295μmol/L。目睛黄，小便黄，大便日三行，前两行为稀水，后一行为干粪；腹胀满。左关脉弦，右关脉实；苔薄黄腻，舌边有瘀斑。从湿热兼夹瘀滞治之。

方药：茵陈30g，黑山栀10g，制大黄9g（后下），赤芍30g，丹参30g，平地木20g，虎杖30g，广郁金12g，车前子15g（包煎），六一散20g（包煎）。7剂。

二诊：5月6日。5月5日在浙江省某医院行生化检查示：谷丙转氨酶120U/L，谷草转氨酶104U/L，γ-谷氨酰转肽酶107U/L，总胆红素262.79μmol/L，直接胆红素164.19μmol/L，间接胆红素98.6μmol/L，总胆汁酸147.25μmol/L。小便黄，目睛黄；大便日三行，已无稀水；腹胀满感减轻，饮食已馨。左关脉弦，右关脉实；舌苔薄腻，舌上有小朱点。治拟前法出入。

方药：初诊方平地木改为30g。7剂。

三诊：5月13日。复查总胆红素151μmol/L。小便淡黄，目睛黄已淡；时有咳嗽；大便日三行，偏稀；饮食增多。左关脉弦，右关脉已缓；舌苔薄，舌边有小朱点。再守方加味。

方药：二诊方制大黄改为6g（后下），加浙贝母10g。14剂。

2008年5月31日，邵某携其弟来诊，云上方服至2007年5月底，病即瘥。

评析：本案初诊目黄，溲黄，大便或稀或干，腹胀满，脉诊左关弦、右关实，苔薄黄腻，此乃湿热内结之谷疸实证。《金匮要略·黄疸病脉证并治》篇云："谷疸之为病，寒热不食，食即头眩，心胸不安，久久发黄，为谷疸，茵陈蒿汤主之。"疫毒侵犯肝胆脾胃，湿热阻滞中焦，致小便黄赤、大便不调。新病初起，即当分消走泻，导下解毒。初诊治以茵陈蒿汤清热利湿退黄，通利大便；佐以平地木、虎杖、广郁金、车前子、六一散清利湿热；舌边瘀斑，此湿热挟瘀滞，"瘀热在里，身必发黄"，加赤芍、丹参、郁金凉血活血，化瘀解郁。诸药合用，使二便通利，邪有出路，湿热瘀滞前后分消，则腹满减，黄疸消。

案2 湿热阻滞，弥漫三焦

张某，男，51岁，杭州人，2010年4月2日初诊。患慢性乙肝“小三阳”已有3年余，4月2日某医院查肝功能示：间接胆红素19.1μmol/L，球蛋白32.4g/L，白球比例1.27，谷丙转氨酶220U/L，谷草转氨酶163U/L，γ-谷氨酰转肽酶49U/L。脘闷，口苦，咽痛，便溏，溲黄赤。诊得左关脉弦，右关脉有力；舌苔黄厚腻。拟甘露消毒丹法。

方药：黄芩10g，飞滑石30g（包煎），射干6g，广藿香10g，白蔻仁6g（杵，后入），白通草6g，浙贝母10g，连翘12g，茵陈20g，车前子15g（包煎），板蓝根20g，焦神曲15g，猪苓15g，茯苓15g，薏苡仁30g。14剂。

二诊：4月25日。脘闷除，咽痛有减，口苦，溲黄；大便溏，日二行。4月22日查肝功能示：谷丙转氨酶97U/L，谷草转氨酶69U/L，γ-谷氨酰转肽酶45U/L。左关脉弦，右关脉有力；舌根黄腻。守方加味。

方药：初诊方黄芩改为15g，茵陈改为25g。14剂。

三诊：5月9日。咽痛已除，小便淡黄，口苦；大便溏，日一二行。诊得左关脉弦，右脉缓；舌苔根腻。再守叶天士法。

方药：黄芩12g，飞滑石30g（包煎），射干6g，广藿香10g，白蔻仁5g（杵，后入），白通草6g，浙贝母10g，连翘12g，茵陈20g，焦神曲12g，猪苓15g，茯苓15g，车前子15g（包煎），泽泻15g，生熟薏苡仁各15g，石菖蒲6g。14剂。

四诊：5月23日。溲黄已转清，口略苦；便溏，日二行；5月21日检查示肝功能均正常。左关脉小弦，右关脉实大；舌苔黄腻。再守叶天士法。

方药：三诊方茵陈改为15g。14剂。

评析：本案乃疫毒入侵，内结于上中下三焦，蕴于气分所致。湿热邪毒侵犯肝脏，伤及肝体，则肝功能异常；湿热循经上逆，则咽痛、口苦，湿热下注则小便黄赤；湿热困阻脾胃，气机升降失常，故脘闷、便溏。湿热疫毒内侵，常常随患者的体质状态、感邪时间和机体反应的差异而表现出湿邪偏重或热邪偏重的症情。脉诊左关弦，右关有力，舌苔黄厚腻，结合症状，考虑为热重于湿，故初诊选用甘露消毒丹（以通草易木通）清热解毒，利湿化浊；加车前子、猪苓、茯苓、薏苡仁清利湿热，板蓝根清热解毒。诸药合方，可令弥漫三焦之湿热毒邪俱除。

案3 疫毒瘀结，湿重于热

蔡某，女，62岁，安徽蚌埠人，2009年5月29日初诊。2005年患慢性乙肝，现面色晦暗，目黄，腹大如鼓，小便量少。诊见舌苔白腻，右关脉大。2009年2月25日腹部B超示：①肝脏弥漫性损害，符合肝硬化图像；②肝内多发实质性占位；③腹水；④胆囊炎；⑤胆囊腔内沉积物。血液生化检查提示：总蛋白66.6g/L，白蛋白31.3g/L，球蛋白35.3g/L，总胆红素110.3μmol/L，直接胆红素82.1μmol/L，间接胆红素28.2μmol/L，谷丙转氨酶67U/L，谷草转氨酶52U/L。拟茵陈五苓散合平胃散加减。

方药：茵陈25g，猪苓15g，茯苓15g，生白术12g，泽泻15g，车前子15g（包煎），苍术10g，制川朴6g，陈皮10g，平地木20g，广郁金10g，鸡内金12g，薏苡仁30g，海金沙15g（包煎），白通草6g。21剂。

二诊：6月19日。目黄有退，腹大，小便量少。诊见舌苔白腻，右关脉大。6月12日腹部超声示：①肝脏弥漫性损害，肝内多发实质性占位；②胆囊炎图像；③胆囊腔内沉积物；④腹水。血液生化检查提示：总蛋白55.2g/L，白蛋白26.6g/L，总胆红素84.9μmol/L，直接胆红素56.5μmol/L，间接胆红素28.4μmol/L，谷丙转氨酶52U/L，谷草转氨酶40U/L。再拟前方加减。

方药：茵陈30g，猪苓20g，茯苓20g，生白术12g，泽泻20g，车前子20g（包煎），苍术12g，制川朴6g，陈皮10g，平地木30g，广郁金10g，鸡内金12g，薏苡仁30g，海金沙15g（包煎），白花蛇舌草30g，半枝莲30g，白通草6g。21剂。

三诊：7月17日。7月13日检查示：总胆红素已降低（患者口述）。目黄稍退，小便量少，腹大。右关脉大，舌苔薄腻。再守方治之。

方药：二诊方去海金沙，加桂枝6g。21剂。

此后在三诊方剂基础上加减，至2009年11月29日来诊。目黄已退，自觉胃脘作胀，小便已多，腹胀已好转。右关脉实大，左脉平；舌苔黄厚腻，舌边色紫。11月5日血液生化检查提示：总胆红素16.3μmol/L，直接胆红素4.6μmol/L，间接胆红素11.7μmol/L，总蛋白65.2g/L，白蛋白34.9g/L，谷丙转氨酶32U/L，谷草转氨酶36U/L。肝功能已正常，拟胃苓汤法。

方药：苍术12g，制川朴6g，炒陈皮10g，猪苓20g，茯苓20g，泽泻15g，车前子15g（包煎），虎杖30g，鸡内金12g，生熟薏苡仁各20g，平地木

30g，焦山楂 12g，焦神曲 12g。21 剂。

此后以胃苓汤加减化裁。至 2010 年 7 月 11 日来诊，面色已红润，腹已不胀，时有脘胀，口苦。右关脉大，左脉平；舌苔黄腻。治以平胃散加藿香、佩兰以善后。

评析：本案患病 4 年，进展迅速，变生水臌。疫毒亢盛于内，湿阻瘀结，故面色晦暗，目黄，腹大如鼓。舌苔白腻，右关脉大，此湿浊内盛中焦之实证，当先祛邪。初诊方以茵陈五苓散加味淡渗利湿，使湿邪从小便而出；脾喜燥恶湿，故配伍平胃散苦温燥湿以健脾，脾胃运化复常，则水湿焉能不化？药味虽平淡无奇，确有四两拨千斤之妙。二诊时 B 超检查提示：肝脏弥漫性损害，肝内多发实质性占位，此热毒湿浊内阻肝络，瘀血停滞，而成癥积，遂加白花蛇舌草 30g、半枝莲 30g 以清热解毒、利湿散结。连师指出，水臌之病当缓缓图治，若只图求快，一味峻逐，虽能水去腹小，然旋即腹又胀满，反复施治，元气耗伤，终至不救。

案 4 疫毒瘀结，湿热并重

姚某，女，45 岁，宁波人，2007 年 2 月 25 日初诊。10 年前曾患黄疸，近 2 个月来黄疸又发，医院诊为：①慢性乙型重型肝炎；②肝硬化；③腹水。2007 年 1 月 11 日肝功能检查示：总胆红素 182.07μmol/L，直接胆红素 141.32μmol/L，碱性磷酸酶 189U/L，谷丙转氨酶 336U/L，谷草转氨酶 392U/L。现面目黄染如橘子色，能食，大便日一行，小便少。左关脉小弦，右脉沉而有力；舌红苔薄，舌边色紫。拟退黄凉血化瘀法。

方药：茵陈 30g，黑山栀 12g，制大黄 10g（后下），虎杖 30g，赤芍 30g，丹皮 12g，丹参 30g，生地 20g，白茅根 30g，猪苓 12g，茯苓 15g，泽泻 15g，车前子 15g（包煎）。21 剂。

二诊：3 月 16 日。3 月 12 日肝功能检查示：总胆红素 75.5μmol/L，直接胆红素 43.07μmol/L，碱性磷酸酶 144U/L，谷丙转氨酶 21U/L，谷草转氨酶 38U/L。黄疸有退，大便日二行，小便转多，腹水已少。右关脉有力，左关脉弦；舌苔腻，舌边有瘀点。拟守前法以逐湿热之邪。

方药：初诊方去生地，加广郁金 10g。21 剂。

三诊：4 月 8 日。4 月 6 日肝功能检查示：总胆红素 63.98μmol/L，直接胆红素22.54μmol/L，碱性磷酸酶131U/L，谷丙转氨酶34U/L，谷草转氨酶65U/L；黄疸续退。右关脉实，左关脉弦；舌苔薄黄腻，舌边红。再守方治之。

方药：二诊方加平地木30g。21剂。

四诊：4月29日。大便日二行，小便不多，腹水已退。右关脉已缓，左关脉亦趋缓；舌红苔薄腻。再守方加减。

方药：三诊方去丹皮，平地木改为20g。21剂。

五诊：5月20日。5月18日肝功能检查示：总胆红素55.2μmol/L，直接胆红素28.2μmol/L，间接胆红素27μmol/L，谷丙转氨酶33U/L，谷草转氨酶76U/L，总胆汁酸116.1μmol/L，乙肝病毒测定低于检测下限。大便日一二行，小便仍不多，纳佳，寐安。右关脉有力，左关脉小弦；舌苔薄白腻。再守上法以逐湿热之邪。

方药：四诊方加桃仁6g，地鳖虫6g。21剂。

六诊：6月10日。大便日三四行，小便少，下肢略肿。脉缓，舌苔腻。治以茵陈五苓散加减。

方药：茵陈30g，猪苓12g，茯苓15g，苍术12g，泽泻15g，车前子15g（包煎），平地木20g，制川朴6g，炒陈皮10g，生薏苡仁30g，制半夏10g，虎杖30g。21剂。

此后在茵陈五苓散基础上随症加减，至2008年5月18日来诊时见精神佳，面色已红润，自觉无所苦，复查肝功能示谷草转氨酶41U/L，直接胆红素8.1μmol/L，其余指标均正常。诊见脉缓，舌尖红，苔薄黄腻。再拟清利湿热之法。

方药：茵陈20g，猪苓12g，茯苓15g，生白术10g，泽泻15g，车前子12g（包煎），虎杖30g，平地木20g，丹参30g，生甘草6g，淡竹叶10g。30剂。

末诊：2008年10月12日。近几个月复查肝功能均已正常，精神佳，自觉无所苦。脉缓，左关脉小弦；舌红苔薄腻。守方治之。

方药：上方去平地木、淡竹叶，茵陈改为15g，泽泻改为12g，虎杖改为20g。30剂。

评析：本案虽罹患臌胀，症见黄疸，腹水，肝功能指标明显异常偏高，然能食，右关脉沉而有力，为谷疸，此脾胃尚健旺，故治可攻伐热毒之邪；小便少，此邪无出路。仲景云“诸病黄家，但利其小便”，故选用茵陈蒿汤合用茵陈五苓散（去辛温之桂枝）以清热毒，利湿浊；佐以虎杖、车前子、白茅根清热利湿退黄；赤芍、丹皮、丹参、生地凉血活血，且生地质润，可防通利太过伤阴。诸药合用，意在通利邪毒，使湿热瘀毒从大小便而出。待热毒渐清，肝功能接近正常，遂改用茵陈五苓散通利湿浊，以清余邪。治疗紧扣病机，步步为营，终获全效。

案5 肝郁化火，脾虚失健

杨某，男，26岁，杭州人，2014年10月3日初诊。患慢性乙型肝炎4年，右胁胀痛，心烦易怒，夜寐不安，食少倦息。诊得左关脉弦大，右脉沉；舌苔薄黄腻。治拟清肝泻火，健脾化湿之法。

方药：柴胡6g，炒白芍12g，赤芍12g，当归12g，炒白术10g，茯苓15g，生甘草6g，丹皮10g，黑山栀10g，制香附6g，广郁金12g，车前子12g（包煎），虎杖20g，川楝子6g，丹参20g。14剂。

二诊：10月17日。右胁胀痛好转，饮食亦增，但仍夜寐欠安，心烦。左关脉弦，右脉沉；舌苔薄黄。再守方加减。

方药：初诊方加合欢皮12g。14剂。

三诊：11月7日。右胁胀痛已瘥，夜寐欠安，心烦，近有咳嗽。左关脉弦，右脉沉；舌尖红，苔薄黄。再拟调和之法。

方药：柴胡5g，当归10g，炒白芍15g，炒白术10g，茯苓15g，生甘草6g，丹皮10g，黑山栀10g，薄荷6g（后入），浙贝母10g，瓜蒌皮12g，黛蛤散20g（包煎），广郁金10g，合欢皮12g。14剂。

四诊：11月21日。诸症已瘥，夜寐已有明显好转。左关脉弦，右脉沉；舌尖红，苔薄白。再拟清肝解郁之法。

方药：柴胡5g，当归10g，炒白芍15g，赤芍12g，炒白术10g，茯苓12g，生甘草6g，丹皮10g，黑山栀10g，薄荷6g（后入），广郁金10g，合欢皮12g，丹参20g，制香附6g。14剂。

评析：肝病日久，邪毒久恋肝脾，诸症丛生。湿热伤肝，肝气郁滞，则右胁胀痛；肝主情志，湿热内扰，则心烦易怒、夜寐不安；湿热困脾，脾胃失其纳化功能，故食少；湿热中阻，气机升降失司，清阳不升，则倦怠。左关脉弦大，右脉沉，为肝郁化热，兼有脾虚之象。初诊治以丹栀逍遥散疏肝郁，清肝热，健脾化湿；佐以香附、郁金、川楝子疏肝理气；车前子、虎杖清热利湿；丹参活血化瘀。此后随症加减，如夜寐不安者加合欢皮；咳嗽者，加浙贝母、瓜蒌皮、黛蛤散清肺泻肝，止咳化痰，所谓清金可以制木也。肝经火清气调，脾胃健运湿化，则诸症可平。

案6 肝肾阴虚，郁火内盛

饶某，男，34岁，杭州人，2007年1月12日初诊。患乙肝“大三阳”已有10余年，现右胁下作胀，腰酸。左关脉弦，左尺脉虚大，右关脉缓弱；舌红，苔薄白。治拟滋水清肝饮法。

方药：生地20g，山药12g，山茱萸12g，丹皮10g，茯苓12g，泽泻10g，柴胡5g，黑山栀10g，炒白芍15g，炒白术10g，生甘草6g，当归10g，丹参15g。14剂。

二诊：1月26日。腰酸及右胁作胀均好转。左关脉小弦，左尺脉虚大，右关脉缓弱；舌红，苔薄。守方加减。

方药：初诊方丹参改为20g，加车前子12g（包煎）。14剂。

三诊：2月8日。右胁胀及腰酸已除，然下肢作酸，小便黄。左关脉弦，左尺脉虚大，右关脉缓弱；舌红，苔黄。拟前方加减。

方药：二诊方去炒白术，生地改为25g，加生白术10g，怀牛膝10g。14剂。

评析：肝病日久，邪毒久恋，湿热下灼肾阴，肾阴亏虚，故腰酸，左尺脉虚大；肾水不足，则木失涵养，肝血亦不足。厥阴肝经失却濡养，则气机郁滞，故右胁下作胀，左关脉弦。木郁则乘土，脾失健运，故右关脉缓弱。病在肝脾肾三脏，故用滋水清肝饮化裁滋补肝肾，疏肝健脾，清热利湿，活血通络。连师指出，正气已亏而邪气未净，除了扶正外，更要注重祛邪外出。清热解毒救其阴液，利湿祛浊助其脾运，活血化瘀则利于新血化生。因此，治疗肝病虚实夹杂证，扶正往往与解毒、活血、利湿等法并进。

案7 脾虚湿浊，肝肾失养

王某，男，29岁，南京人，2005年1月30日初诊。患慢性乙肝已有4年，常感倦怠乏力，面色淡黄。右关脉缓，右尺脉虚大；舌苔薄腻。2014年1月22日肝功能检查提示：总胆红素30μmol/L，谷丙转氨酶271U/L，谷草转氨酶183U/L，γ-谷氨酰转肽酶65U/L，血液HBV-DNA 2.9×10^{7}copies/ml。见肝之病，知肝传脾，当先实脾，兼以补肾。

方药：党参 15g，炒白术 10g，茯苓 15g，生甘草 3g，炒陈皮 6g，山药 15g，炒扁豆 12g，生熟薏苡仁各 15g，砂仁 6g（杵，后入），白蔻仁 6g（杵，后入），桔梗 6g，芡实 12g，广藿香 10g，川黄连 2g，泽泻 10g，焦山楂 10g，焦神曲 12g。45 剂。

二诊：4 月 17 日。精神好转，时或右胁不适。左关脉略弦，右关脉缓，右尺脉虚大，舌苔薄腻。4 月 13 日肝功能检查示：总胆红素 11μmol/L，谷丙转氨酶 94U/L，谷草转氨酶 67U/L，γ- 谷氨酰转肽酶 30U/L；血 HBV-DNA ＜ 500copies/ml。治拟归芍六君加味主之。

方药：当归 10g，炒白芍 12g，党参 20g，炒白术 10g，茯苓 15g，炙甘草 5g，炒陈皮 6g，制半夏 10g，山药 15g，鸡内金 6g，炒酸枣仁 15g，川芎 5g，佛手片 6g。45 剂。

三诊：7 月 10 日。右胁已舒，然仍倦怠乏力。舌苔根腻，脉缓。7 月 6 日肝功能检查示：总胆红素 12μmol/L，谷丙转氨酶 35U/L，谷草转氨酶 30U/L，γ- 谷氨酰转肽酶 40U/L；血 HBV-DNA ＜ 500copies/ml。症情平稳，再拟实脾法。

方药：初诊方川黄连改为 3g，焦山楂改为 12g，加紫苏叶 6g。45 剂。

评析：“邪之所凑，其气必虚”。本案初诊右关脉缓、右尺脉虚大，此脾肾不足也。湿热疫毒入侵，损伤脾胃，日久则运化失健，气血生化不足，故症见倦怠乏力、面色淡黄。初诊方以资生丸加味补益脾胃，清热利湿，从脾入手，以养后天实先天。二诊时见右胁不适，左关脉略弦，此肝血不足，肝气郁滞所致，故以归芍异功散加味培土荣木，佐以川芎、佛手疏肝理气；用山药配伍鸡内金，既能健脾补肾，又能防止滋腻。连师指出，若一见肝功能异常、血 HBV-DNA 偏高，即投以大队苦寒清热解毒之品，反致败坏脾胃，病愈深入，故应实时切记“见肝之病，知肝传脾，当先实脾”之圣人语也。

第九节 厥阴经病治验

连师认为，厥阴经气流注从下往上至巅顶，蕴含生发之气，故肝主疏泄，敷和少阳之气，性喜条达而恶抑郁，主全身的气化活动，包括调节气机和情志、疏泄胆汁精液、助脾胃运化、推动血液和津液运行等生命活动。肝又主藏血，有贮藏血液和调节血量的功能。肝内必须贮存一定的血量，制约肝之阳气升腾，勿使过亢，以维护肝的疏泄功能，使之冲和条达。肝的调节血量功能，是将贮藏在肝内之血输布于外周的作用，实际上是肝的疏泄功能在血液运行方面的一种体现。凡外感六淫，内伤七情，以及痰湿、水饮、瘀血等因素作用于肝，多可致肝失疏泄之能。厥阴经脉病变引起的诸多病证多责之于肝主疏泄和藏血功能的失职，辨证以胁肋少腹胀满疼痛、左关脉弦为要点，治疗上应遵循《素问·六元正纪大论》“木郁达之”的治则，从经脉气血论治，以恢复肝主疏泄和藏血之能，舒展条达之性。

厥阴经气失常，一般表现为疏泄不及的肝气郁滞与疏泄太过的肝气冲逆两种病理变化，并影响气血津液的运行输布。肝用以肝体为本，如肝血亏虚，厥阴经气疏泄不及，从而引起了以情志抑郁、胸脘胁满闷不舒、妇女月经失调为主症的肝气郁滞证，常用逍遥散加减养血疏肝、调达血气；肝郁化热，则用丹栀逍遥散加减清肝泄热。若厥阴经气疏泄太过，气机壅滞逆乱，表现为上冲、横逆、下窜等诸多病症，以两胁及少腹胀痛最为明显，然后循经扩散，上及胸膺，下及前阴，常用四逆散或柴胡疏肝散加减疏肝理气，使肝气流通恢复常态。疏理上焦之气，可用白蒺藜、川芎、紫苏梗、薄荷、桔梗；疏理中焦之气，可用陈皮、佛手、香附、郁金；疏理下焦之气，可用小茴香、乌药、青皮、枳壳。气有余便是火，气火冲逆，血气逆乱出现的烦躁易怒、头痛眩晕、目赤面红、耳鸣耳聋等证候，常用龙胆泻肝汤加减清肝泻火。

《素问·五脏生成》云：“人卧血归于肝，肝受血而能视，足受血而能步，掌受血而能握，指受血而能摄。”肝脏对血液有贮藏和调节作用，所以人体各部分的生理活动，皆与肝有密切关系。肝藏血功能失常，可见肝血不足、肝血失调及出血等诸症。如肝血不足，不能濡养于目，则两目干涩昏花，视物模糊，或为夜盲；如不能濡养于筋，则筋脉拘急，胁肋隐痛，肢体麻木，屈伸不利等。肝血不足证，脉诊多见左关脉虚弦或小弦，治宜补肝养血为要务，方选四物汤、补肝汤或酸枣仁汤加减。若肝阴不足，不能濡养厥阴肝脉，肝气不舒，气滞不通，症见胁肋胸膺隐痛，咽干口燥，舌红苔薄少津，脉细弦等，治宜滋肝阴、疏肝气，方选一贯煎加减。如肝阴久亏，下汲肾阴，肝肾阴虚，伴见腰膝酸软，手足心热，舌红苔薄或少苔，尺脉虚浮等，治宜滋养肝肾阴血，兼以条达肝气，方选归芍地黄汤或滋水清肝饮加减。

厥阴经以气血为用，初病气结在经，久则血伤入络，累及血分则血行不畅而留着为瘀，瘀血又可进一步加重气机郁滞。厥阴经脉气滞血瘀，当行气活血并用，然有轻重之别。轻者，行气、养血、活血合用；重者，理气、活血、化瘀同法。若瘀阻肝络，则又宜辛润、和肝、通络，但应宣通而不得辛窜动血，化瘀而不能峻猛攻逐，如气滞血瘀之胁痛，可用复元活血汤或二丹桃红四物汤加减行气活血止痛。若气不化津液，聚湿成痰，痰气阻滞经络，或生痰核，或上逆于咽喉，则生梅核气，常用半夏厚朴汤或温胆汤加减下气化痰；若日久气滞、瘀血与痰浊胶结而成癥瘕积聚，正如叶天士所云“胁中少腹皆肝脉游行之所，气凝聚为胀，聚久结形为瘕疝”，则疏通气血与化痰软坚并行同治，方选血府逐瘀汤或膈下逐瘀汤加减。总之，治疗厥阴经病，应当根据“疏其血气，令其调达，而致和平”的原则，采用滞则行之、逆则降之、结则开之、虚则补之等治法，达到阴平阳秘、血气调和，则诸症自愈。

一、目疾

目又称“精明”，为肝之外窍。《灵枢·脉度》云“肝气通于目，肝和则目能辨五色矣”，《素问·五脏生成》云“肝受血而能视”。目窍有赖于肝气之疏泄和肝血之濡养，方能“视万物，别白黑，审短长”（《素问·脉要精微论》）。由于肝通过其经脉与目相连，目为肝之外候，因而可以从目窍反映出肝的功能是否正常。一是肝之气血亏虚引起视物功能异常，如目昏、目眩、夜盲、目涩、目眶疼痛等，如《灵枢·天年》云“五十岁，肝气始衰，肝叶始薄，胆汁始减，目始不明”，《素问·脏气法时论》云“肝病者……虚则目䀮䀮无所见”。二是邪气犯及肝经所致的不适症状，如目痛、目赤、目痒等，甚至斜视吊睛、疮翳、白膜、胬肉等。如肝经风热或肝火上炎者，多见双目红肿痒痛，或两目连札；肝阳上亢，则目眩头晕；肝风内动，可见目斜上视。如《诸病源候论·伤寒病诸候》云：“肝气虚，热乘虚上冲于目，故目赤痛；重者生疮翳、白膜、息肉。”《杂病源流犀烛·目病源流》亦云：“肝火盛，则病目赤涩痛……肝经热邪上壅，则病目暴赤涩而肿痛……肝经积热，肺受风邪，则病眼障昏花。”

此外，《素问·宣明五气》云“肝为泪”，泪从目出，有濡润目窍，保护眼睛的功能。泪液乃肝阴所化，肝血以养，肝气所摄。因此在病理上，泪液分泌的异常，多为肝之功能失常所致。如肝经风热，可见迎风流泪；肝经湿热，可见目眵增多；肝之阴血不足，可见泪液减少，两目干涩等。《灵枢·大惑论》云“五脏六腑之精气，皆上注于目而为之精”，论述了五脏六腑与目都有关系。然肝经系目、肝气通目和肝血养目的理论，提示了肝脏与目的关系最为密切，从而为“从肝论治目疾”提供了理论依据。

案1　阴血亏虚，目窍失养

丁某，女，61岁，杭州人，2011年12月15日初诊。目睛一时失明，视物模糊。左关脉虚弦；舌苔薄，舌质暗。治拟四物汤加味。

方药：当归10g，赤芍12g，炒白芍12g，川芎6g，生地15g，制香附6g，夏枯草15g，丹参20g，茯苓15g，炙甘草5g，枸杞子12g，滁菊花12g。14剂。服后即瘥。

评析：五脏六腑的精气皆上注于目，目受濡养才能明视万物。目为肝之窍，尤以肝血的濡养更为重要，所以《素问·五脏生成》有云“肝受血而能视”。左关脉虚弦，此为肝脏阴血亏虚之候。肝开窍于目，若阴血亏虚，不能上承荣目，则目睛失明，视物模糊；舌苔薄，舌质暗，乃阴虚血弱，脉道涩滞之征。方以四物汤加枸杞子养血补肝；夏枯草、滁菊花清肝明目；香附行气解郁，肝气升发条达，则肝血得以上奉，润养目窍；丹参凉血活血，通行脉络；茯苓、甘草健脾化湿和中，亦防补血滋腻之味碍脾。俾阴血充足，血脉通达，则目窍得养，故药后痊愈。

案2　水不涵木，肝火上攻

葛某，女，55岁，临安人，2006年10月29日初诊。眉棱骨痛，口干，以入夜为甚，腰酸，心烦易怒。既往甲状腺B超检查示：甲状腺多发结节伴局部囊性变。舌苔薄腻；左关脉弦，两尺脉浮。此肾阴不足，肝火易升，拟滋水清肝法，佐以化痰之品。

方药：生地15g，山药12g，山茱萸10g，茯苓12g，丹皮10g，泽泻10g，柴胡5g，当归10g，赤芍12g，炒白芍12g，炒白术10g，生甘草6g，黑山栀10g，浙贝母10g，牡蛎20g（先煎），玄参20g。14剂。

二诊：11 月 19 日。眉棱骨痛已消失，口干、腰酸亦轻。左关脉弦已趋缓，两尺脉浮；舌苔薄白，舌上有小朱点。再守方减玄参用量主之。

方药：初诊方玄参改为 15g。21 剂。

三诊：12 月 17 日。眉棱骨疼痛又作，嗳酸。左关脉弦，右脉缓；舌苔薄腻。治拟调和清热法。

方药：柴胡 3g，当归 10g，赤芍 12g，炒白芍 12g，炒白术 10g，茯苓 15g，生甘草 6g，薄荷 6g（后入），陈皮 6g，夏枯草 20g，浙贝母 10g，连翘 12g，制香附 6g。14 剂。

四诊：2007 年 1 月 21 日。眉棱骨疼痛已大减，嗳酸亦大减，但近日来半夜时觉胸痛。左关脉弦，右脉缓；舌苔薄，舌边有小瘀点。守上方加味可也。

方药：三诊方加郁金 10g，丹参 20g。14 剂。

评析：眉棱骨痛是一种自觉症状，患者常自觉单侧或双侧眉棱骨痛，病因较为复杂。历代医家多认为眉棱骨痛的病位在肝，如《外科证治全书》云："眉属肝，肝脉从目系上额，肝胆相表里，足少阳风热与痰，则眉棱骨痛。"初诊时见眉棱骨痛伴入夜口干，腰酸，心烦易怒，舌苔薄腻，左关脉弦，两尺脉浮，此肾阴不足，水不涵木之象，水不涵木则肝火易升，循经上攻目窍，故眉棱骨痛。初诊用滋水清肝饮为主方以滋肾阴、疏肝郁、清肝火；舌苔薄腻，兼甲状腺多发结节伴局部囊性变，此痰火内结之候，故加浙贝母、牡蛎、玄参，即消瘰丸，以清润化痰、软坚散结。三诊时眉棱骨疼痛又作，伴嗳酸，左关弦，右脉缓，苔薄腻，此肝郁脾虚，气郁化火所致，改用逍遥散疏肝解郁，健脾化湿，佐以陈皮、香附行气解郁，夏枯草、连翘、浙贝母清热化痰散结，且浙贝母可除胀制酸。四诊时眉棱骨痛及嗳酸大减，然夜间胸痛，舌边有瘀点，此瘀血阻络，血脉不畅之象，加郁金、丹参活血化瘀，通心脉。此案源于肾阴亏虚，因柴胡有劫肝阴之弊，故仅用小量 3～5g，意在透发郁热也。

案 3 肝经湿热，瘀毒壅滞

严某，女，54 岁，嘉兴人，2015 年 4 月 2 日初诊。4 年前服西药（已不详）后，双目上下暗黑奇痒，抓之出水疼痛，两胁之下亦奇痒发疹。左关脉弦，右关脉有力；舌苔腻。拟清肝胆湿热之法。

方药：龙胆6g，黄芩10g，黑山栀10g，车前子15g（包煎），木通6g，泽泻15g，生地15g，当归10g，生甘草6g，柴胡6g，白花蛇舌草30g，半枝莲30g，薏苡仁30g，赤小豆30g。14剂。

二诊：4月23日。双目上下暗黑已退，已不痒，两胁亦已不痒，疹已消退。左关脉弦，右关脉有力；舌苔薄腻，舌边有瘀斑。守方加味。

方药：初诊方生地改为20g，加赤芍15g。14剂。

三诊：5月14日。双目上下暗黑已大退，已不痒，两胁下略痒。左关脉弦，右关脉有力；舌苔薄腻，舌边有瘀点。守效方主之。

方药：二诊方生地改为15g，当归改为6g。14剂。

评析：本案缘于4年前服用西药后过敏反应，肝经湿热循经上扰下注所致。上扰则双目瘙痒，抓之出水疼痛；下注则两胁之下发疹奇痒；湿热阻络，血行涩滞，瘀毒壅滞，故两目暗黑。左关脉弦，右关脉有力，舌苔腻，乃肝胆脾胃湿热实证之舌脉征象。初诊方以龙胆泻肝汤清肝胆之湿热，佐以白花蛇舌草、半枝莲清热解毒，薏苡仁、赤小豆利水渗湿、活血解毒消肿，《药性论》谓赤小豆“消热毒痈肿，散恶血不尽”。二诊时舌边见瘀斑，示瘀血阻络，加赤芍，增生地剂量，意在清热凉血、活血化瘀。火降毒清，湿利瘀化，循经所发诸症皆可痊愈。

二、瘿病

瘿，又称“瘿气”，是以颈前下方喉结两旁，呈弥漫性肿大或有结块为主要特征的疾病，相当于现代医学的地方性甲状腺肿、结节性甲状腺肿、甲状腺肿瘤等。

连师认为，瘿病的发生发展与肝密切相关。首先，颈前结喉处为厥阴肝经循行所过之处。《灵枢·经脉》云：“肝足厥阴之脉……循喉咙之后，上入颃颡。”喉咙与颃颡之间，即颈前甲状腺部位。其次，肝主疏泄及情志，性喜条达而恶抑郁。肝气疏泄正常，则气机通畅，津血运行输布和调，精神愉悦，心情舒畅。忧愁思虑或抑郁恼怒日久，可使肝气失于条达，气机郁滞，津液不得输布而凝结成痰，血液运行缓慢而留着为瘀，气滞痰凝血瘀壅结颈前，则成瘿病。如《济生方·瘿瘤论治》云：“喜怒不节，忧思过度，而成斯疾焉，大抵人之气血，循环一身，常欲无滞留之患，调摄失宜，气滞血凝，为瘿为瘤。”再次，瘿病“突眼”症与肝的功能失调关系密切。肝开窍于目，“突眼”之症多因长期情志失于调畅，肝气郁结化火，上犯于目，目眶脉络涩滞而成。

厥阴肝经，乃气血疏泄之司，瘿病的形成与肝经失其疏泄最为密切。肝气失于疏泄条达，血液运行失畅，脾运化津液失健，不得输布全身，气、血、津液互结至喉部，久之则郁而化火灼津化痰成瘀，则成瘿病。若肝火亢盛，母病及子，又可引动心火，而致心肝火旺。由此可见，气滞、痰凝、血瘀、火郁是瘿病形成的基本病机。病因以气滞为基础，继而痰浊、血瘀、火郁互结，病位主要在肝，故治肝之法即为治瘿病之要法。临证中，可根据具体病情灵活施治，在行气疏肝解郁的基础上，或清肝泄火，或健脾助运，或化痰散结，或养阴清热等，方能取得良好的疗效。

案1 肝胆郁滞，痰火交结

李某，女，31岁，松阳人，2004年9月5日初诊。瘿瘤，颈部肿大，当地医院诊断：亚急性甲状腺炎。寒热往来1月余，口干，经行10余天方净。左关脉小弦数，舌苔薄黄腻。治拟丹栀逍遥散加味。

方药：柴胡6g，当归炭6g，炒白芍12g，赤芍12g，茯苓15g，生甘草5g，丹皮10g，黑山栀10g，制香附10g，广郁金10g，黄芩10g，制半夏10g，浙贝母10g，左牡蛎30g（先煎），天花粉15g，夏枯草30g。28剂。

二诊：10月2日。颈部瘿瘤已小，寒热往来亦除，口干已减。左关脉弦，右关脉实；舌苔薄白，舌边色紫暗。再守方加减。

方药：初诊方去当归炭、天花粉，加炒当归10g，炒白术10g，青陈皮各6g。28剂。

2008年12月21日来诊时，自诉服前药3月余病已瘥。

评析：亚急性甲状腺炎，属于中医学“瘿病”范畴。《诸病源候论·瘿候》云：“瘿者，由忧恚气结所生。”本案因患者忧思郁结，脏腑不调，肝脾气逆，气结痰凝于颈部而成。邪郁厥阴少阳，故寒热往来；肝血不足，肝郁化热，则口干，脉小弦数，舌苔薄黄腻。肝脾不和，痰火互结而成瘿病，方选丹栀逍遥散合小柴胡汤（去甘温助热之人参、白术）、消瘰丸加减，旨在理气解郁、化痰软坚。瘿有五种，肉色不变者，为肉瘿；其筋脉粗露者，为筋瘿；若赤脉交络者，名血瘿；随喜怒忧思而消长者，为气瘿；坚硬如石推之不移者，为石瘿。本案属“气瘿”，治疗时抓住郁火痰结之病机，采用疏肝解郁、化痰清热、软坚散结之法，不用治瘿常药，如海藻、昆布等，亦能取效，足见辨证之重要。

案 2 肝气冲逆，气滞血瘀

高某，女，29 岁，嘉兴人，2014 年 8 月 10 日初诊。右侧甲状腺肿大、疼痛已有月余，头痛，易怒。左关脉弦，右关脉大；舌苔薄腻，舌尖红。拟疏其血气法。

方药：柴胡 10g，赤芍 15g，炒枳壳 10g，生甘草 6g，川芎 6g，制香附 10g，青皮 6g，陈皮 6g，广郁金 12g，丹参 20g，夏枯草 20g，白花蛇舌草 30g，半枝莲 30g，当归 10g。14 剂。

二诊：8 月 24 日。右侧甲状腺肿大疼痛已减，头痛亦好转，然大便溏。左关脉弦，右关脉大；舌苔薄腻。再守方主之。

方药：初诊方去当归，加佛手片 9g。14 剂。

评析：本案左关脉弦、右关脉大，乃肝气壅滞之象。气有余便是火，循经冲逆作乱，故甲状腺肿大疼痛，头痛，易怒，舌尖红。疏其血气，令其调达，方能切中病机。初诊方以柴胡疏肝散理气疏肝，郁金、丹参、当归养血柔肝、活血化瘀，夏枯草、白花蛇舌草、半枝莲清热解毒散结。二诊时症情有减，然便溏，则去润肠之当归，加佛手疏肝解郁、行气化湿。

连师认为，瘿病的发生与情绪有着密不可分的关系，患者多反映发怒时病情会加重，颈部壅滞不舒，气消则有所缓解。思虑恼怒忧愁日久，则肝气失于调达，气机郁滞。气滞日久则多有血瘀，也会导致津液凝结为痰，甚至气有余则化火。所以瘿病往往气滞、血瘀、痰结、火热并存，治疗上强调理气、活血、化痰、泻火诸法配合使用，尤须重视理气，所谓必伏其所主，而先其所因也。

案 3 血虚肝郁，痰凝瘀结

魏某，男，70 岁，杭州人，2009 年 3 月 27 日初诊。甲状腺多发结节，常有胀感。右关脉实，左关脉小弦；舌苔薄腻。拟化痰软坚法。

方药：竹沥半夏 10g，炒陈皮 10g，茯苓 15g，炙甘草 5g，炒枳壳 10g，竹茹 10g，广郁金 10g，浙贝母 10g，牡蛎 30g（先煎），当归 10g，赤芍 12g，天花粉 15g。7 剂。

二诊：4 月 17 日。甲状腺多发结节，仍有胀感。右关脉实，左关脉小弦；舌苔薄腻，舌边色紫。再守化痰软坚法。守初诊方，再进 7 剂。

三诊：5 月 8 日。甲状腺多发结节，现在自己已无胀感，触诊颈项亦柔软。左关脉弦，右关脉实；舌苔薄，舌边色紫。再守方治之。

方药：初诊方天花粉改为 20g。7 剂。

四诊：5 月 29 日。诉前日甲状腺 B 超检查示多发结节，但直径已较前缩小。左关脉弦已趋缓，右关脉实大；舌苔薄，舌边色紫。再守方治之。

方药：初诊方天花粉改为 30g。7 剂。

评析：甲状腺结节是一种常见的疾病，指甲状腺细胞在局部异常生长所引起的病变，大部分为良性增生，也有 5%～10% 可发生恶变。甲状腺结节可归于中医外科“瘿病”“瘿瘤”范畴，明代陈实功《外科正宗·瘿瘤论》认为“夫人生瘿瘤之症，非阴阳正气结肿，乃五脏瘀血、浊气、痰滞而成”，治法主要采用“行散气血”“化痰顺气”之法。本案甲状腺结节伴有胀感，右关脉实，左关脉小弦，舌苔薄腻，此为血虚肝气郁滞，横犯克土，脾失运化，痰湿内生；痰气阻于颈项，结成肿块，故生瘿瘤。初诊方以温胆汤理气燥湿化痰；佐以当归、赤芍养血活血，柔肝木，通血脉；郁金疏肝解郁；浙贝母、牡蛎化痰软坚散结；天花粉清热解毒消肿，药理研究其有抗肿瘤作用。诸药合用，共奏化痰软坚散结、行气活血解郁之功。气机条达，血行通畅，则痰消结散。

案 4　脾虚乏源，肝木失养

王某，女，20 岁，上海人，2004 年 2 月 13 日初诊。诊断“甲状腺功能亢进”2 年余，目突颈粗，心烦，夜寐欠安，经行腹痛。左关脉小弦，右脉沉细；舌红苔薄白。治拟补气养血柔木之法。

方药：太子参 20g，炒白术 10g，茯苓 12g，炙甘草 6g，炒陈皮 6g，当归 10g，炒白芍 15g，炒酸枣仁 15g，淮小麦 30g，大枣 30g，川芎 5g，知母 6g。30 剂。

二诊：3 月 14 日。此次经行腹痛已瘥，夜寐亦安，目突颈粗。左关脉小弦，右脉细弱；舌红苔薄白。再拟补其气血之法。

方药：初诊方太子参改为 25g，茯苓改为 15g，加生地炭 15g，砂仁 6g（杵，后入）。30 剂。

三诊：5月9日。经行已无腹痛，夜寐亦安，目突症状见退，颈项亦软。左关脉小弦，右脉沉细；舌苔薄白。再拟归芍异功散加减。

方药：二诊方去生地炭、砂仁，茯苓改为12g，川芎改为6g，加佛手片6g。30剂。

评析：甲状腺功能亢进病属中医“瘿气”“瘿病”的范畴，病机复杂，累及脏腑较多，主要责于肝、肾、心、脾等脏，肝脏尤为重要。正如王孟英所言：“外感从肺而起，内伤由肝而生。”本案左关脉小弦，右脉沉细，舌红苔薄白，此为脾胃虚弱，血虚肝郁之征。饮食不节，劳倦过度，导致脾胃气虚，运化失健，气血化生不足。肝藏血不足，则肝气郁滞，郁久化火，循经上冲颈部而发瘿病。气滞不能运行津液，津液凝聚成痰，痰气交阻，瘿肿遂成，故颈粗；凝聚于目，则目突；郁火扰心，故心烦；肝血虚则不能舍魂，心血虚则神失所养，故夜寐欠安；肝气郁滞，疏泄失职，影响冲任二脉气血运行，故经行腹痛。初诊方以归芍异功散健脾胃，柔肝木。脾胃健运，则气血充足，肝木得养，气机调畅，此培土荣木法也。佐以酸枣仁汤（酸枣仁、知母、川芎、茯苓、甘草）养血安神、清热除烦，甘麦大枣汤（甘草、淮小麦、大枣）养心安神、和中缓急。二诊时加生地炭，合归、芍、芎，此即四物汤，重在滋阴凉血养血，生地炭制则不致滋腻，配伍砂仁芳香化湿，可除补益壅滞之弊。三诊时诸症大减，舌红亦退，去生地炭、砂仁，加佛手行气疏肝解郁。本案肝血亏虚为其本，气郁火盛痰结为其标，从补虚着手，培土荣木，扶助正气，所谓“养正积自除”也。

连师认为甲亢与肝关系密切，其基本病机为“肝气郁结、郁而化火”。肝为风木之脏，内寄相火，以血为体，以气为用。若情志抑郁或郁怒暴发，而使肝失条达，疏泄失职，影响津液的正常输布，导致津液不归正化而凝聚为痰，痰气互结与瘀血相搏，则瘿肿而硬。肝郁化火，可见烦躁易怒、口苦口干等症；肝火犯胃，胃热炽盛则消谷善饥；肝郁乘脾，脾失健运，则见倦怠乏力、纳呆便溏、月经不调等症；母病及子，肝火上灼心血，心神失养，而见心悸怔忡、虚烦不得眠等；久病及肾，水不涵木，可致阳亢风动，见手足震颤症状。以上种种病变，虽纷繁复杂，然皆由气、血、痰、火或单一或相兼结而成之。临证治疗，应谨守病机，从肝入手。虚者补之，立法养肝、健脾、补肾；实者泻之，立法理气、清热、活血、化痰、散结，根据辨证加以灵活化裁，标本兼顾，方能取得良效。

三、瘰疬

瘰疬，因其结核成串、累累如贯珠状而得名，好发于颈部、耳后，也有的缠绕颈项，可延及锁骨上窝、胸部和腋下，亦可累及纵隔肺门部和腹股沟淋巴结，属中医外科疮疡类疾病。

连师认为，瘰疬好发部位多在足厥阴肝经、足少阳胆经循行之处，据此可认为瘰疬病位主要在肝胆，病变亦可累及脾、肺、肾。肝主疏泄，喜条达而恶抑郁。若七情伤肝，肝失疏泄，气机郁滞，气血津液运行失常，气滞血瘀痰凝，壅结于颈项而发瘰疬。《类证治裁》云："结核经年，不红不痛，坚而难移，久而渐肿疼者，为痰核，多生耳项肘腋等处，宜消核丸。专由肝胆经气郁痰结，毒根深固，不易消溃。"若肝气郁结日久，气郁而化火，煎熬津液，灼为痰火，结于颈项脉络，也可成瘰疬。正如清代程国彭《医学心悟》卷四所云："瘰疬者，肝病也。肝主筋，肝经血燥有火，则筋急而生瘰""瘰疬，颈上痰瘰疬串也，此肝火郁结而成"。肝为万病之贼，以干犯他脏为能事。从疾病的传变规律来看，若肝气郁结，横逆犯脾，脾失健运，湿浊内停，聚而生痰，结聚于颈项脉络而为痰核；或肝气肝火上逆犯肺，肺失治节，则气机不畅，津液失于宣化，聚而为痰，窜注皮里膜外，可成瘰疬；或肝郁日久，耗阴伤精，肝肾阴虚，阴虚火旺，灼津成痰，则生瘰疬。清代许克昌《外科证治全书·项部证治》有云："肝肾虚损，气滞痰凝而成。"

连师治疗瘰疬，从调理脏腑入手，疏肝解郁为先。瘰疬初期，大小不等，一个或数个不等，肤色不变，触痛不显，按之坚硬，推之可移，无全身明显症状，舌苔薄白或腻，脉弦滑。此时肝气郁结，痰瘀互结，治宜疏肝解郁，活血软坚散结，方选逍遥散、柴胡疏肝散或小柴胡汤加夏枯草、连翘、牡蛎等，根据具体病情辨证灵活运用。瘰疬中期，结块逐渐增大，周围组织粘连，轻度压痛，皮色暗红，微热，用手按压患处有波动感，示脓已成，此时应用托法，使邪外出而愈，方选验方补土柔木汤（补中益气汤加白芍、茯苓）加皂角刺、炮山甲扶正祛邪，托毒排脓。瘰疬后期，脓肿破溃，脓水清稀，淋漓不尽，或夹有败絮样物质，疮面肉色灰白，四周皮肤紫暗，可形成瘘道，不易收口。常伴眩晕心悸，面色少华，倦怠乏力，舌质淡红，苔薄，脉细弱等气血亏损之候，治宜益气养血，行气化痰，方选香贝养荣汤加减；或伴形体消瘦、腰膝酸软、胁肋隐痛、潮热盗汗、耳鸣、失眠，舌红苔少，脉弦细数或伴尺脉虚浮等，此病久肝肾阴亏，治宜滋补肝肾、软坚化痰，方选一贯煎或归芍地黄汤加鳖甲、浙贝母、连翘、夏枯草等。

案1 肝胆郁滞，痰火壅结

陈某，女，15岁，杭州人，2011年3月24日初诊。左侧颈部起核疼痛已6天，口苦。左关脉弦，右脉缓；舌苔薄腻。拟从厥阴少阳治之。

方药：柴胡10g，制半夏10g，黄芩10g，党参15g，炙甘草5g，大枣15g，广郁金12g，浙贝母12g，青陈皮各6g，连翘12g，夏枯草20g，牡蛎30g（先煎）。7剂。

2011年7月29日该患来诊，诉服前方后，颈部起核即消失。

评析：瘰疬多发于颈部足厥阴肝经、足少阳胆经循行之处，故瘰疬发病与肝胆密切相关，但亦可累及脾、肺、肾等脏腑。左关脉弦，主肝胆气机郁滞；右脉缓，舌苔薄腻，为脾虚痰湿壅滞之象。丹溪云“气有余便是火”，肝气郁结日久，气机失于疏泄，郁而化火，与痰湿相搏，结为痰火。胆火犯胃，胃失和降而上逆，故口苦；痰火结于颈项脉络，则成瘰疬。方以小柴胡汤疏肝郁、和少阳、健脾气、燥痰湿，佐以郁金、青陈皮行气疏肝解郁，黄芩、连翘、夏枯草清肝泻火散结，半夏、浙贝母、牡蛎化痰软坚散结。夏枯草性寒、味苦辛，入肝胆经，善清热散结，《景岳全书》谓其“善解肝气，养肝血，故能散结开郁，大治瘰疬鼠瘘、乳痈瘿气”。诸药合用，气顺火消，痰除结散，故药后痊愈。

案2 肝郁脾虚，痰瘀火结

许某，男，16岁，杭州人，2010年7月18日初诊。诊得左关脉虚弦，右关脉沉弱；舌苔薄腻，舌边略紫暗。食少，溲黄，右腹股沟作胀，医院B超检查示：腹股沟淋巴结肿大。治拟调和肝脾两经。

方药：柴胡5g，炒白芍10g，炒当归10g，炒白术10g，茯苓15g，甘草5g，薄荷6g（后入），炒陈皮6g，生熟薏苡仁各15g，浙贝母10g，制香附6g，车前子12g（包煎），虎杖20g，广郁金10g。7剂。

二诊：7月25日。右腹股沟肿胀缓解，食少，溲黄。左关脉小弦，右关脉细弱；舌苔薄腻。再守调和肝脾法。

方药：柴胡5g，当归10g，炒白芍12g，炒白术10g，茯苓15g，甘草5g，薄荷6g(后入),炒陈皮6g,生熟薏苡仁各15g,浙贝母12g,夏枯草20g,车前草15g,赤芍12g,丹皮10g,黑山栀10g。14剂。

三诊:8月12日。右腹股沟已不胀,触之淋巴结肿亦渐消,饮食渐增,小便黄。左关脉弦,右脉弱;舌苔黄腻,治拟守前方加味。

方药:二诊方加广郁金10g,制香附6g。14剂。

评析:淋巴结肿大,即为中医之瘰疬。中医学认为,瘰疬多因"郁、痰、瘀、毒、虚"而发病。情志抑郁,肝气不畅,木乘脾土,以致脾失健运,痰热内生,而生瘰疬。久则肝郁化火,耗伤气血而变为虚损。腹股沟属少腹,为厥阴肝经循行所过之处。本案初诊时脉象左关虚弦,右关沉弱,舌苔薄腻,舌边略紫暗,结合症状,此为脾虚生湿,血虚肝郁,气滞血瘀,气郁化火,炼湿成痰,痰瘀火结于肝经,而成瘰疬。观其脉证,病在肝脾两脏,故治以丹栀逍遥散加软坚散结之品,旨在养血清肝、健脾化湿、祛瘀散结。方药对证,故取效迅捷。

案3　肝肾阴虚,痰瘀阻络

田某,女,59岁,嘉善人,2005年3月25日初诊。颈项失荣,坚硬如石,口干咽燥,夜寐不安,脘胁时或作胀。左关脉弦;舌红少苔,舌边色紫暗。拟养阴化瘀、软坚散结之法。

方药:北沙参12g,麦冬12g,生地20g,当归10g,枸杞子12g,川楝子5g,赤白芍各15g,生甘草6g,浙贝母10g,炙鳖甲20g(先煎),薏苡仁30g,白花蛇舌草30g,半枝莲30g,夏枯草30g,左牡蛎30g(先煎),丹参30g,合欢皮12g,广郁金12g。28剂。

二诊:6月19日。颈项失荣已大见消散,仅存一元硬币大小范围,质亦较软,口干咽燥,夜寐欠安。脉沉涩;舌红少苔,舌边色紫暗。再守前方加味。

方药:初诊方加太子参15g,茯苓15g。28剂。

三诊:10月15日。左侧颈项失荣已消散,入夜口干咽燥。左关脉小弦;舌红少苔,舌边色紫暗有退。治拟前方加减。

方药:二诊方去太子参、茯苓,浙贝母改为12g,加西枫斗6g(煎汤代茶)。28剂。

四诊:2006年3月18日。颈项失荣已消散,入夜口干咽燥亦大减。

左关脉小弦；舌质红苔略腻，舌边紫暗消失。再守一贯煎法。

方药：三诊方去西枫斗，炙鳖甲改为15g(先煎)，丹参改为20g，广郁金改为15g，加茯苓15g。30剂。

评析：失荣是以颈部肿块坚硬如石，推之不移，皮色不变，伴见面容憔悴、形体消瘦，状如树木失去荣华为主要表现的肿瘤性疾病，为古代外科四大绝症之一。颈部为足少阳、足厥阴肝经循行之处。多因情志不畅，忧思郁怒，导致肝失条达，气机不舒，郁久化火；脾胃虚弱，运化失常，水湿停留，聚而为痰。脾与胃、肝与胆互为表里，痰火凝结于厥阴、少阳经脉，发于颈部则阻滞经络而生本病。若溃后破烂出血，外耗于卫，内夺于营，气血耗极，则成败证。

本案患病已久，累及肝肾，阴血耗伤，虚火内灼，故症见口干咽燥，夜寐不安，舌红；阴血不足，不能濡养肝脉，肝气不畅，则脘胁时或作胀，左关脉弦；久病伤及血分，瘀血阻络，故舌边紫暗。病情复杂，虚实夹杂，治当以扶正祛邪为主。初诊方以一贯煎滋阴养血、疏达肝气，佐以白花蛇舌草、半枝莲、夏枯草清热解毒散结，浙贝母、薏苡仁化痰散结消肿，丹参、合欢皮、广郁金活血化瘀、解郁安神，鳖甲、牡蛎咸寒软坚散结。方证合拍，故治疗月余，失荣已大见消散。二诊时见脉沉涩，故加太子参、茯苓益气健脾，化痰除湿，亦培土荣木之法。三诊时见入夜口干咽燥，左关脉小弦，舌红少苔，遂加西枫斗滋阴养液、生津润燥。连师指出，失荣相当于现代医学的颈部原发性恶性肿瘤和恶性肿瘤颈部淋巴转移，如淋巴肉瘤、霍奇金病及鼻咽癌、喉癌的颈淋巴结转移和腮腺癌等。因此，发现颈部肿大淋巴结或颈部肿块时，应高度重视，积极寻找原发病灶，及早确定病变性质。

四、咽疾

连师认为，咽病从肝论治，其实仲景早有明示。如《伤寒论》少阳病篇“少阳之为病，口苦，咽干，目眩”，少阳属胆，然咽为肝之使，目为肝之窍，且肝胆互为表里，故治少阳病实不离肝。又如《金匮要略·妇人杂病脉证并治第二十二》所载“妇人咽中如有炙脔，半夏厚朴汤主之。”梅核气的病机常为情志不遂，肝气郁滞，痰气交阻于咽喉，故治疗以疏肝为首要。“咽为肝之使”的理论，为咽喉病的治疗拓宽了辨治思路。某些咽病并不是单一咽病，往往是因肝病而诱发。如肝气郁结，影响声带活动而失音，是为肝郁失音，“惊恐愤郁，猝然致喑者，肝之病也”（《景岳全书》），而非“金破不鸣”“金实不鸣”。连师对于咽部症见梗阻之候，如有物阻，吞吐不爽，常从气论治，强调疏肝解郁、行气化滞，方用逍遥散、柴胡疏肝散或半夏厚朴汤等，取得了良好的疗效。

验案　气滞痰凝，上逆咽喉

程某，女，50 岁，杭州人，2004 年 1 月 2 日初诊。咽中不适，如有物阻，气短，口苦。左关脉弦，右脉缓；舌苔白腻。拟仲景方合局方七气汤加减。

方药：制半夏 10g，制厚朴 6g，茯苓 15g，紫苏叶 6g，党参 20g，肉桂 3g，大枣 15g，黄连 2g，薏苡仁 20g。14 剂。

二诊：1 月 16 日。诸症均大减。左关脉弦，右脉缓；舌苔白腻。效不更法，再守前方，继进 14 剂。

评析：足厥阴肝经循行沿喉咙之后，向上进入鼻咽部，故咽喉疾病常与肝经相关。左关脉弦，主肝经气滞；脉缓，舌苔白腻，为脾胃虚弱，痰湿内蕴之候。气滞痰凝，循经上逆于咽喉之间，以致咽中不适，如有物阻；痰气闭阻胸膈，气机升降失常，故气短；脾胃虚弱，则肝胆邪气横犯，胆邪上逆则口苦。此痰气交阻之证，初诊方以仲景半夏厚朴汤行气散结、化痰降逆，合以局方七气汤温中健脾、化痰除湿；佐以薏苡仁健脾利湿，少量黄连燥湿厚肠胃，又可监制肉桂之辛热。气顺痰消，则梅核气可除。

七气汤出自《太平惠民和剂局方》卷之三，由人参、炙甘草、肉桂、半夏、生姜组成，原书载：“治虚冷上气，及寒气、热气、怒气、恚气、喜气、忧气、愁气，内结积聚，坚牢如杯，心腹绞痛，不能饮食，时发时止，发即欲死，此药主之。”本案脉缓，苔白腻，主脾胃寒湿内阻。太阴湿土，得阳始运，故合用七气汤温中散寒、健脾化痰。脾为生痰之源，脾气健运，则痰湿自消。

五、乳疾

乳居横膈之上，胸胁之处。《灵枢·经脉》云“肝足厥阴之脉……上贯膈，布胁肋”，厥阴肝经由乳下期门穴而上贯膈，两胁为肝经之分野，故乳房位于肝经循行之处。此外，冲脉挟脐上行，散布于胸中，任脉沿腹部和胸部正中线上行，而冲任二脉与足厥阴肝经相通，冲任之气血亦受肝之疏泄藏血功能调节。《丹溪心法》云：“乳房阳明所经，乳头厥阴所属。”由此可见，在经络问题上，乳归属于厥阴肝经。

肝主疏泄，性喜条达，以气为用，若疏泄失司则乳疾易生。《疡医大全》引胡公弼云“人之两胁，乃足厥阴肝经气分出入之道路……是以胁之上下发毒，皆属肝经”，强调了乳与肝病理联系的紧密性。若妇人情志抑郁，肝之疏泄不及，气机不得畅达，郁结阻滞乳络，以致胸胁胀闷不舒，则好发乳癖、乳痰和乳汁不通，甚至因忧愁抑郁，木不疏土，以致肝脾两损，痰瘀壅结而生乳岩。若因暴怒愤懑，肝气逆乱，疏泄太过，肝经化火，灼伤乳络或生乳头风，或生痈疽发为乳痈、乳疽，或热盛动血发为乳衄，或肝经火热迫乳外出而致溢乳。肝主藏血，有濡养脏腑、经络、筋膜、诸窍和调节周身血量之功能。若肝失藏血，累及冲任血少，以致化乳无源而乳汁缺乏，乳不得肝之阴血濡养而生乳痨。如《外科理例》云：“乳内肿一块如鸡子大，劳则作痛，久而不消，服托里药不应，此乳痨症也，肝经血少所致。”

连师认为，临证治疗乳病，虽有表里、寒热、虚实之别，然究其本质还是气血为病，故治疗多从肝论治，以“通”为法，以“散”为贵，选用四逆散、柴胡疏肝散、逍遥散、四物汤等疏理肝气、补养肝血，同时根据具体病情，或活血通络，或化痰散结，或清热泻火，或健脾和胃，或补肾填精以辅佐之，正如《疡医大全》所云：“治妇人诸痛诸疾，必以行气开郁为主，破血散火兼之。”

案1　肝气郁结，血滞成瘀

余某，女，43岁，嘉兴人，2013年6月27日初诊。经前乳胀疼痛，经行量少。左关脉弦，右脉缓；舌苔薄腻，舌边有瘀点。拟调和法。

方药：柴胡6g，当归12g，赤芍15g，炒白术10g，茯苓15g，炙甘草5g，薄荷6g（后入），陈皮6g，制香附10g，广郁金12g，丹参20g，浙贝母10g，炮山甲6g（先煎）。21剂。

二诊：7月18日。此次经前乳胀疼痛好转，经量仍少。左关脉弦，右脉缓；舌苔薄腻，舌边有瘀点。再守方主之。

方药：初诊方炮山甲改为9g（先煎）。21剂。

三诊：8月22日，经前乳胀疼痛已瘥，经水亦转多。左关脉弦，右关脉尚有力；舌苔薄腻，舌边有瘀点。守效方主之。

方药：二诊方浙贝母改至12g。21剂。

评析：乳房与肺、肾、心包、肝、胆、脾胃、冲任等经络均有联系，其中以肝、脾、胃的经络联系最为密切。足厥阴肝经上贯膈，布胸胁，绕乳头而行，故乳头属肝；脾之大络，名曰大包，出渊腋，下三寸，布胸胁；胃之大络，名曰虚里，贯膈络肺，出于左乳下，其动应衣。脾胃二经之脉，皆过其间，故乳房之部位属脾胃。

肝性喜条达，恶抑郁，为藏血之脏，体阴而用阳。若肝气郁滞，肝失条达，则气机郁滞，血行不畅。经前气血充盛，厥阴所循之处气血更为壅滞，故乳房胀痛；肝失疏泄，则冲任气血不畅，故经行量少，舌边可见瘀点。初诊方以逍遥散疏肝解郁、调达气血，佐以陈皮、香附、郁金行气疏肝解郁，浙贝母化痰散结，丹参、炮山甲活血化瘀、散结消肿。炮山甲味咸、性微寒，入肝胃二经，有下乳通经、散瘀通络之效。连师常用于气滞血瘀所致的乳房胀痛、经行量少等症，确有良效。肝郁得疏，脾虚得补，气血冲和，诸症自除。古人治乳疾，恒用疏肝之法，此为至理也。

案2 肝郁化火，痰瘀结聚

金某，女，47岁，杭州人，2007年5月11日初诊。两侧乳房小叶增生、乳腺结节，触之质硬，疼痛，面部黄褐斑。左关脉弦，右关脉缓；舌红苔薄腻。治拟丹栀逍遥散法。

方药：柴胡5g，炒当归10g，赤芍15g，炒白芍15g，茯苓15g，生甘草6g，丹皮10g，黑山栀10g，制香附6g，广郁金10g，玄参20g，浙贝母10g，牡蛎30g（先煎），青橘叶10g，夏枯草20g，连翘12g。14剂。

二诊：6月8日。乳房疼痛已瘥，按之不硬，面部黄褐斑亦淡。左关脉弦，右脉缓；舌红苔薄腻。再守方加味。

方药：初诊方加生白术10g。14剂。

三诊：6月22日。乳房已不痛，硬块已消，经水按时而行。左关脉弦，右脉缓；舌红苔薄腻。再守方加减。

方药：柴胡5g，炒当归10g，赤芍15g，炒白芍15g，炒白术10g，茯苓15g，清炙甘草5g，丹皮10g，黑山栀10g，制香附6g，广郁金10g，丹参20g，浙贝母10g，青陈皮各6g。14剂。

评析：乳腺小叶增生、乳腺结节属于中医"乳癖"范畴，《疡医大全》引陈实功曰："乳癖乃乳中结核，形如丸卵。或坠重作痛，或不痛，皮色不变，其核随喜怒消长，多有思虑伤脾，恼怒伤肝，郁结而成。"肝郁气滞，日久化火，循经炎上，故左关脉弦，舌红；右关脉缓，苔薄腻，此脾运失健，痰湿蕴阻。肝火与痰湿交结，阻滞气血，气血痰浊结聚于乳房而生癖块，质硬，疼痛；肝火亢盛，煎灼血液，血热血瘀，故颜面出现黄褐斑。初诊方以丹栀逍遥散清肝泻火、健脾化痰，赤芍、丹皮凉血活血；佐以香附、郁金、橘叶行气解郁；玄参、浙贝母、牡蛎三药配伍，此即消瘰丸，化痰软坚散结；夏枯草、连翘清热散结消肿。去白术者，盖因脾虚不甚，且恐白术有壅滞气机和温燥助热之弊。二诊时乳痛已瘥，右脉缓，苔薄腻，故加生白术健脾豁痰利水。气郁消而火热清，痰凝化而络脉通，气血冲和，疼痛岂有不止、癖块岂有不散之理？

案3 气火冲逆，痰凝血瘀

孙某，女，42岁，萧山人，2017年5月25日初诊。乳腺结节，经前乳头疼痛，咽痒。左关脉弦，右关脉大；舌苔薄，舌尖红。拟疏其血气。

方药：柴胡6g，赤芍15g，炒枳壳10g，生甘草6g，川芎6g，制香附6g，青陈皮各6g，广郁金12g，丹参20g，桂枝6g，茯苓15g，丹皮10g，桃仁10g，夏枯草20g。14剂。

二诊：6月8日。此次经前乳头已不痛，咽痒也好转。左关脉弦，右关脉大；舌苔薄，舌尖红。再守方主之。

方药：初诊方加炒当归10g。21剂。

评析：本案与七情因素有关。妇人常有情怀不畅，肝气妄动，动则易乘脾，肝脾失其冲和之气，致气滞痰凝血瘀，郁结于乳络而成肿块结节。乳头司于厥阴，乳房属于阳明，又肝主藏血，冲脉为血海而隶于阳明。经前经血充盈血海，则气血愈为壅滞，故病乳头疼痛；气有余便是火，气火循经上逆，故咽痒、舌尖红。治疗遵《内经》"木郁达之""结者散之"之法，初诊方以柴胡疏肝散加郁金行气疏肝、通达经络，合以桂枝茯苓丸加丹参活血化瘀消癥，夏枯草清热散结。二诊时症情缓解，然舌尖仍红，遂加当归养血柔肝。肝血充足，则肝火不致妄动。诸药配伍，虽药味平淡，然功专力宏，故而仅服十余剂，即见乳痛疾患得解。

与前案对照，两案均有乳痛、左关脉弦，乃肝失疏泄所致。然前右关脉缓，为肝郁脾虚，属肝郁证，方用逍遥散加减。本案右关脉大，为肝气冲逆脾胃，属肝气证，方用柴胡疏肝散加减。脉象有殊，病机各异，此中差别，当以留心。

六、胁痛

胁痛是指以一侧或两侧胁肋部疼痛为主要表现的病症，其疼痛性质主要表现为胀痛、刺痛、灼痛等。胁痛一症，病位主要在肝，与胆、脾、胃、肾、肺关系密切。病性有虚实之辨，病机主要责之气血两端。实证以理气、活血、清热、祛湿、消积、通络为法；虚证以滋阴养血柔肝、温阳补气暖肝佐以理气和络为要。《临证指南医案·胁痛》云："杂症胁痛，皆属厥阴肝经，以肝脉布于胁肋。故仲景旋覆花汤、河间金铃子散及先生辛温通络、甘缓理虚、温柔通补、辛泄宣瘀等法，皆治肝着胁痛之剂，可谓曲尽病情，诸法毕备矣。然其症有虚有实，有寒有热，不可概论。苟能因此扩充，再加详审，则临症自有据矣。"

案1 肝郁脾虚，气机失畅

鲍某，女，39岁，宁波人，2015年1月15日初诊。右胁下疼痛，左乳房结节，经前乳房胀痛。左关脉弦，右脉缓；舌苔薄，舌尖红。拟调和法。

方药：柴胡5g，炒当归10g，赤芍12g，炒白芍12g，炒白术10g，茯苓12g，生甘草6g，薄荷6g（后入），陈皮6g，制香附6g，广郁金10g，丹参15g，浙贝母10g，牡蛎30g（先煎），太子参20g。21剂。

二诊：2月12日。服上方后，右胁下已不疼痛。左关脉弦，右脉缓；舌苔薄，舌尖有瘀点。守方加味。

方药：初诊方丹参改为20g。21剂。

三诊：4月9日。右胁已不胀痛，经前亦无乳胀，夜寐欠安。左关脉小弦，右关脉有力；舌苔薄，舌尖红。守方加味。

方药：二诊方加炒酸枣仁20g。28剂。

评析：胁肋、乳房均为厥阴肝经循行之所。肝郁气滞，经脉气血运行失畅，故右胁下疼痛；气滞血瘀，痰浊胶结，留着乳房，则生结节；经前冲任经血充盈，则经脉气血更为壅滞，故经前乳房胀痛；左关脉弦，右脉缓，此肝郁脾虚之征。初诊方以逍遥散加太子参疏肝解郁，益气健脾；佐以陈皮、香附、郁金行气疏肝解郁；丹参、浙贝母、牡蛎三药配伍，此为消瘰丸之变方（玄参易为丹参），活血化瘀，化痰散结。二诊时胁痛已除，然舌尖有瘀点，则增丹参剂量助活血化瘀通络。三诊时见夜寐欠安，左关脉小弦，舌尖红，此心肝二脏阴血不足，虚热内扰之故，故加酸枣仁养心益肝，补血安神。

案2　湿热阻滞，肝脾失和

卜某，男，33岁，杭州人，2012年1月29日初诊。胆结石，右胁下胀痛。左关脉弦，右关脉实大；舌苔中腻。拟调气机、化结石。

方药：柴胡6g，赤芍12g，炒枳壳10g，生甘草6g，川芎6g，制香附10g，青陈皮各6g，广郁金12g，川楝子6g，延胡索10g，鸡内金10g，生大麦芽30g，金钱草30g，海金沙15g（包煎）。14剂。

二诊：2月23日。右胁下胀痛已好转，夜寐欠安。左关脉弦，右关脉大；舌苔薄腻，舌尖红。守方主之。

方药：初诊方加丹参30g。21剂。

三诊：3月22日。右胁下胀痛已瘥，夜寐亦安。右关脉大，左关脉弦；舌苔薄腻，舌尖红。再守方加减。

方药：二诊方去川楝子、延胡索，加当归10g。21剂。

评析：胆结石为有形之实积，阻滞肝胆经脉，气血运行不畅，故右胁下胀痛；左关脉弦，右关脉实大，为肝脾气机壅滞，经脉失畅之象。此为肝气实证，初诊方以柴胡疏肝散疏肝理气，调畅气血；佐以金铃子散（川楝子、延胡索）行气止痛，四金汤（郁金、鸡内金、金钱草、海金沙）疏肝利胆排石；舌苔中腻，故用鸡内金、麦芽健胃消食，且生麦芽有疏达肝气之效。二诊时夜寐欠安，舌尖红，加丹参养血凉血安神，《妇人明理论》有“一味丹参散，功同四物汤”之说。三诊时胁痛已瘥，夜寐亦安，然舌尖仍红，去金铃子散，加当归养血活血，守效方出入可也。

案3　邪犯肝胆，经气不利

刘某，女，25岁，湖南长沙人，2007年5月5日初诊。两胁下疼痛1周余，口苦，咽干，时有泛恶，左侧头面疼痛，目痛，耳痛，溲黄。左关脉弦，右脉亦弦；舌苔薄腻。治拟仲师法。

方药：柴胡9g，黄芩10g，制半夏10g，生甘草6g，连翘12g，夏枯草20g，炒白芍10g，浙贝母10g，茯苓15g。7剂。

二诊：5月12日。两胁疼痛已缓，泛恶已除，口苦、头痛、耳痛、目痛均瘥。左关脉弦，右关脉大；舌红苔薄腻。守方继服7剂。

评析：《灵枢·经脉》云："胆足少阳之脉，起于目锐眦，上抵头角，下耳后，循颈，行手少阳之前，至肩上，却交出手少阳之后，入缺盆；其支者，从耳后入耳中，出走耳前，至目锐眦后……其直者，从缺盆下腋，循胸过季胁，下合髀厌中。"胆附于肝，与肝互为表里。少阳胆经受邪，亦必影响肝之疏泄，气机郁滞，则病胁痛、咽干、头痛、目痛、耳痛等；肝胆失和，疏泄不利，则胃失和降，胆汁随胃气上逆，则见泛恶、口苦；肝胆实热循经下注，则溲黄；左关脉弦，右脉亦弦，此肝、胆、胃气机不畅之实证也。治宜疏肝利胆，通降阳明。初诊方以小柴胡汤疏肝胆、清邪火，因脾胃气实，故去人参；连翘、夏枯草清肝泻火；舌苔薄腻，溲黄，加浙贝母、茯苓化痰湿、利小便；肝胆互为表里，肝和则胆气亦舒，故用白芍配甘草酸甘化阴，既能和营敛肝，又可缓急止痛。诸药合用，疏利肝胆，化痰和胃，则经气条达，诸症皆除。

案4　肝胆气滞，腑气不畅

洪某，男，31岁，萧山人，2009年5月7日初诊。两胁胀痛，大便不畅，晨起口苦。左关脉弦，右关脉大；舌苔黄腻，舌质红。宗仲师法，拟大柴胡汤法。

方药：柴胡12g，制半夏10g，黄芩10g，大枣15g，炒枳壳10g，赤芍15g，生姜6g，制大黄6g（后入），广郁金12g，鸡内金12g，虎杖30g。14剂。

二诊：5月21日。口苦已瘥，两胁已基本不胀痛，大便已畅，日一行。右关脉有力，左关脉弦；舌苔薄黄腻，舌边红。再守仲师大柴胡汤法，一鼓作气以祛其邪，续以初诊方14剂。

评析：本案两胁胀痛伴大便不畅，左关脉弦，右关脉大，此肝胆气滞，腑气不畅。初诊方以大柴胡汤疏利肝胆气机、泻热通腑下实；郁金疏肝行气化滞；舌苔黄腻，此湿热内蕴，遂加虎杖清利湿热；鸡内金健胃消食。肝胆经气畅通，则枢机运转，胃气和降，胁痛、便结、口苦均除。

案5 肝气郁滞，痰热内扰

任某，女，62岁，杭州人，2009年8月23日初诊。右胁作胀，夜寐多梦。左关脉弦，右关脉大；舌苔黄腻。拟黄连温胆汤法。

方药：川黄连5g，制半夏10g，陈皮10g，茯苓20g，清炙甘草3g，炒枳壳10g，竹茹10g，广郁金10g，制香附6g，合欢皮15g。14剂。

二诊：9月6日。右胁胀大减，夜寐好转。左关脉弦已趋缓；舌苔黄腻，舌边暗。守方治之。

方药：初诊方加丹参20g。14剂。

评析：肝气疏泄升发，则三焦津液输布正常，不致停留为患。若肝气郁滞，津液输布失常，则津液不化而为湿为痰。痰湿阻络，经气不利，故右胁作胀，左关脉弦。木不疏土，脾胃失健，水谷精微不化，反聚湿成痰，阻滞气机升降，故右关脉大。舌苔黄腻，此痰湿久蕴化热之故。痰热内扰，肝失藏魂，则夜寐不安。治宜疏肝胆、理阳明。初诊方以黄连温胆汤理气化痰、利胆和胃，佐以郁金、香附行气疏肝解郁，合欢皮解郁安神。二诊时胁胀大减，夜寐好转，然见舌边色暗，故加丹参活血化瘀，守效方巩固善后。

案6 气滞血瘀，痰湿阻络

陈某，女，44岁，临海人，2008年9月11日初诊。肝病4年，时有右胁下胀痛。左关脉弦，右关脉大；舌苔白腻，舌边有瘀点。拟疏泄其气血。

方药：柴胡6g，赤芍12g，炒枳壳6g，炙甘草5g，川芎6g，制香附6g，青陈皮各6g，炒当归10g，丹参30g，广郁金10g，旋覆花10g(包煎)，红花6g，制半夏10g，茯苓15g，生熟薏苡仁各15g，炙鸡内金9g。14剂。

二诊：9月27日。右胁下胀痛有减，夜寐梦多。左关脉弦；舌苔薄腻，舌边有瘀点。再拟疏其气血。

方药：柴胡6g，赤芍12g，炒枳壳6g，炙甘草5g，炒当归10g，川芎6g，炒生地12g，桃仁6g，红花6g，桔梗5g，川牛膝10g，旋覆花12g(包煎)，制香附10g，广郁金10g，丹参30g，炮山甲6g（先煎）。14剂。

三诊：10月24日。右胁下疼痛好转，夜寐仍多梦。左关脉弦，右关脉有力；舌苔薄，舌根处苔腻，舌边有瘀斑。守方加味。

方药：二诊方加茯苓20g。14剂。

四诊：11月15日。右胁下已不疼痛，夜寐仍多梦。左关脉弦，右关脉有力；舌苔薄白，舌边上瘀点已极少。再守王氏方合仲师方。

方药：三诊方茯苓改为15g。14剂。

评析：久患肝病，左关脉弦，右关脉大，舌苔白腻，舌边有瘀点，此气滞、血瘀、痰湿交阻，厥阴经气不利，故右胁下胀痛。治宜行气、活血、化痰三法并用，疏其血气，而致和平。初诊方以柴胡疏肝散疏肝理气，佐以当归、丹参合赤芍、川芎活血化瘀；兼用旋覆花汤（旋覆花、红花）下气化痰、活血通络，二陈汤（陈皮、半夏、茯苓）加薏苡仁化痰祛湿，鸡内金健胃消食。二诊时胁痛有减，夜寐梦多，舌苔转为薄腻，故去二陈汤、薏苡仁，改用血府逐瘀汤合旋覆花汤加味以活血化瘀、行气止痛，佐以炮山甲活血散结通络。肝气得疏，瘀血得化，痰湿得消，厥阴经气条达通畅，胁痛遂愈。

案7　瘀积胁下，血气失和

魏某，女，45岁，杭州人，2004年3月14日初诊。1年半来右胁疼痛，以针刺样疼痛为主，固定不移。左关脉弦，右脉涩；舌苔薄腻，舌边青紫。治拟王氏膈下逐瘀汤法。

方药：当归20g，赤芍15g，川芎10g，桃仁10g，红花10g，制香附10g，台乌药10g，失笑散12g（包煎），延胡索10g，丹参30g，丹皮10g。14剂。

二诊：3月28日。右胁针刺样疼痛减轻。左关脉弦，右脉涩；舌苔白腻，舌边青紫已减。再守前方加减。

方药：初诊方去当归、丹皮，加炒当归20g，广郁金10g，旋覆花12g（包煎），制厚朴6g，茯苓15g，制半夏10g。14剂。

2005年7月，家人来诊，诉该患服完上药后，迄今未再胁痛。

评析：右胁疼痛如针刺样，此瘀在胁下，已成积块，故左关脉弦，右脉涩，舌边青紫。方以膈下逐瘀汤加味活血化瘀，通络止痛，佐以疏肝。二诊时右胁痛减，舌边青紫亦轻，然苔白腻，此瘀血渐化，而夹痰湿，守效方加旋覆花汤、二陈汤下气化痰通络。

本案与前案均以胁痛为主症，然本案乃瘀血留积，故疼痛固定不移，如针刺状，治以膈下逐瘀汤加味重在活血化瘀、消癥止痛，佐以行气疏肝；前案为肝气郁滞，痰瘀阻络，故疼痛以胀为主，方以血府逐瘀汤疏肝解郁、活血化瘀，兼用旋覆花汤、二陈汤化痰通络。病机虽相似，然方药有异，个中区别，当细细品味参详。

案8 瘀血留着，阻滞经脉

何某，女，71岁，杭州人，2012年9月23日初诊。9月17日晚跌仆后，左胁肋骨两根骨折，左胁疼痛，以入夜为甚。左关脉弦，右关脉大；舌苔薄，舌边色紫。治拟复元活血汤加味。

方药：柴胡6g，天花粉15g，炙甘草6g，当归12g，制大黄6g（后下），桃仁10g，炮山甲6g（先煎），红花6g，赤芍12g，延胡索10g。14剂。

二诊：10月7日。服方14剂，疼痛已大减轻。左关脉弦，右关脉大；舌苔薄，舌边有紫色。再守方加减。

方药：初诊方天花粉改为20g，赤芍改为15g，加广郁金12g，丹参20g。7剂。

评析：本案为跌仆闪挫后，瘀血留着于胁肋，阻滞经脉所致。胁肋为肝经循行之处，瘀血停滞阻络，经气不利，故左胁下疼痛，左关脉弦，舌边色紫。治宜活血祛瘀，疏肝通络，初诊方以复元活血汤加味。方中柴胡疏达肝气，气行则血亦行，瘀血得化，且引诸药入肝经；桃仁、红花、当归、赤芍、延胡索活血化瘀，消肿止痛；大黄荡涤残瘀败血；炮山甲破瘀散结通络；天花粉能入血分，助诸药以散瘀消结，又能清热润燥，正合血气郁久化热化燥之治；甘草缓急止痛，调和诸药。诸药合用，使瘀祛新生，气行络通，则胁痛自平。

案9 土壅木郁，气血失和

洪某，男，41岁，淳安人，2004年5月30日初诊。左胁胀满不舒，脘胀，嗳腐吞酸。左关脉弦，右关脉实；舌苔薄腻，舌边有瘀点。治拟朱丹溪法。

方药：苍术10g，制香附10g，川芎6g，黑山栀10g，焦神曲12g，焦山楂 12g，广郁金 12g，青陈皮各 6g，厚朴花 6g，浙贝母 10g，煅瓦楞子 30g。7 剂。

二诊：6 月 6 日。左胁胀满已轻，脘胀、嗳腐吞酸已无。左关脉弦，右关脉大；舌苔薄腻，舌边有瘀点。再守原方加减。

方药：初诊方去焦山楂、青陈皮、厚朴花，加丹参 30g，当归 10g，赤芍 15g。7 剂。

三诊：6 月 27 日。诸症均除。左关脉小弦；舌苔薄白，舌边有瘀点。再守方略施增损继服。

方药：二诊方去当归，加炒当归 10g，茯苓 15g。14 剂。

评析：气机郁滞，升降失常，则运化失司，故胁胀、脘胀，嗳腐吞酸；左关脉弦，右关脉实，苔薄腻，舌边有瘀点，此主土壅木郁，且气郁兼夹血、痰、湿、食、火诸郁。气郁或因血、痰、湿、食诸郁所致，而气郁又可导致血、痰、湿、食、火诸郁。初诊方以越鞠丸加郁金、青陈皮、厚朴花行气解郁，山楂配伍神曲健胃消食除腐，浙贝母、煅瓦楞子开郁制酸。二诊时左胁胀满已轻，脘胀、嗳腐吞酸已除，然舌边仍有瘀点，遂去山楂、青陈皮、厚朴花，加丹参、当归、赤芍养血活血、柔肝解郁。本案治法着重于行气解郁，盖气机流畅，则血、痰、湿、食、火诸郁皆可自除。

案 10　气血乏源，肝经失养

陈某，女，58 岁，余杭人，2010 年 6 月 26 日初诊。右胁隐痛，口苦，目干，食少，难寐。左关脉小弦，右脉缓；舌苔薄白。拟归芍异功散合酸枣仁汤主之。

方药：当归 10g，赤芍 12g，炒白芍 12g，太子参 25g，炒白术 10g，茯苓 15g，生甘草 6g，陈皮 6g，炒酸枣仁 15g，川芎 6g，知母 6g，生地 15g。14 剂。

二诊：7 月 17 日。右胁隐痛已瘥，纳食已馨，口苦、难寐好转。左关脉小弦，舌苔薄质红。拟守方治之。

方药：炒酸枣仁 20g，知母 9g，川芎 6g，茯苓 12g，生甘草 6g，当归 10g，炒白芍 15g，生地 15g，丹参 15g，广郁金 10g，合欢皮 15g。14 剂。

评析：脾胃虚弱，运化失健，水谷精微不能化生气血，则肝血不足，肝经失却濡养，气机郁滞，故右胁隐痛；肝开窍于目，肝血亏虚则目窍失养，故目干；肝血不足则不能舍魂，故夜寐欠安；左关脉小弦，右脉缓，主脾气亏虚、肝血不足。肝主藏血正常而肝木始柔、肝气条达，治宜培土以荣木。初诊方以归芍异功散健脾气、养肝血，合以酸枣仁汤、四物汤养血安神、清热除烦。脾胃健运，则能化生气血，肝木可得滋养，故二诊时纳食馨，胁痛瘥，继用酸枣仁汤合四物汤化裁，重在养血凉血、清心安神。

案 11　脾虚肝郁，升降失常

方某，女，80 岁，杭州人，2017 年 6 月 2 日初诊。右胁下疼痛，脘胀，食少。右关脉虚大，左关脉弦；舌苔薄。拟补土柔木。

方药：太子参 20g，生黄芪 25g，炒白术 12g，炙甘草 5g，陈皮 6g，当归 12g，升麻 6g，柴胡 5g，炒白芍 12g，茯苓 12g，炒枳壳 12g。7 剂。

二诊：6 月 9 日。右胁下疼痛已瘥，脘胀亦除，食增。右关脉虚大，左关脉弦；舌苔薄腻。再守前方继服 14 剂。

三诊：6 月 23 日。右胁下已不疼痛，大便偏干，脘略胀，时有纳差。右关脉虚大，左关脉弦；舌苔薄腻。守方出入。

方药：初诊方加炒谷麦芽各 15g。14 剂。

四诊：7 月 7 日。诸症均瘥，能上山行走。右关脉虚大，左关脉小弦；舌苔薄，舌质红。守方出入。

方药：三诊方太子参改为 25g。14 剂。

评析：脾升则健，胃降则和；脾升胃降，为一身气机升降之枢纽。若脾胃虚弱，中焦升降失常，则气机壅滞于中，故脘胀、食少，右关脉虚大；升降枢纽失常，亦可影响周身气机运转，以致肝失疏泄，而见右胁下疼痛，左关脉弦。此土虚而致木郁，方以补中益气汤益气健脾，升举清阳；加白芍、茯苓，即合逍遥散，以疏肝解郁；加枳壳下气宽中除胀。连师经验：补中益气汤加枳壳，则升降气机之效更佳。清阳升，浊阴降，中焦气机升降复常，大气流转，肝郁亦除。

案 12　阴虚血燥，肝失濡润

王某，女，60 岁，杭州人，2011 年 5 月 15 日初诊。两胁下痛，目睛干涩，口干，咳嗽有痰。左关脉弦，舌红少苔。拟一贯煎法。

方药：北沙参 12g，麦冬 15g，生地 20g，当归炭 6g，枸杞子 12g，川楝子 6g，炒白芍 15g，炙甘草 6g，川贝母 6g，瓜蒌皮 12g。7 剂。

二诊：6月5日。目睛已舒适，胁下疼痛大减，咳嗽亦少。左关脉弦，舌红苔薄腻。再守方主之。

方药：初诊方加茯苓15g。7剂。

评析：本案左关脉弦，舌红少苔，此阴虚血燥，肝经失养，气机郁滞所致。阴血亏虚，肝脉失养，故气机郁滞而两胁下痛；津液不足，则目睛干涩、口干；阴虚火旺，肝火上灼肺金，木火刑金，则肺失宣降，津液输布失常，故咳嗽有痰。初诊方以一贯煎滋阴疏肝，佐以川贝母、瓜蒌皮润肺止咳、清热化痰，且二药皆入肝经，有开郁之力。诸药合用，滋养肝阴，疏泄肝气，清金制木，则胁痛、咳嗽皆除。

案13 肝肾阴虚，气郁化火

蒋某，男，61岁，金华人，2014年10月13日初诊。右胁胀痛，腰痛。左关脉弦，两尺脉虚浮；舌苔薄黄根剥。拟滋水清木法。

方药：生地15g，山药15g，山茱萸12g，茯苓12g，丹皮10g，泽泻10g，柴胡5g，炒当归10g，炒白芍15g，炒白术10g，生甘草6g，黑山栀10g。21剂。

二诊：11月7日。右胁疼痛好转。左关脉弦，两尺脉虚浮；舌苔薄根剥。再守方主之。

方药：初诊方山药改为20g。21剂。

三诊：2015年1月19日。右胁疼痛已瘥，腰痛亦好转。左关脉弦，两尺脉虚浮；舌苔薄腻根剥。再守方主之。

方药：二诊方炒当归改为6g，加焦神曲12g，砂仁6g(杵，后入)。21剂。

评析：乙癸同源，肝木根植于肾水，得肾水涵养而能藏血、主疏泄。本案两尺脉虚浮，舌苔根剥，此肾水亏虚，虚阳浮越；腰为肾之府，肾虚失养故腰痛；水不涵木，肝木失柔，气机郁滞，日久化火，故右胁胀痛，左关脉弦，舌苔薄黄。此虚实夹杂，肝肾阴虚为本，气郁化火为标，治当标本兼顾。初诊方以滋水清肝饮补肝肾，清肝火。肾水充足，则肝木得柔；肝气舒畅，则郁火自消。三诊时见舌苔薄腻，此滋补清火日久，脾胃失健而痰湿内蕴所致，故加砂仁、神曲芳香化湿，和中消食。中州脾胃健运，气血化生有源，以后天之精助先天精气，且使诸补肾之品补而不腻。

七、少腹痛

少腹痛是指脐下偏左或偏右处疼痛。《灵枢·经脉》云:“肝足厥阴之脉……循股阴,入毛中,环阴器,抵小腹,挟胃,属肝络胆,上贯膈,布胁肋……”少腹与胁肋均为厥阴肝经循行所过之处,故少腹痛与胁痛病因病机相似,主要责之气血两端。病性有实有虚,或虚实夹杂。实者常有气滞、瘀血、湿热、寒邪等,虚者多因气血阴阳不足。治疗可参考胁痛证治,实证治以理气、活血、清热、祛湿、散寒、通络,虚证治以滋阴养血、温阳补气,佐以行气疏肝。少腹部位亦有肠腑,然不可拘泥于攻下通利之法,诚如《医学真传》所云:“夫通则不痛,理也。但通之之法,各有不同。调气以和血,调血以和气,通也……虚者助之使通,寒者温之使通,无非通之之法也。若必以下泄为通,则妄矣。”

案1　肝脾失调,气血郁滞

王某,女,31岁,杭州人,2014年8月1日初诊。右少腹疼痛。左关脉小弦,右脉缓;舌苔薄腻,舌尖红。拟仲师法。

方药:当归12g,赤芍15g,川芎6g,生白术12g,茯苓15g,泽泻15g,丹参20g,延胡索10g。7剂。

二诊:8月8日。右少腹疼痛已减。左关脉小弦,右脉缓;舌苔薄腻,舌尖有朱点。守方出入。

方药:初诊方去延胡索,当归改为15g。7剂。

三诊:8月29日。右少腹疼痛已缓解。左关脉小弦,右脉缓;舌苔薄腻,舌尖红。再守方出入。

方药:二诊方加制香附10g。14剂。

评析:本案乃肝脾失和,气血郁滞所致。左关脉小弦,主血虚肝郁,气机郁滞则血脉失畅,瘀血留着;右脉缓,舌苔薄腻,为脾虚气弱,运化失健而水湿内生。气滞血瘀,兼夹水湿,经脉失畅,故少腹疼痛。仲景云:“妇人怀娠,腹中㽲痛,当归芍药散主之。”法仲圣之意,初诊方以当归芍药散和血敛肝、健脾化湿,加延胡索活血行气止痛;舌尖红,此血郁化热,加丹参凉血活血。三诊时少腹疼痛已缓,加香附行气解郁,盖气机流畅,血脉畅达,则瘀血得化,水湿得除。

案2 湿热夹瘀，阻滞肝经

励某，女，61岁，兰溪人，2007年10月11日初诊。右输尿管上段结石，伴右肾重度积水，2007年8月24日行手术治疗，9月16日腹部B超检查示：①右肾肿大，中重度积水，右肾结石；②右肾肾盂输尿管交界处多发结石；③左肾多发结石，左肾肾盂轻度分离，积水。现右少腹胀痛，小便涩而不畅。左关脉弦，右关脉实；舌根黄腻，舌边有瘀斑。拟四逆散加味。

方药：柴胡9g，赤芍20g，炒枳壳10g，生甘草6g，金钱草30g，海金沙20g（包煎），鸡内金12g，广郁金12g，石韦12g，萹蓄15g，飞滑石20g（包煎），车前子20g（包煎）。21剂。

二诊：11月15日。服前方后右少腹已不胀痛，小便已畅，然夜寐欠安。左关脉弦，右关脉实；舌苔黄厚腻，舌边有瘀斑。再守上方加味治之。

方药：初诊方加丹参30g，琥珀3g（研末，冲服），茯苓15g。21剂。

三诊：12月13日。少腹已不胀痛，小便通畅，夜寐已安，12月10日B超检查示：右肾中重度积水，双肾多发细小结石。左关脉弦，右关脉实；舌苔薄黄腻，舌边有瘀斑。再守方治之。

方药：二诊方车前子改为15g（包煎），加冬葵子12g，广木香6g。21剂。

四诊：2008年4月3日。诸症均瘥，B超检查示：右肾轻度积水，双肾多发细小结石。左关脉弦，右关脉实大；舌苔黄腻。守方治之。

方药：三诊方去广木香，加鱼脑石15g（先煎）。21剂。

评析：肾结石，属“石淋”范畴，多因湿热蕴结煎熬水液而成。湿热阻滞厥阴经脉，气血运行不畅，故右少腹胀痛，左关脉弦，右关脉实，舌边有瘀斑；湿热蕴结下焦，水道不利，故小便涩而不畅，舌根黄腻。治宜行气化滞，清热利湿，排石通淋。《伤寒论》有云：“少阴病，四逆，其人或咳或悸，或小便不利，或腹中痛，或泄利下重者，四逆散主之。”此湿热夹瘀，阻滞厥阴经脉气血而致少腹胀痛，小便不利，故初诊时以四逆散加郁金疏肝理气解郁，并重用赤芍活血化瘀；佐以经验方四金汤加石韦、萹蓄、滑石、车前子以清利湿热，化石排石，以排蓄积之尿液，使结石如轻舟推行。二诊时少腹已无胀痛，小便通畅，然寐差，舌边仍有瘀斑，守方加丹参、琥珀活血化瘀、利尿通淋，茯苓利湿化浊、宁心安神。四诊时诸症均瘥，B超检查大为好转，仅“右肾轻度积水，双肾多发细小结石”，病已去其六七，再守方加鱼脑石清热利尿通淋，清其余邪。鱼脑石，为石首鱼科动物大黄鱼和小黄鱼头骨中的耳石，具有利尿通淋、清热解毒之功效。《本草纲目》谓其“主淋沥，小便不通”。连师常用于治疗石淋、小便淋沥不畅。

案3 肝血虚少，寒滞厥阴

张某，女，39岁，嘉兴人，2012年4月5日初诊。两侧少腹隐隐作痛，畏寒。脉沉，舌苔薄白。此乃厥阴肝经病也，治拟张景岳法。

方药：炒当归10g，枸杞子15g，小茴香6g，台乌药10g，肉桂3g（后入），茯苓15g，降香片5g（后入）。28剂。

二诊：5月13日。服上方后少腹疼痛好转，然停药后又两侧少腹疼痛，且大便干。脉沉；舌苔薄腻，舌尖红。再守张景岳法，养其厥阴经血脉也。

方药：初诊方去炒当归，加当归15g。21剂。

三诊：6月7日。少腹两侧疼痛已基本缓解，大便仍干。脉沉；舌苔薄，舌有齿痕。再守方增其制。

方药：二诊方去降香片，加沉香片5g（后入），淡肉苁蓉15g。30剂。

评析：本案乃肝血虚少，寒客肝脉，气机郁滞所致。寒为阴邪，其性收引，若肝血不足，寒自内生，使肝脉气机不畅，故少腹隐痛；畏寒，脉沉，舌苔薄白，此血虚内寒之候也。方以暖肝煎养肝血、散寒凝、行气滞。原方所用沉香，入脾、胃、肾经，散胸腹阴寒，行气止痛，连师改用降香，以其入肝经可理气散瘀止痛。三诊时少腹疼痛已瘥，然大便偏干，故加肉苁蓉温补肾阳、润肠通便。暖肝煎补养、散寒、行气三法并行，温补肝肾治其本，行气逐寒治其标，则少腹疼痛可除。

案4 肝郁化火，痰瘀成癥

凌某，女，25岁，嘉兴人，2004年2月6日初诊。2004年1月30日B超检查示：右卵巢囊肿5.4cm×5.0cm×5.0cm，内液清。右胁下及右少腹作胀，心烦易怒，经行乳胀。左关脉弦，舌红苔薄白。治拟丹栀逍遥散法。

方药：柴胡5g，炒当归10g，赤芍10g，炒白芍10g，炒白术10g，茯苓15g，炙甘草6g，丹皮10g，黑山栀10g，浙贝母10g，制香附6g，广郁金10g，炮山甲6g（先煎），左牡蛎30g（先煎）。14剂。

二诊：2月20日。右胁下及右少腹胀感减轻，心烦易怒亦好转，然大便溏。舌淡红苔薄白，左关脉弦。治拟上方加减。

方药：初诊方去丹皮、黑山栀，炒当归改为12g，制香附改为10g，加丹参20g。21剂。

三诊：3月14日。3月3日B超检查示：右卵巢囊肿已消失。右胁下及右少腹作胀已瘥，然目糊，腹中转矢气，小便时下部疼痛。左关脉弦；舌苔薄腻，舌边有瘀点。再守效方加味。

方药：二诊方加生熟薏苡仁各15g，车前子15g（包煎）。21剂。

药尽来诊，积聚已消，再守前效方加减，巩固善后。

评析：《景岳全书·积聚》云："积聚之病，凡饮食、血气、风寒之属，皆能致之。"积聚的发生，多因情志郁结，饮食所伤，寒邪外袭以及病后体虚，或黄疸、疟疾等经久不愈，以致肝脾受损，脏腑失和，气机阻滞，瘀血内停，或兼痰湿凝滞而成。本案左关脉弦，主肝气郁结，又兼有胁下及少腹作胀、心烦易怒、乳胀，故考虑本案乃情志抑郁，肝气不舒，气机阻滞，血行不畅，津液不行，气滞血瘀痰结，日积月累而致。厥阴经脉血气不畅，甚则郁而化火；经气不利则不能化水，久则生湿，郁火煎灼成痰，气滞血瘀痰阻，则生积聚，而致卵巢囊肿。治当疏肝理气活血，祛瘀化痰消癥。初诊选方丹栀逍遥散合香附、广郁金以疏肝理气解郁，兼清肝火，配伍炮山甲活血消癥，牡蛎、浙贝母开郁化痰，软坚散结。

二诊时右胁下及右少腹作胀好转，心烦易怒亦好转，然大便溏，故去寒凉之丹皮、山栀，加丹参以增凉血活血之力。连师以丹参易玄参，配伍浙贝母、生牡蛎，为消瘰丸之变方，重在活血化痰、消癥散结。三诊时右胁下及右少腹作胀已瘥，然肝经仍有血气不畅，故腹中转矢气、小便时痛；肝火循经上犯肝窍，故目糊。续以效方加薏苡仁利水渗湿化痰，车前子利水通淋、清肝明目。

八、阴部疾病

《灵枢·经脉》云："肝足厥阴之脉……循股阴，入毛中，环阴器，抵小腹，挟胃，属肝络胆……"阴器乃厥阴肝经循行之处，中医认为，男女之阴器乃宗筋之所聚。《素问·厥论》云"前阴者，宗筋之所聚"，《灵枢·经脉》云"肝者筋之合也，筋者聚于阴器"，宗筋为肝所主，故阴器为肝所统。男性之阴器(阴茎、睾丸)为排尿和射精之通道,女性之阴器内含尿道和阴道,故厥阴肝经的病症表现之一就是小便异常和生殖功能障碍。

(一)肝与小便

连师认为,三焦的气机通畅与肝之疏泄功能密切相关。肝是三焦气机之枢,能疏泄三焦水道,气行则水行,气滞则水停。凡水津所过,气无不至。《金匮要略浅注》云:“肝气横,其痛在胁下,传则腹痛,厥阴之气,冲逆水邪,随之而上下,则时时津液微生,小便续通。”肝气疏泄失常则升降失度,肝脾不升,肺胃不降,导致水道不通。《血证论》云“气与水本属一家,治气即是治水”,故小便涩滞不畅,常责之于厥阴肝经疏泄失职,治疗当注重调达肝气,随证选用逍遥散、四逆散、柴胡疏肝散、龙胆泻肝汤或一贯煎、滋水清肝饮等化裁加减,疏肝调气以行水,气升则水自降。

(二)肝与生殖

连师认为,阴器为宗筋之会,以气血为用。阴器之用事,皆与肝气之疏泄和肝血之充盈有关。临证治疗阳痿、阳强、性冷淡、阴户失润等一类的病症,可采用疏肝、清肝、平肝、养肝、温肝等治法。

若因肝经湿热下注,阴痒带黄;肝木阴虚火旺,下汲肾阴,阴户干涸等,亦可据证从肝论治。

案1 肝气壅滞,失其疏泄

蔡某,男,43岁,湖州人,2013年1月13日初诊。小便淋沥不畅,小腹两侧作胀。左关脉弦,右关脉大;舌苔薄腻。治拟疏泄之法。

方药:柴胡6g,赤芍15g,炒枳壳10g,炙甘草6g,川芎6g,制香附10g,青陈皮各6g,广郁金10g,浙贝母10g,炒当归10g,佛手片10g,焦神曲12g。21剂。

二诊:2月24日。小便已通畅,小腹两侧已不胀,然双目作胀,口苦。左关脉弦,右脉缓;舌苔薄白。拟调和之。

方药:柴胡6g,炒当归10g,炒白芍15g,炒白术10g,茯苓15g,生甘草6g,薄荷6g(后入),陈皮6g,制香附6g,广郁金12g,浙贝母10g,车前子15g(包煎),白蒺藜12g,生地15g。21剂。

三诊:3月17日。小便已畅,小腹两侧亦不胀,目胀亦减,口仍苦,大便溏。左关脉弦,右脉缓;舌苔薄白。守方出入。

方药:二诊方去生地,炒当归改为6g。21剂。

评析:肾居下焦,主水。水液代谢虽赖于肾的蒸腾气化,但与肝经的疏畅条达不无关系。若肝经气机不畅,疏泄失司,可致水液停蓄而为淋、为闭、为癃。本案初诊时左关脉弦,右关脉大,舌苔薄腻,此肝气壅滞,失其疏泄,则下焦水湿通利不畅,故小便淋沥,少腹作胀。方以柴胡疏肝散加郁金行气疏肝、通达经气,佐以当归、浙贝母养肝疏肝、通利小便,此亦仲景当归贝母苦参丸去苦参(恐寒凉败胃,故去之);再加佛手行气疏肝、和中化湿,焦神曲消食健胃。诸药合用,使经气条达,水道通利。二诊时小便通畅,少腹胀除,然见目胀、口苦,左关脉弦,右脉缓,舌苔薄白,此肝郁脾虚之候。肝郁化火,循经上冲,故目胀、口苦。"火郁发之",方以逍遥散合黑逍遥散滋阴养血,疏肝解郁,健脾化湿;佐以香附、郁金行气疏肝解郁;当归、浙贝母、车前子解肝郁、利小便,使火热从小便而走;白蒺藜平肝解郁,祛风明目。三诊时诸症均减,然便溏,故去生地,减当归之量,因滋阴养血之品易润肠通便之故。此案初诊、二诊时脉象各异,初诊时是肝气证,选用柴胡疏肝散行气化滞,二诊时为肝郁证,改为逍遥散疏肝解郁。方随证转,体现了连师"平脉辨证"的辨治思想精髓。

案2 肝气冲逆,经脉失畅

阮某,男,40岁,嘉兴人,2009年9月25日初诊。1个月来右侧睾丸作胀。左关脉弦,右关脉大;舌苔薄腻。拟调气法。

方药:柴胡6g,炒白芍15g,炒枳壳6g,炙甘草5g,川芎6g,制香附10g,青陈皮各6g,广郁金10g,川楝子6g,茯苓15g。14剂。

二诊:10月9日。右侧睾丸作胀已有减轻。左关脉弦,右关脉大;舌苔薄腻。再拟疏泄气机。

方药:柴胡6g,赤芍12g,炒枳壳10g,炙甘草5g,川芎6g,制香附10g,青陈皮各6g,广郁金12g,丹参20g,佛手片9g。14剂。

2013年1月17日因胃痛来求诊,自述服上方后睾丸作胀病愈,未再发。

评析:足厥阴肝经起于足大趾,上行绕阴器,抵少腹,故睾丸病变与厥阴肝经气血运行密切相关。连师认为,左关脉弦,右关脉大,乃肝气冲逆之象，故治用柴胡疏肝散加青皮、郁金疏肝理气；川楝子疏肝泻热，行气止痛，以治疝气偏坠；茯苓淡渗利湿健脾。本案之妙，在于芍药之运用。“肝欲散，急食辛以散之，用辛补之，酸泻之”，初诊时肝气冲逆，故用白芍之酸以收敛肝气，即为“酸泻之”；二诊时肝气有敛，则用赤芍配伍丹参活血化瘀，血液畅行则有助肝气条达。一方之中，加减化裁，意味深长。

案3 气滞血瘀，阳事不振

黄某，男，35岁，上海人，2011年1月13日初诊。阳事不振，时有少腹坠痛。左关脉弦，右关脉大；舌苔薄腻，舌边有瘀点。从气血不畅治之。

方药：柴胡10g，赤芍12g，炒枳壳10g，生甘草6g，川芎6g，制香附10g，青陈皮各6g，广郁金12g，丹参20g，白蒺藜15g，茯苓20g，佛手10g。21剂。

二诊：7月21日。阳事已振，性生活已基本正常，少腹坠痛亦好转。左关脉弦，右关脉大；舌苔薄，舌边有瘀点。再守方加味。

方药：初诊方加焦神曲15g。21剂。

评析：阳痿一证，肾阳不足者为多，故一般多从温肾壮阳论治，取效者虽多，然乏效者亦不少。究其所因，乃虚实不辨所致。阳痿病位在肝、在脾、在心，或由湿热、或由气郁者亦有之。本案左关脉弦，右关脉大，舌边有瘀点，乃肝经气血瘀滞不畅所致。肝主筋，其经脉循股阴，入毛中，绕阴器，其筋结于阴器。当肝经气血调畅，宗筋得其所养，阴茎勃起正常而且坚硬；反之，则宗筋痿弱不用，阴茎不能勃起。

案4 阴血亏虚，气郁化火

丁某，女，29岁，杭州人，2011年2月13日初诊。阴痒。左关脉弦，右关脉缓；舌红苔少。拟养阴血、清肝火。

方药：柴胡5g，当归10g，炒白芍15g，茯苓12g，生甘草6g，丹皮10g，黑山栀6g，生地20g。14剂。

二诊：5月8日。服上方后，阴痒即瘥，然近半月饮食辛辣后又发。左关脉弦，右脉缓；舌质红，苔薄腻。守方加味治之。

方药：初诊方加生白术10g。14剂。

评析：本案虽仅阴痒一症，然左关脉弦，右关脉缓，舌红苔少，脉舌合参，示阴血亏虚，肝郁化火，脾气亦弱。阴亏血少，则经脉血燥生风，故厥阴所循之外阴处瘙痒难忍。方以丹栀逍遥散养血敛营、清肝泻火，加大剂量生地滋阴养液，即丹栀逍遥散合黑逍遥散合用成方。舌红少苔，故去甘温燥热之白术。阴血充盈，经脉濡润，则瘙痒可除。二诊时饮食辛辣引动内热，又发阴痒，守效方治之。舌苔薄腻，故加白术燥湿利水，生用则不致太过温热。

第十节 月经病治验

月经病是妇科的常见病，以月经周期、经期、经量、经质和经色等发生异常，或伴随月经周期出现诸多症状为特征的疾病。连师治疗月经病，推崇“女子以肝为先天”之说，认为与女性独特的生理病理关系密切的肝、脾、肾、冲任等系统中，肝的地位至关重要，牵涉病机最多，影响最广。

厥阴肝经起于足大趾爪甲丛毛之处，经太冲穴沿腿内侧上入阴毛中，绕阴器，抵少腹，而后布于胁肋。由此可见，厥阴肝经与女子阴器、胞宫等密切相关。其次，《素问·上古天真论》云：“女子……二七而天癸至，任脉通，太冲脉盛，月事以时下，故有子。”冲任二脉与月经密切相关。月经赖“天癸”阴精发动，冲脉盛为本，任脉通而行，则月事以时下。肝主藏血，冲脉为“血海”，隶于阳明肝，任脉与肝经相交会，故冲任之“盛”与“通”，经血应时畅利下行，均有赖于肝血贮藏充足和肝气疏泄条达。只有肝血充盈下注、肝气疏泄有度，则经事如期而至。若肝血不充或涩滞，肝气不疏或太过，皆可导致经事紊乱，此或责之肝血，或责之肝气。

肝体阴而用阳。体阴者，因肝为藏血之脏，诸经之血除营养周身外，皆藏于肝。肝血充盛，下注冲脉，则为经水。肝之藏血正常，则经水化源充盛；肝藏血失常，不但会出现肝血不足所致的月经后期量少、闭经、绝经期前后诸症等，还可因藏血失职而出现经量偏多、崩漏等出血性病症。用阳者，乃谓肝主疏泄，通达血脉，调畅气机。肝之疏泄正常，则经水下行通畅。肝主疏泄失常，则会出现两种病理变化：一是肝气郁结，血运失畅，出现月经后期、闭经、痛经等；二是肝气冲逆，血随气逆，出现月经先期、经行量多、经期延长、崩漏、经行吐衄等。若肝郁化火，火热内灼津液阴血，以致阴血亏耗，肝无所藏，冲任失荣，则出现月经错后、血枯经闭等病症。由此可见，肝脏对月经周期、经量、经期的调节起到关键作用，系月经调节之枢纽。

金元刘河间提出治妇人病“天癸既行，以从厥阴论之”的观点，强调在“天癸至”到“天癸竭”的阶段从肝论治，对连师治疗月经病的学术思想也影响颇深。连师认为妇人月经病与肝经气血失常密切相关，“调经首重调肝”，在方药中应突出调肝气、和肝血的辨治思想，正如清代江涵暾《笔花医镜》所言：“女子之症，审无外感内伤别症，唯有养血疏肝四字，用四物汤、逍遥散之类可以得其八九。”如疏肝健脾法，以逍遥散治疗肝气郁结，脾胃运化失常所致的月经过少、月经后期等；疏肝活血法，以血府逐瘀汤治疗肝气失和，气滞血瘀，胞脉瘀阻所致的痛经、闭经、月经先后无定期、不孕等；清肝利湿法，以龙胆泻肝汤治疗肝经湿热所致的月经过多、月经先期、崩漏、经行衄血等；化瘀温经法，以少腹逐瘀汤治疗肝经寒凝血瘀所致的月经不调、痛经、闭经、崩漏、不孕等；温肝通络法，以暖肝煎、当归四逆汤治疗肝经血虚，又感寒邪所致的痛经、月经后期，伴见手足厥寒、小腹冷痛或周身冷痛等；解郁化痰法，以苍附导痰丸方治疗肝气郁滞，津液不化，久成痰浊，阻滞胞脉所致的月经稀发、闭经、不孕等；和血养肝法，以四物汤、桃红四物汤、酸枣仁汤或补肝汤治疗月经后期、经行量少等；滋水涵木法，以归芍地黄丸、杞菊地黄丸治疗肝肾亏损，冲任不固所致的月经涩少、闭经、崩漏等；缓肝宁心法，以甘麦大枣汤治疗心肝阴血不足所致的围绝经期综合征等。连师还喜用玫瑰花、月季花，两药味甘淡、微苦，性平，归肝经，气味清香而入血分，善于疏肝解郁，调畅气血而活血调经。

一、月经先期

案1　肝郁化火，下扰冲任

张某，女，13岁，绍兴柯桥人，2008年1月26日初诊。去年3月1日初潮，然自5月份起月经一月两行，且八九日方净。左关脉弦，右关脉缓；舌红苔薄。治拟清厥阴之血热。

方药：柴胡5g，当归炭6g，赤芍15g，炒白芍15g，茯苓12g，生甘草

6g，丹皮 10g，黑山栀 10g，生地炭 15g，炒贯众 10g，炒金银花 15g，阿胶珠 10g（烊化）。14 剂。

二诊：2 月 26 日。此次月经按期而至，然略有小腹疼痛。左关脉弦，右脉缓；舌苔薄白，舌边红。治拟调和之法。

方药：柴胡 5g，炒当归 6g，赤芍 12g，炒白芍 12g，炒白术 10g，茯苓 12g，炙甘草 5g，丹皮 6g，黑山栀 6g，制香附 6g，广郁金 10g。14 剂。另配加味逍遥丸 2 瓶，嘱服完汤剂后，改服丸剂以善后。

评析：本案月经一月两行，且经期延长，左关脉弦，右关脉缓，舌红苔薄，此为肝郁脾虚，气郁化火。肝主疏泄及藏血，与女子月经密切相关。患者为初中学生，平素学习紧张，压力过大，以致肝失疏泄，气郁化火。木火妄动，下扰冲任，迫血妄行，故经行先期、经期延长。初诊方以丹栀逍遥散合黑逍遥散疏肝解郁、清热调经，佐以贯众、金银花清热凉血；因诊时正值经期第 6 天，故当归、生地俱炒炭使用，则和血凉血中兼有收敛止血之性，又加阿胶珠养血止血。肝气畅达，郁火透发，月事自然按期而至。二诊时经行小腹疼痛，此经血下行不畅，故当归炭改为炒当归，以活血通经，佐以香附、郁金疏肝解郁、行气活血止痛。再以加味逍遥丸疏肝解郁、健脾和营，缓缓图治，以防气郁化火导致病情反复。

案 2 脾虚失摄，肝经郁热

汪某，女，16 岁，杭州人，2004 年 4 月 4 日初诊。经水一月两行，眩晕。左关脉小弦，右关脉虚大；舌红苔薄黄，上有小朱点。治拟李氏法。

方药：太子参 30g，生黄芪 20g，炒白术 10g，炙甘草 6g，炒陈皮 6g，当归炭 6g，升麻 6g，柴胡 5g，炒白芍 15g，赤芍 10g，茯苓 12g，仙鹤草 20g，红枣 20g，炒黄芩 6g。14 剂。

二诊：5 月 6 日。此期经水二十三天一行，十余天方净。右关脉虚大，重按无力，左关脉小虚弦；舌苔薄黄。治再补气养血法。

方药：初诊方去赤芍，生黄芪改为 25g，当归炭改为 10g，加川黄连 2g。14 剂。

三诊：6 月 13 日。经水已逾期未行。右关脉虚大，左关脉稍弦；舌苔薄，舌上有小朱点。继治拟李氏法。

方药：太子参20g，生黄芪20g，炒白术10g，炙甘草6g，炒陈皮6g，炒当归6g，升麻6g，柴胡5g，丹参15g，制香附6g，紫苏叶6g。14剂。

四诊：6月27日。现经水刚净。右关脉略虚大，左关脉小弦；舌苔薄白，边有小朱点。再守李氏法出入。

方药：太子参20g，生黄芪15g，炒白术10g，炙甘草5g，炒陈皮6g，炒当归10g，升麻6g，柴胡3g，麦冬10g，五味子5g，丹参12g。14剂。

五诊：7月25日。此期经行正常，精神好转，已无眩晕。右关脉略虚大，左关脉虚弦；舌苔薄腻。继治拟李氏法。

方药：四诊方去炙甘草、麦冬、五味子、丹参，加清炙甘草3g，炒白芍10g，茯苓15g，焦神曲12g。14剂。

六诊：8月13日。此期经行提前一周，色鲜红。右关脉虚大，左关脉虚弦；舌苔薄白，舌质红。拟守方出入。

方药：太子参20g，生黄芪15g，炒白术10g，甘草5g，炒陈皮6g，炒当归10g，升麻5g，柴胡3g，炒白芍15g，茯苓15g，炒黄芩6g，仙鹤草15g。14剂。

七诊：9月12日。此期经行应时而至，一周即净，大便溏。右关脉虚大，左关脉弦；舌苔薄黄腻，舌尖红。再守方出入。

方药：六诊方加川黄连2g。14剂。

八诊：10月12日。经行如期而至，五天即净，大便偏溏。近来外感三日，咳嗽鼻塞。左关脉弦，右关脉虚大；舌中苔灰腻。从虚人外感论治。

方药：太子参15g，生黄芪15g，炒白术10g，甘草5g，炒陈皮6g，炒当归6g，升麻5g，柴胡5g，炒白芍10g，茯苓12g，黄芩6g，川黄连3g，紫苏叶6g，葛根6g，薄荷6g（后入）。14剂。

评析：患者为高中学生，劳倦思虑过度，损伤脾气。脾气虚弱，则统摄失职，冲任不固，不能制约，又兼肝气郁滞，久则化热，以致经行先期、经期延长。本案右关脉虚大，主脾胃虚弱、中气不足；左关脉小弦，舌红苔薄黄，上有小朱点，为血虚肝郁，久则郁而化热。气虚统摄无权，又兼肝经郁热，故月经先期，甚至一月两行。初诊方以补中益气汤合逍遥散补中益气、健脾固摄，兼以养血柔木、疏肝解郁，佐以黄芩清热凉血，仙鹤草配伍红枣可滋补强壮、收敛止血。此后以补中益气汤为主方随证加减，气滞而见月经后期，左关脉弦者，加制香附、紫苏叶行气化滞；血虚肝郁，左关脉虚弦者，加炒白芍和柔肝木；月经提前，色鲜红，加炒黄芩清热凉血，仙鹤草收敛止血。至9月、10月时，经水均能按期而至，5～7天经净，再进效方以巩固善后。

二、月经后期

案1 肝气郁结，瘀阻冲任

朱某，女，41岁，杭州人，2006年4月20日初诊。1年以来，经行每逾期5～7天，经前乳房作胀，经行小腹胀痛，经色暗黑，血块多。左关脉弦，右脉沉；舌苔薄白，舌边色紫。此属肝气郁结，瘀血阻络，治拟疏肝理气、活血化瘀。

方药：柴胡6g，当归12g，赤芍12g，茯苓15g，炒白术10g，炙甘草5g，制香附10g，广郁金12g，丹参30g，失笑散12g（包煎），炮山甲10g（先煎），小青皮6g。14剂。

二诊：5月25日。诉服前方后月经周期已准，乳房胀痛亦减，经行小腹不胀痛，经色转暗红，血块已少。左关脉弦，右脉沉；舌边紫，苔薄腻。再守前方加味。

方药：初诊方加生熟薏苡仁各15g。14剂。

评析：肝为藏血之脏，体阴而用阳，性喜升发条达。若情志不遂，肝木不能条达，肝体失于柔和，以致肝气郁结，厥阴肝经气滞血瘀，故乳房作胀、小腹胀痛；女子以肝为先天，肝气郁结，影响冲任气血运行，故经行后期。治以逍遥散养血疏肝解郁，香附、郁金行气活血止痛，丹参、失笑散、炮山甲活血祛瘀通经，青皮疏肝理气、散结止痛。二诊时月事按时而至，乳房胀痛已减，小腹亦不胀痛，然左关脉弦、右脉沉，舌边紫暗，苔薄腻，故仍以效方善后巩固，加薏苡仁以健脾化湿也。

案2 肝气壅滞，血行失畅

徐某，女，34岁，天台人，2016年4月18日初诊。经行后期，每推迟7～10天，经量少，有紫暗瘀块，经行乳胀，有硬块。左关脉弦，右关脉大；舌苔薄，舌尖红。治拟疏其血气。

方药：柴胡6g，赤芍15g，炒枳壳10g，炙甘草5g，川芎6g，制香附6g，青皮6g，陈皮6g，广郁金12g，丹参20g，当归12g，炮山甲6g（先煎）。21剂。

二诊：5月16日。经行后期已好转，经血中紫暗瘀块亦少，经行乳胀减轻，然经量仍少。左关脉弦，右关脉大；舌苔薄腻，舌边有瘀斑。守方主之。

方药：初诊方川芎改为9g，加玫瑰花5g，红花5g。21剂。

三诊：10月17日。服上方后月经周期正常三四个月，现又见月经逾期1周左右。左关脉弦，右关脉大；舌苔薄腻，舌边有瘀斑。再守二诊方，继进21剂。

评析：本案经行后期，经血中夹有紫暗瘀块、经行乳胀等症状与前案相似，然此案脉诊左关脉弦、右关脉大，此乃肝气实证。肝气不畅，血为气阻，冲任气血运行迟滞，则经行延后，经血量少，色暗有块；气机阻滞，气血运行不畅，故经行乳胀，有硬块。初诊方用柴胡疏肝散行气疏肝、和血调经，佐以郁金、丹参、当归、炮山甲活血通经、化瘀散结。调经固然以理血为要，然理血必先顺气。疏肝行气，使之条达，则气血流畅，冲盛任通，月事以时下。

案3 枢机不利，气血瘀滞

李某，女，39岁，江西南昌人，2004年6月24日初诊。月经已逾期10余天未行，脘胁不舒，口苦，嗳气。左关脉弦；舌苔薄白。拟调畅气机法。

方药：柴胡6g，制半夏10g，黄芩6g，党参15g，炙甘草5g，大枣15g，制香附10g，广郁金10g，旋覆花12g（包煎），炒当归10g，川芎6g，赤芍10g，丹参20g，炒枳壳6g。7剂。

二诊：7月1日。服前方3剂月事即行，色鲜红，量亦增多，其余诸症均减。左关脉小弦，舌苔薄白。治拟调畅气机法。

方药：柴胡6g，制半夏10g，黄芩6g，党参20g，炙甘草5g，大枣15g，制香附10g，广郁金10g，当归12g，川芎6g，炒白芍12g，生地15g，佛手片6g。14剂。

评析：本案见脘胁不舒、口苦、左关脉弦，此肝胆病证。肝胆枢机不利，气机郁滞，则气血运行失常，月经遂逾期不行。木不疏土，胃失和降，胃气上逆则嗳气。初诊治以小柴胡汤和解少阳、疏达气机，佐以香附、郁金行气疏肝解郁，当归、川芎、赤芍、丹参活血通经，旋覆花、枳壳通降胃气。枢机畅达，升降出入和顺，月事自然而下。二诊时月事已行，经量增多，然左关脉小弦，此经行后肝血不足，故合用四物汤（当归、川芎、白芍、生地）养血滋阴和营，加佛手行气解郁，亦防四物汤滋腻碍胃。肝血充足，则肝气柔和条达，气血调顺，经潮如常。

小柴胡汤具有和解少阳、疏达枢机、升清降浊之效，因此，凡气机不利引发的气滞血瘀、津液失布、胆胃不和等病证皆可选用。仲景有训："伤寒中风，有柴胡证，但见一证便是，不必悉具。"一证者，乃指"少阳枢机不利"之征象也。

案4　寒凝瘀阻，肝气郁滞

祝某，女，24岁，大学生，2008年3月16日初诊。近半年来经行后期1周余，有时甚至逾期半月方行，痛经，色紫暗，有瘀块。脉沉涩；舌淡苔薄腻，舌边色略紫。治拟温经化瘀法。

方药：炒当归10g，赤芍10g，川芎6g，桃仁6g，红花6g，肉桂3g（后入），小茴香5g，干姜5g，延胡索10g，丹参20g，制香附10g，茯苓15g，炙甘草5g。7剂。

二诊：3月30日。此期月经按时而至，腹痛已好转，经色转红，瘀块少。脉沉涩；舌淡苔薄腻，舌边色紫渐退。再守方加味。

方药：初诊方加党参20g。7剂。

评析：患者平素饮食不节，喜食冷饮，寒邪客于冲任，血为寒凝，经血运行涩滞，故经色紫暗、经血夹有瘀块；寒邪内侵胞脉，寒性收引拘急，则痛经；寒气犯及肝经，经气不利，又兼瘀血亦可导致气机郁滞，肝失疏泄，则冲任不能按时盈通，故经行后期，甚至延迟半月方行；脉沉涩，舌淡苔薄腻，边色略紫，为寒邪凝滞、血脉不畅之象。治病求本，审因论治。治宜活血温经散寒，兼以行气疏肝通滞。初诊方用桃红四物汤、丹参活血化瘀通经，佐以肉桂、小茴香、干姜温经散寒；气为血之帅，气行血亦行，加香附、延胡索行气疏肝、化瘀止痛；苔薄腻，加茯苓化湿健脾，甘草健脾和中、调和诸药。诸药合用，以祛瘀为核心，兼以养血、行气、温阳，化瘀生新，散寒调气。二诊时月经已如期而下，然仍脉沉涩，舌质淡，此气分亦虚，加党参益气健脾，则气血生化有源。

三、闭经

案1 肝郁血瘀，冲任阻塞

黄某，女，16岁，中学生，2003年8月8日初诊。闭经4月余，善太息。左关脉弦，右关脉有力；舌苔薄，舌边有瘀点。此气滞血瘀，然后经为之闭也。

方药：当归12g，赤芍12g，川芎6g，生地15g，桃仁10g，红花6g，丹参20g，泽兰10g，制香附10g，广郁金10g，炒枳壳10g，川牛膝12g。7剂。

服上方1剂后月经即至。

评析：明代张景岳在《妇人规》简明扼要地把闭经分为“血枯”和“血隔”两类，“血枯之与血隔，本自不同。盖隔者，阻隔也，枯者，枯竭也。阻隔者，因邪气之隔滞，血有所逆也。枯竭者，因冲任之亏败，源断其流也。”患者为高中学生，学习紧张，压力过大，肝气郁滞，故常太息以求纾解；气滞则血行不畅，结而成瘀，冲任瘀阻，胞脉壅塞，经血阻隔而致闭经四月不行；左关脉弦，右关脉有力，舌边瘀点，此气滞血瘀之实证也，方以桃红四物汤加丹参、泽兰、川牛膝，重在活血化瘀、通经下行，佐以香附、郁金、枳壳行气疏肝解郁。泽兰辛散温通，为妇科活血化瘀调经之品，连师认为其药性平和不峻，常用于治疗室女经闭。方药对证，肝气疏泄条达，冲任气血畅通，故仅服中药一剂，月水即下。

案2 肝郁脾虚，冲任涩滞

胡某，女，22岁，杭州人，2009年7月31日初诊。经水半年未行。右脉缓涩，左关脉小弦；舌苔薄，舌边有朱点。拟调和之法。

方药：柴胡6g，炒当归12g，赤芍15g，炒白术10g，炙甘草5g，茯苓12g，薄荷6g（后入），陈皮6g，制香附10g，广郁金12g，月季花6g，川牛膝15g，泽兰叶15g。14剂。

二诊：8月14日。经水未行，乳有胀痛。左关脉弦，右关脉有力；舌苔薄有朱点。守方加味。

方药：初诊方加生地20g，川芎6g，炮山甲6g（先煎）。14剂。

三诊：8月28日。经水已于8月16日来潮，6天干净，经量正常，色暗红，瘀块少。右关脉大，左关脉小弦；舌苔薄有朱点。治拟四物汤加味。

方药：当归 12g，赤芍 15g，川芎 6g，生地 20g，桃仁 6g，红花 5g，丹皮 10g，丹参 20g，月季花 6g，凌霄花 6g，川牛膝 12g，泽兰叶 12g，制香附 6g，广郁金 10g。14 剂。

评析：经水半年未行，右脉缓涩，左关脉小弦，此乃血虚肝郁、脾失健运所致。肝体阴用阳，为藏血之脏，性喜条达而主疏泄。体阴是用阳之基础。若思虑过度，阴血暗耗，或脾失健运，气血生化不足，肝体失养，皆可使肝用失常，疏泄不及，冲任涩滞，故经水半年不行。肝郁脾虚，故初诊以逍遥散养血疏肝、健脾和营，佐以陈皮、香附、郁金行气解郁，月季花、川牛膝、泽兰叶活血化瘀通经。二诊时乳有胀痛，左关脉弦，右关脉有力，此气血渐充，经水有欲行之势，然舌苔薄，舌边有朱点，乃瘀久化热，伤及阴液，故加大量生地以滋阴和营，川芎、炮山甲活血通经。三诊时月经刚净，左关脉小弦，舌苔薄有朱点，此阴血亏虚，兼夹瘀热，改用经验方二丹桃红四物汤加味养血活血，清其瘀热。必待阴血充足，肝体得养，疏泄复常，则月事以时下。

四、倒经

验案 肝郁瘀阻，经血妄行

任某，女，14 岁，杭州人，2003 年 7 月 13 日初诊。今年 3 月初次行经，经期 7 天，迄今未再经行，然此后每月有规律性鼻衄，出血量多。左关脉弦，右脉涩；舌苔薄腻，舌边有小瘀点。治拟养血行瘀。

方药：桃仁 6g，红花 6g，炒当归 12g，赤芍 12g，川芎 6g，丹参 15g，制香附 10g，川牛膝 12g，益母草 15g，月季花 5g，生山楂 12g，鸡内金 6g。14 剂。

二诊：7 月 27 日。近 2 周鼻衄未再发作。左关脉弦，右脉涩；舌尖多有小红点，舌苔黄。再守前方出入。

方药：初诊方去炒当归，丹参改为 20g，益母草改为 20g，加当归 12g，泽兰叶 15g。14 剂。

7 月 28 日下午其母来电，告知该患于 7 月 27 日下午见月经来潮，量多，嘱其停服中药。

评析：经不下行而血从口鼻出，此为倒经、逆经。李时珍《本草纲目》

云："有行期只吐血、衄血者，或眼耳出血者，是谓逆行。"《古今医鉴》亦曰："经行之际血气错乱……逆于上则从口鼻中出。"现代医学称为"代偿性月经"。本案经停之后，每月有鼻衄，乃肝气郁结，瘀血阻络，血不归经，故有鼻衄，左关脉弦，右脉涩，舌边有瘀点。肝与冲任密切相关，肝气疏泄失常，肝血不能下注而逆于上，冲任反致空虚，不能盈满，故闭经。治当养血化瘀，引血下行，选用桃红四物汤加减。桃红四物养血活血通经，加丹参、川牛膝、益母草、月季花活血化瘀、引血下行，香附行气疏肝解郁，生山楂、鸡内金活血散瘀。复诊时瘀血渐退，阴血归经，故鼻衄见止，续以效方加泽兰叶治之。泽兰叶味苦、辛，性微温，药性平和而不峻，有活血祛瘀调经之良效，专治室女经闭。再服 2 剂，经行量多，中病即止，故令停药。

五、经行量少

验案　肝肾亏虚，血虚血瘀

钱某，女，36 岁，湖州长兴人，2008 年 7 月 31 日初诊。经行量少色紫暗，腰酸眩晕，面部黄褐斑。两尺脉虚浮，左关脉虚弦；舌红苔薄，舌边有瘀斑。此肝血虚滞，肾阴亦亏。时值经水将行，治拟四物汤合六味地黄丸加味。

方药：当归 15g，赤芍 15g，川芎 6g，生地 20g，山药 15g，山茱萸 12g，丹皮 10g，茯苓 12g，泽泻 10g，丹参 20g，桃仁 10g，益母草 15g，川牛膝 15g。14 剂。

二诊：8 月 15 日。服前方 7 剂即见经行，量较前增多，色较鲜红，腰酸亦好转，现经水已净，头涨，面部黄褐斑。左关脉虚弦，两尺脉虚浮；舌苔薄，舌边有瘀斑。再守方加减。

方药：初诊方去桃仁，丹参改为 30g。14 剂。

评析：两尺脉虚浮，乃肾阴亏虚。肾阴亏虚，天癸至而不盛，血海不满，则经行量少，色紫暗；腰为肾之外府，肾阴不足，外府失养，则腰酸；精亏血少，脑髓失荣，则眩晕；面部黄褐斑，左关脉虚弦，舌红苔薄，舌边有瘀斑，此肝血亏虚、瘀血涩滞之候。证属虚中夹实，治宜通补兼施。初诊以四物汤养血和血，合用六味地黄丸滋阴补肾，佐以丹参、桃仁、益母草、川牛膝活血祛瘀通经。且益母草专入血分，行瘀血而新血不伤，养新血而瘀血不滞；川牛膝补肝肾，散瘀血，引血下行，也能引药直达病所。全方共奏补肾养肝、活血调经之效。阴血充盈，瘀去脉通，经量转常。

对于月经量少的治疗，连师谓“虚者宜补，实者宜通”。虚者，或滋补肝肾，或健脾和胃，使精血充足；实者，或行气疏肝，或活血化瘀，或祛痰除湿，使脉通血行。但临证中，纯虚纯实者并不多见，虚实夹杂者较为常见。虚者可因血运迟滞而夹瘀，实者可因瘀阻血少而兼虚。治疗上，应依据虚实主次不同而立法方药。以虚为主者，补而调之，补不碍滞；以实为主者，通而濡之，攻不伤血。

六、崩漏

案1 肝郁化火，热扰血海

刘某，女，21岁，杭州人，2012年7月2日初诊。经水1月余淋漓未尽，色鲜红，血块少。左关脉弦，右脉弱；舌红苔薄白。此肝郁化火，治拟丹栀逍遥散法。

方药：柴胡5g，当归炭6g，炒白芍15g，炒白术10g，茯苓12g，炙甘草5g，丹皮炭10g，黑山栀10g，生地炭15g，阿胶珠10g（烊化），炒黄芩6g。7剂。

二诊：7月9日。服前方3剂后经水即净。左关脉小弦，右脉细弱；舌红苔薄。再守方养血清热健脾以善后。

方药：上方去当归炭、生地炭，加炒当归10g，生地15g；去阿胶珠、黄芩，加炒陈皮6g，佛手片6g。7剂。

评析：《傅青主女科》云：“冲脉太热而血即沸，血崩为之病，正冲脉之太热也。”本案左关脉弦，右脉弱，舌红，为肝郁脾虚，血分有热之征象。血虚肝郁，日久化火，血虚亦生内热，火热内伏冲任，扰动血海，复加脾虚统摄无权，经血妄行，故经水一月余淋漓不尽。治拟养血疏肝健脾，清热凉血止血，方以丹栀逍遥散加减。柴胡疏肝解郁；当归、白芍养血柔肝；白术、茯苓健脾，使运化有权，气血有源；炙甘草益气补中，缓肝之急；丹皮、山栀、黄芩、生地清热凉血止血；阿胶珠养血止血。当归、丹皮、生地炒炭用，可增强其止血之功。复诊时经水已净，然左关脉小弦，右脉细弱，舌红，示肝血仍虚，脾气未复，余热未清，故守方养血清热健脾以善后。守上方去止血之阿胶珠、苦寒之黄芩，加陈皮、佛手理气解郁。肝气畅达，则郁火自除。

案2 肾亏肝郁，脾虚失摄

陈某，女，15岁，杭州人，2015年5月14日初诊。经水淋漓20余日不净，经量多，色紫暗。左关脉弦，右关脉弱，右尺脉虚浮；舌苔薄白。此属肝郁脾虚肾亏，固摄无权。治拟滋水清肝饮法。

方药：生地炭15g，山药12g，山茱萸10g，丹皮炭10g，茯苓12g，泽泻10g，柴胡3g，当归炭5g，炒白芍12g，炒白术10g，炙甘草5g，炒陈皮5g，阿胶珠10g（烊化）。7剂。

二诊：5月28日。服前方2剂后经水淋漓即净。现左关脉弦，右关脉有力；舌苔薄白，舌尖略红。再拟逍遥法。

方药：柴胡5g，当归6g，炒白芍12g，炒白术10g，茯苓12g，炙甘草6g，薄荷5g（后入），炒陈皮6g，炒酸枣仁15g，合欢皮12g，夜交藤15g，佛手片6g，生地炭15g。14剂。

评析：本案脉诊左关脉弦，右关脉弱，右尺虚浮，乃肝郁脾虚、肾阴亏虚之征象。天癸初至，肾气稚弱，封藏失职；阴虚内热，扰动冲脉血海，又兼肝郁失其疏泄，脾虚统摄失权，故经水淋漓二十余日不净且量多。治法当以补益为主，兼以固摄止血。初诊方选滋水清肝饮加陈皮、阿胶珠，方中当归、丹皮、生地炒炭，则养血凉血兼有止血之功。诸药合用，补益肾阴，养血疏肝，健脾益气，固摄止血。方药对证，故服方2剂经水淋漓即净。二诊时切脉见左关弦、右关已有力，舌苔薄白，舌尖略红，提示脾气渐复，但仍有血虚肝郁之象，故以逍遥散合黑逍遥散加养血之酸枣仁、合欢皮、夜交藤等味，以养阴血，柔肝木，巩固善后。

七、痛经

案1 肝气壅滞，瘀阻胞宫

汤某，女，38岁，上海人，2009年8月29日初诊。外院确诊子宫腺肌病、腺肌瘤，经行小腹胀痛，甚至难以忍受，须服止痛药方能缓解，经色紫暗，瘀块多。左关脉弦，右关脉大；舌苔薄白，舌边有瘀点。拟调气和血法。

方药：柴胡6g，赤芍12g，炒白芍12g，炒枳壳6g，炙甘草6g，川芎6g，制香附6g，青陈皮各6g，延胡索10g，当归12g。14剂。

二诊：10月10日。此期经行小腹胀痛有减，可以忍受，经色暗红，瘀块亦减少。右关脉大，左关脉弦已趋缓；舌苔薄白，舌边有瘀点。再守调和气血法。

方药：初诊方去延胡索，加丹参20g，广郁金10g。14剂。

三诊：2010年1月2日。近两月经行腹痛已大减，经色鲜红，瘀块亦少。左关脉弦，右关脉大；舌苔薄白，舌边暗。再守调气和血法。

方药：二诊方去当归，加炒当归10g，茯苓15g。14剂。

四诊：6月26日。近几个月经行已不腹痛，经色鲜红，瘀块少，惟经行乳胀。左关脉弦，右关脉大；舌苔薄白，舌边略有瘀点。守调和之法。

方药：三诊方加浙贝母12g。14剂。

评析：本案左关脉弦，右关脉大，此肝气实证。肝气壅滞，气滞血瘀，瘀阻胞宫、冲任，变生腺肌病，甚则瘀结癥瘕，而生腺肌瘤。经期气血下注冲任，胞宫气血更为壅滞，不通则痛，发为痛经。经色紫暗，瘀块多，舌边瘀点，此瘀血内阻也。初诊方以柴胡疏肝散行气疏肝，佐以延胡索、当归配伍川芎、赤芍，即四物汤去地黄，养血活血，化瘀止痛。二诊经行疼痛已减，此时为经后期，故去活血止痛之延胡索，加养血和血之丹参、郁金，助以调和气血。四诊已无痛经，惟经行乳胀。乳头属肝，乳房属胃。当理阳明，化痰湿，加浙贝母合茯苓化痰散结。

案2 肝郁脾虚，气血瘀滞

赵某，女，44岁，杭州人，2013年8月15日初诊。痛经，经行小腹胀痛，色暗红，瘀块多，经期乳胀，食少。左关脉小弦，右脉缓；舌苔薄腻，舌尖红。拟调和法。

方药：柴胡5g，炒当归10g，赤芍15g，炒白术10g，茯苓15g，生甘草6g，薄荷6g（后入），陈皮6g，制香附10g，广郁金12g，丹参15g，月季花6g。7剂。

二诊：10月3日。痛经已大减，经色亦转红，瘀块少，经行乳胀已瘥，食增。左关脉弦，右脉缓；舌苔薄，舌尖有瘀点。再守方主之。

方药：初诊方丹参改为20g。7剂。

评析：肝藏血，主疏泄，喜条达，恶抑郁，其体为血，其用为气。肝气条达则疏泄有权，血行通畅。若肝气郁滞，则血行不畅，不通则痛。故调经止痛，首当疏肝。本案痛经兼有经期乳胀，食少，左关脉小弦，右脉缓，此血虚肝郁，脾气亦弱。脾虚生化无源则血虚，肝血不足则失其条达之性，疏泄失常，见肝气郁滞之证；肝郁又最易木不疏土，导致脾运失健，气血化生不足，终至血虚。初诊方以逍遥散养血疏肝、健脾化湿，佐以陈皮、香附、郁金行气解郁，丹参、月季花养血活血。如此配伍，意在顺肝体阴用阳之性，则肝血充盈，肝气条达而月经调畅，痛经自愈。

案3 瘀热内阻，肝经失畅

朱某，女，32岁，上海人，2008年11月22日初诊。2年来经行少腹胀痛，经色暗红，瘀块多，咽喉疼痛、干燥。右关脉大，左关脉弦；舌苔薄而干，舌边有瘀点。拟化瘀热法。

方药：当归12g，赤芍15g，川芎6g，生地15g，桃仁6g，红花5g，制香附6g，广郁金10g，丹参25g，制大黄6g（后下），生甘草6g。21剂。

二诊：12月13日。服前方后经行少腹胀痛已大减，瘀块亦少，经色暗红，咽喉疼痛干燥已缓解。左关脉弦，右关脉大；舌苔薄白，舌边上瘀点已少。再守效方，继进28剂。

评析：本案痛经，瘀块多，兼有咽喉疼痛、干燥，右关脉大，左关脉弦，苔薄而干，舌边有瘀点，此瘀热阻滞，厥阴经气不畅所致。少腹为厥阴肝经循行之所。肝气郁久化火，或瘀血久滞化热，火热与瘀血相搏，蕴结于冲任胞宫。经期瘀热阻滞经水下行，胞宫气血更加壅滞不畅，不通则痛，发为痛经，且以少腹为甚。咽为肝之使，肝经火热循经上攻，故咽喉疼痛、干燥。瘀热蕴结，当活血化瘀、清热凉血以通经止痛。方药以桃红四物汤活血化瘀；火郁发之，佐以香附、郁金行气疏肝解郁；丹参凉血活血；大黄通腑泻热，又可活血化瘀通经；生甘草清热解毒利咽，又可甘缓大黄通下之性，且能调和诸药。瘀去血行，热无所附，血脉畅达，通则不痛也。

案4　寒客肝经，冲任瘀阻

许某，女，35岁，嘉兴人。2016年9月2日初诊。诉3年前经期时受风淋雨，从此经行少腹胀痛而寒冷，经行色暗而量少，伴有血块。脉弦涩；舌苔薄白，舌边有瘀点。此为寒湿侵袭人体，血得寒而凝滞不行，阻滞胞宫。治拟温经化瘀，祛寒除湿。

方药：炒当归12g，赤芍12g，川芎9g，桃仁9g，红花9g，制香附9g，艾叶9g，小茴香6g，砂仁6g（杵，后入），陈皮9g，桂枝9g。14剂。

二诊：9月23日。经行少腹胀痛减轻，血块减少。脉弦涩，苔薄白，舌边瘀点有减。再守前法。

方药：初诊方去桃仁，加广木香9g，紫苏梗9g，乌药6g。14剂。

三诊：10月14日。服前方后此期月经量转正常，血块已少，少腹已不寒，胀痛大减。脉弦，苔薄白。当再守原意。

方药：二诊方去赤芍，加沉香片2g（后入）。14剂。

评析：《素问·调经论》云："寒独留，则血凝泣，凝则脉不通。"少腹为厥阴肝经循行所过之处。此案缘于经期受寒，寒邪客于厥阴肝经，经气郁滞，故少腹胀痛而寒冷；血遇寒则凝，寒久则血脉凝滞而成血瘀。瘀血阻滞胞宫、胞络，经血排出不畅，因而月经量少、色暗，夹杂血块；脉弦涩，舌边有瘀点，此气滞血瘀之象。综观此证，系由寒而气滞，由寒而血瘀，由瘀滞而作痛。初诊方以艾附暖宫丸合桃红四物汤化裁温宫散寒、化瘀止痛，佐以小茴香暖肝散寒，理气止痛，砂仁、陈皮芳香行气化湿，且香附、小茴香、陈皮、川芎行气疏肝、条达肝气。诸药合而成方，治肝体，调肝用，兼理阳明。二诊、三诊时瘀血得化，即于方中减化瘀之品，因过用化瘀之味，便是诛伐太过；加用行气之品，气行则血行，行气亦有化瘀之意，又行气之品多辛温，并有散寒燥湿之功。因血脉凝滞乃因寒客肝经而起，故暖肝温经散寒实为治本之法也。

第十一节　杂病治验

肝体阴而用阳，主疏泄，主藏血，其功能与人体生理、病理有着密切联系。肝主疏泄，泛指肝气具有疏通、条达、升发、畅泄等功能，主要表现在调节精神情志、促进消化吸收及维持气血、津液的运行输布等方面。肝气郁滞，表现为情志抑郁寡欢，善太息，胁肋胀满疼痛，或食欲不振，呃逆反酸、腹胀腹泻，或胸胁刺痛、面部黄褐斑，甚至癥瘕积聚，女子月经不调，痛经、闭经，不孕，男子阳痿，甚至不育等。肝火上炎或肝阳上亢时，出现急躁易怒、头痛眩晕，耳鸣目赤、口舌生疮等。肝主藏血，是指肝有贮藏血液和调节血量的功能。肝藏血不足，则相火失养而上亢为害，肝气失柔而气机郁滞，魂不舍肝而失眠多梦，目失濡润而视物模糊、目睛干涩，筋膜失荣而肢体麻木、屈伸不利，指甲枯槁软薄，甚至血虚生风而手足颤动等。由此可见，人体五脏六腑、气血津液、四肢百骸、精神情志等所患疾病均与肝脏有密切关系，故称“肝为万病之贼”。余在跟师学习期间，搜集整理了连师从肝论治疾病的验案，除去前述“头痛”“眩晕”“耳鸣”等章节外，尚有部分治肝医案，如反酸、呕吐、痛泻、手颤、黄褐斑、带下病、产后恶露不绝等，合为“杂病治验”一篇，以求集腋成裘，希冀从中探寻连师治肝的学术思想与辨治经验。

一、反酸

验案　肝火犯胃，中焦湿滞

蔡某，男，37岁，湖州人，2010年12月11日初诊。平素嗜酒，嗳酸，脘胀，便溏，日一行。左关脉弦，右关脉大；舌苔黄腻。拟左金合香连丸加减。

方药：川黄连6g，淡吴茱萸2g，煨木香6g，黄芩10g，砂仁6g（杵，后入），白蔻仁6g（杵，后入），焦山楂12g，焦神曲12g，车前子15g（包煎），木瓜12g，煨葛根10g，生甘草3g，佛手片10g。14剂。

二诊：12月25日。嗳酸已瘥，大便略溏，脘仍胀。左关脉弦，右关脉大；舌红苔黄腻。再拟左金合香连丸加味。

方药：初诊方加茯苓15g。14剂。

三诊：2011年1月8日。嗳酸已瘥，脘略胀，大便渐已成形。左关脉弦，右关脉大；舌苔根腻。守方加味继服。

方药：二诊方加生熟薏苡仁各15g。14剂。

评析：反酸是指胃内容物涌入咽部或口腔，吐出酸水，多见于慢性胃炎、胃溃疡、十二指肠溃疡等消化系统疾病。病位在胃、食管，与肝脾关系密切。《素问・至真要大论》云:“诸呕吐酸,暴注下迫,皆属于热。”本案嗳酸,脉见左关弦、右关大,舌苔黄腻,此肝火亢盛,横犯胃土,湿热蕴阻所致。《素问玄机原病式》又云“肝热则口酸”“酸者,肝木之味也,由火盛制金,不能平木,则肝木自甚,故为酸也”。肝木克土,脾胃运化失司,湿热内蕴,升降失常,故脘胀、便溏;胃液上逆,故嗳酸。治疗此证,连师喜用左金丸合香连丸化裁。黄连配吴茱萸,即左金丸,清肝泻火,降逆止呕;木香配黄连,即香连丸,清热燥湿,行气化滞。佐以黄芩清热燥湿,泄肝胆之火,砂仁、蔻仁、佛手芳香行气化湿,山楂、神曲消食和胃,车前子清热利湿以实大便,且能入肝经,使火热从小便而走;木瓜除湿和胃,善治湿浊中阻,升降失常所致的呕吐泄泻;煨葛根升阳止泻,生甘草清热解毒,调和诸药,配黄芩、黄连,此即葛根芩连汤,主治湿热泄泻。全方肝胃同治,清泄肝火,化湿和胃。俾肝火得清,湿热得化,则胃气和降,嗳酸自止。连师强调治病求本,不可见酸制酸,本案患者系酒客,方中神曲、砂仁、白蔻仁、葛根均为消酒食之品,治得其本,不制酸而酸自止矣。

二、呃逆

验案　气滞血瘀,痰浊中阻

杜某,男,49岁,东阳人,2006年9月21日初诊。呃逆1年,诸治无效,时或右胁刺痛。左关脉弦,右脉涩;舌苔薄腻,舌边暗。当从气滞血瘀痰浊论治。

方药:柴胡6g,赤芍12g,炒枳壳6g,炙甘草5g,炒当归10g,川芎6g,生地12g,桃仁6g,红花6g,桔梗5g,川牛膝10g,旋覆花12g(包煎),代赭石15g(先煎),制半夏10g,生姜6g。14剂。

二诊:10月8日。右胁刺痛已瘥,呃逆大减。左关脉弦,右脉涩;舌苔薄腻,舌边暗。守方加大半夏剂量继用。

方药:初诊方制半夏改为15g。14剂。

评析:呃逆,乃胃气上逆之症。然本案右胁刺痛,左关脉弦,右脉涩,舌边暗,此肝经气滞血瘀;舌苔薄腻,主内有痰湿;肝气郁滞,疏泄失常,则胃失和降,痰气上逆而发呃逆。宜肝胃同治,方以血府逐瘀汤疏肝理气、活血化瘀,佐以旋覆花汤(旋覆花、红花)化瘀活血,通络止痛;且旋覆花配代赭石下气化痰、重镇降逆,半夏配生姜燥湿化痰、降逆止呃,此即仲景旋覆代赭汤去人参、大枣(因其中气不虚也)。二诊时胁痛已瘥,呃逆大减,守方加大半夏之量,以增化痰湿、降逆气之功。王清任谓血府逐瘀汤治呃逆,"无论伤寒、瘟疫、杂症,一见呃逆,速用此方,无论轻重,一付即效"。古人之语,诚属不诬。

三、痛泻

验案 肝木克土,清阳下陷

鲍某,男,46岁,兰溪人,2012年7月26日初诊。痛泻,日四五行。左关脉弦,右脉缓;舌苔薄腻,舌边有齿痕。拟丹溪法。

方药:炒白术12g,炒白芍15g,炒陈皮6g,炒防风6g,淡吴茱萸3g,川黄连5g,焦神曲12g,煨木香6g,木瓜12g,佛手片6g,茯苓15g,车前子12g(包煎)。14剂。

二诊:8月16日。痛泻已好转,现腹不痛,大便日二行,已不溏。左关脉弦,右脉缓;舌苔薄腻,舌边有齿痕。守方主之。

方药:初诊方加黄芩6g。21剂。

三诊:9月6日。痛泻已瘥,但倦怠肢楚。右关脉虚大,右尺脉虚浮,左关脉弦;舌苔薄,舌质胖大,边有齿痕。拟李氏法出入。

方药:太子参20g,生黄芪25g,炒白术12g,炙甘草5g,陈皮6g,当归炭6g,升麻6g,柴胡3g,山药30g,炙鸡内金6g,炒白芍10g,茯苓10g,仙鹤草20g,大枣15g。21剂。

评析:痛泻之证,常由土虚木乘,肝脾不和,脾运失常所致。《医方考》云:"泻责之脾,痛责之肝;肝责之实,脾责之虚。脾虚肝实,故令痛泻。"本案左关脉弦,右脉缓,舌苔薄腻,舌边有齿痕,此肝气横犯、脾虚蕴湿之候,初诊用痛泻要方(白术、白芍、陈皮、防风)合戊己丸(黄连、吴茱萸、白芍)、香连丸(木香、黄连),以补脾柔肝、祛湿止泻,加木瓜调和肝脾、和胃化湿,佛手片疏肝健脾、行气化湿,神曲消食健胃,茯苓、车前子祛湿浊,利小便以实大便。诸药合用,补脾胜湿而止泻,柔肝理气而止痛,肝和脾健,痛泻自止。三诊时痛泻已瘥,然综合症状及舌脉所见,乃脾肾两虚,兼有肝郁之候,故以补中益气汤合逍遥散益气健脾、解郁疏肝,佐以大剂量山药健脾补肾,伍少许鸡内金以消导,使山药补而不滞,仙鹤草配大枣滋补强壮,以助补益之力。

四、便秘

验案 血虚肝郁，肠道失润

孙某，女，36岁，杭州人，2007年9月27日初诊。20年来习惯性便秘，大便干结难解，4～5日一解，甚至1周方行，少腹作胀。左关脉虚弦，右脉缓；舌苔薄腻。治拟调和之法。

方药：柴胡5g，当归10g，赤芍12g，炒白芍12g，炒白术10g，茯苓15g，生甘草6g，炒陈皮6g，炒枳壳10g，浙贝母10g，瓜蒌仁15g（打），桃仁6g。14剂。

二诊：10月18日。少腹胀减，大便转软，但仍难解，3～4日一解。左关脉虚弦，右脉缓；舌苔薄腻，舌质偏红。再守调和之法。

方药：初诊方当归改为12g，炒白术改为12g，浙贝母改为12g，桃仁改为10g，加火麻仁12g。14剂。

三诊：11月1日。少腹胀已瘥，大便软而成形，日一解。左关脉虚弦，右脉缓；舌苔薄腻。再守效方加减。

方药：二诊方去生甘草，加炙甘草5g。14剂。

四诊：11月15日。大便已正常，能日解。左关脉弦，右脉缓；舌苔薄腻，舌质红。再守效方加味治之。

方药：三诊加郁金10g，丹参20g。14剂。

评析：脾主运化升清，胃主和降浊阴。胃与肠相连，饮食入胃，经脾胃腐熟运化后，将糟粕转输于大肠，故大肠为传导之官，是胃气降浊功能的延伸，且与肺气下达、肾脏气化的功能相关。肝主疏泄与藏血，上与肺升降相因，调节一身之气血；中与脾胃相邻，以助脾升胃降；下与肾脏精血相生，佐肾之气化。故肝气之畅达、肝血之充盈在大肠传导糟粕过程中至关重要。正如唐容川《中西汇通医经精义》下卷云："大肠传导全赖肝疏泄之力，以理论则为金木交合，以形论则为血能润肠，肠能导滞之故，所以肝病宜疏通大肠，以行其郁结也。"

本案便秘日久，左关脉虚弦，右脉缓，此肝血亏虚、气机郁滞、脾虚失健之征。肝血不足，则肠道失润；肝气郁滞，则疏泄失常；脾虚失健，则升降失司，故便干难解，数日一行，少腹作胀。初诊方以逍遥散养血疏肝、健脾助运，加陈皮、枳壳行气化滞，瓜蒌仁、桃仁润肠通便；肺与大肠相表里，故加浙贝母肃降肺气，有助大肠传导糟粕之力。养血疏肝，健脾降肺，使气机条畅，脾气得升，胃气得降，便秘释然自解。

五、寒热往来

验案 肝胆气郁，营卫不和

周某，男，49岁，杭州人，2004年4月4日初诊。寒热往来，口苦口淡，咽干目眩，夜有盗汗，手足麻木。左关脉弦，右脉沉细；舌苔薄白，中有裂纹。治拟柴胡桂枝汤和解少阳，调和营卫。

方药：柴胡10g，制半夏10g，黄芩6g，炙甘草6g，党参15g，大枣15g，桂枝6g，炒白芍12g，当归12g，丹参15g，生姜6g。7剂。

二诊：5月2日。寒热往来已瘥，夜间盗汗亦大减，现略有口苦，咽痒干咳，左肩疼痛。左关脉弦，右脉沉；舌苔薄白。再守仲景方治之。

方药：柴胡6g，制半夏10g，黄芩6g，炙甘草6g，党参20g，大枣15g，桂枝6g，炒白芍15g，当归15g，丹参15g，茯苓12g，生姜6g。14剂。

三诊：5月16日。寒热往来已瘥，夜间盗汗亦除，口已不苦，然觉倦怠乏力，干咳，夜寐不安，左肩疼痛。左关脉虚弦，右脉沉弱；舌苔薄腻。治拟补气血，化痰湿。

方药：党参20g，炒白术10g，茯苓15g，清炙甘草5g，化橘红6g，制半夏10g，当归15g，炒白芍15g，川芎6g，生地12g，炒薏苡仁30g，丹参20g，嫩桑枝30g。14剂。

四诊：5月30日。夜寐已安，左肩疼痛有减，偶有干咳。左关脉弦，右脉缓；舌苔薄腻。再守方出入。

方药：三诊方加橘络6g。14剂。

评析：仲景有云："少阳之为病，口苦，咽干，目眩。"本案寒热阵作，口苦咽干目眩，左关脉弦，乃肝胆气郁，枢机开阖不利。肝胆不疏，木旺乘土，而致脾肺气虚，卫气生化乏源，则卫气不足，阳随津泄。汗多伤阴，阴阳失调，营卫不和，血脉不畅，故夜有盗汗，手足麻木，右脉沉细。血弱气尽，腠理开泄，初诊方以柴胡桂枝汤疏肝利胆，健脾益气，调和营卫，加当归、丹参养血活血。三诊时寒热往来已瘥，夜间盗汗亦除，口亦不苦，此少阳证已解，营卫亦和。然气血亏虚，痰湿阻络，故以六君子汤加薏苡仁益气健脾、化痰祛湿，四物汤合丹参养血活血、通达脉络，桑枝祛风除湿、通经络、利关节。四诊时夜寐已安，肩痛有减，再加橘络以增行气通络之力，兼以化痰止咳。

六、多汗

验案 气血瘀滞，营卫失调

张某，男，27岁，杭州人，2010年6月19日初诊。蒸笼头多年。左关脉弦，右脉涩；舌苔薄腻，舌边布瘀点。拟王氏法。

方药：柴胡6g，赤芍12g，炒枳壳6g，炙甘草5g，炒当归10g，川芎6g，炒生地12g，桃仁5g，红花5g，桔梗5g，川牛膝10g，丹参20g，茯苓15g。14剂。

二诊：7月17日。蒸笼头已减轻。左关脉弦，右脉涩；舌苔薄腻，舌边有小瘀点。守王氏法。

方药：初诊方丹参改为25g，加广郁金12g。14剂。

三诊：10月30日。蒸笼头已大减，自觉胸口亦有汗出，不分昼夜。左关脉弦，右脉涩；舌苔薄有朱点。再守方治之。

方药：二诊方去广郁金12g。14剂。

2011年11月22日患者来门诊时，诉经去年服用中药后，今年蒸笼头未作。

评析："蒸笼头"为民间对头部多汗的一种称谓，常指在进食热汤或刺激性食品如姜、椒等后，即满头汗出如雨，有时在冬令严寒季节，进食时亦见头面汗出，热气腾腾。汗为心之液，由精气所化，不可过泄。本案头部多汗，伴见左关脉弦，舌边有瘀点，此因气滞血瘀所致。汗证病机总属阴阳失调，营卫不和，腠理开阖失度。然营便是血，卫便是气，营与血、气与卫实异名而同类。气血不和，气滞血瘀则营卫失调，汗出异常，故治从气血入手，方以血府逐瘀汤化裁行气化滞、活血化瘀而收全功。王清任所言"竟有用补气、固表、滋阴、降火，服之不效，而反加重者，不知血瘀亦令人自汗、盗汗，用血府逐瘀汤，一两付而汗止"，为汗证从瘀论治指明了辨治思路。血府逐瘀汤治疗血瘀型汗证，使瘀去经通，卫行于内，开阖有权，则外泄之汗可止。

七、痛症

案1 气血瘀滞，筋脉痹阻

盛某，女，51岁，嘉兴人，2009年6月14日初诊。去年11月份起周身疼痛，痛如锥刺，双手麻木，下肢亦麻木。左关脉弦，右脉涩；舌苔腻，舌边紫暗。拟身痛逐瘀汤法。

方药：当归15g，赤芍15g，川芎9g，桃仁9g，红花6g，秦艽6g，防风10g，丹参30g，羌活6g，怀牛膝10g，炮山甲6g（先煎），制香附10g，广地龙6g，制没药6g，五灵脂10g（包煎），清炙甘草5g。14剂。

二诊：7月2日。痛如锥刺已消失，然全身仍疼痛，手足麻木。左关脉小弦，右关脉大已有力；舌苔腻，舌边紫暗。守初诊方继进14剂。

三诊：8月6日。疼痛虽止，然手足仍麻木。左关脉弦，右脉沉涩；舌苔腻，舌边有瘀点。再守方加味治之。

方药：初诊方加桂枝6g。14剂。

四诊：8月20日。服身痛逐瘀汤后，疼痛已止，手足仍有麻木。左关脉弦，右脉沉细涩；舌苔腻，舌边有瘀点。守王氏法。

方药：三诊方去五灵脂，桂枝改为5g，加制乳香6g。14剂。

五诊：9月20日。周身已不疼痛，手足麻木亦大减。左脉弦，右脉沉涩；舌苔腻，舌边暗。守方治之。

方药：四诊方去制乳香，加五灵脂10g（包煎），泽兰叶15g。14剂。

评析：《素问·痿论》云："肝主身之筋膜。""宗筋主束骨而利机关也。"肝与筋密切相关。《素问·经脉别论》云："食气入胃，散精于肝，淫气于筋。"筋膜依赖于肝之精气阴血的荣养，才能使骨节得以维持约束，联结肌肉和主司运动的功能正常运转。

肝又为将军之官，其性刚强，主护外御邪。若肝失疏泄，卫气不能防御外邪，致使风寒湿等邪气乘虚而入，气血为外邪痹阻，血脉失畅，瘀血凝滞，筋脉不利，不通则痛，故周身疼痛如锥刺；血气失和，筋膜失养，故肢体麻木；脉左弦右涩，舌苔腻、舌边紫暗，此痰湿瘀血内阻之候。初诊投以身痛逐瘀汤加赤芍、丹参、炮山甲活血祛瘀，通络止痛，兼以行气疏肝化滞。炮山甲其性走窜，善化周身之瘀滞；防风辛温发散，祛风散寒，又可胜湿止痛。三诊时痛止，然手足仍麻木，此筋膜失养，加桂枝以温通血脉。血脉畅达，筋得荣养，则麻木自除。

《类证治裁·痹症》云："诸痹，风寒湿三气杂合，而犯其经络之阴也……良由营卫先虚，腠理不密，风寒湿乘虚内袭，正气为邪所阻，不能宣行，因而留滞，气血凝涩，久而成痹。"瘀血阻络、筋脉痹阻是痛症的一个重要的病理环节。从瘀着手，活血祛瘀通络，行气疏肝化滞，血行畅通，筋脉得以濡润荣养，则痛症可除，亦正合"治风先治血，血行风自灭"之旨。

案2 肝血亏虚，寒滞血脉

朱某，女，44岁，台州玉环人，2007年9月6日初诊。5年来手指、足趾受寒则疼痛不已，经行有瘀块。脉沉涩；舌苔薄白，舌边有瘀点。治拟当归四逆汤主之。

方药：炒当归20g，桂枝10g，赤芍10g，炙甘草6g，大枣20g，细辛5g，木通6g，淡吴茱萸6g，鸡血藤20g，丹参20g，生姜6g。14剂。

二诊：9月23日。足趾已不疼痛，但手指仍痛。脉沉涩；舌苔薄，舌边有瘀点。再守初诊方继服14剂。

三诊：12月9日。现天气寒冷，又觉手指疼痛，足趾亦略痛，经行瘀块有减。脉沉涩，舌苔薄，舌边有小瘀点。再从血虚受寒论治。

方药：初诊方炒当归改为25g，桂枝改为12g，赤芍改为12g，丹参改为25g。14剂。

四诊：2008年3月16日。去年冬天至今虽天寒，但手指、足趾均未作疼痛，现经前每作感冒喷嚏，乳胀，经水有少许瘀块，3月4日超声检查示：双乳增生伴左乳多发结节。脉沉涩；舌胖大苔薄，舌边有瘀点。再拟温经活血，调和营卫。

方药：三诊方炒当归改为20g，加鹿角片12g。21剂。

评析：肝主藏血，又主筋，故有调节周身血量和濡养筋脉的功能。《素问·举痛论》云："寒气入经而稽迟，泣而不行，客于脉外则血少，客于脉中则气不通，故卒然而痛。"本案脉沉涩，舌边有瘀点，乃血虚血瘀之候。肝藏血不足，营血不能充盈血脉，然又血脉受寒，寒性凝滞，血行不畅，筋脉失其温养，故手指、足趾受寒疼痛；瘀血阻滞冲任，则经行夹有瘀块。治宜温补肝血，散寒通脉，方用当归四逆加吴茱萸生姜汤化裁，重用当归温补肝血，佐以鸡血藤、丹参养血调经、活血止痛。《古方选注》云："厥阴四逆，证有属络虚不能贯于四末而为厥者，当用归、芍以和营血。若久有内寒者，无阳化阴，不用姜、附者，恐燥劫阴气，变出涸津亡液之证，只加吴茱萸从上达下，生姜从内发表，再以清酒和之，何患阴阳不和，四肢不温也耶？”肝血充盈有藏，血脉运行畅通，阳气通达四末，筋脉得以温养，则手足寒厥自除。四诊时诉有经前易外感，乳胀，经水瘀块，诊得脉沉涩，舌胖大，边有瘀点，仍从血虚寒凝瘀阻论治，加鹿角片温经活血，取“阳和一转，寒凝悉解”之意。

八、手颤

验案 风痰阻络，经脉失和

吴某，男，24岁，苍南人，2014年8月21日初诊。手抖已有月余，泛恶欲吐。左关脉弦，右关脉有力；舌苔白腻。治拟息风涤痰。

方药：天麻6g，钩藤15g（后入），桑叶12g，菊花12g，制半夏12g，陈皮10g，茯苓15g，炒枳壳10g，竹茹12g，广郁金10g，丹参15g，石菖蒲6g，车前子15g（包煎），泽泻12g。21剂。

二诊：9月11日。泛恶欲吐及手抖均瘥，然时有眩晕。左关脉弦，右关脉大；舌苔薄腻。再守方主之。

方药：初诊方制半夏改为15g，加薏苡仁30g。21剂。

三诊：11月13日。手抖已瘥，泛恶已除，然下午仍有眩晕。脉缓；舌苔薄腻，上有朱点。拟八珍汤合二陈汤加减治之。

方药：党参20g，炒白术12g，茯苓15g，炙甘草3g，陈皮6g，制半夏10g，炒当归10g，赤芍10g，炒白芍10g，川芎6g，生地12g，丹参15g，泽泻12g。21剂。

评析：手抖，又称“手颤”，指手震颤动摇，或一手独发，或两手并发。《素问·至真要大论》云：“诸风掉眩，皆属于肝。”掉，就是震颤，亦谓颤动、振动。《证治准绳·颤振》云：“颤，摇也；振，动也。筋脉约束不住，而莫能任持，风之象也。”因此，手抖与肝、风密切相关。本案伴见泛恶欲吐，舌苔白腻，脉左关弦、右关有力，此肝风挟痰、经脉失和所致。治宜平肝息风，化痰通络。初诊方中天麻、钩藤平肝息风，桑叶、菊花清肝除热；温胆汤（制半夏、陈皮、茯苓、炒枳壳、竹茹）行气燥湿，化痰通络；风痰阻络，血脉不畅，加丹参活血化瘀、通达脉络；石菖蒲芳香走窜，豁痰化湿；车前子、泽泻利湿祛浊，使痰湿从下而走。痰湿得化，则经气畅达，胃气和降，故二诊时手抖及泛恶欲吐均瘥，苔腻转薄，然有眩晕，左关脉弦、右关脉大，此风痰上扰清窍，守方加薏苡仁以助化痰祛湿。三诊时见午后眩晕，脉缓，苔薄腻，此气血亏虚，兼夹痰湿，故以八珍汤、二陈汤、泽泻汤合用以补益气血、化痰祛湿，加丹参活血通脉；四君子汤合二陈汤，补脾益气则脾能健运，既可使气血生化有源，又能杜绝生痰之源。

连师指出，手颤之症状虽局限于手部，但往往是脏腑病变的迹象，特别是肝风内动与风痰相搏所致的手颤，多为中风的先兆。王清任《医林改错》中列有中风未病前之形状数十条，其中就有手颤症，谓“有一手长战者，有两手长战者，有手无名指每日有一时屈而不伸者，有手大指无故自动者”。因此，对手颤一症要及早关注，积极治疗，防微杜渐，以免中风病的发生。

九、口舌生疮

验案 肝郁化火，循经上炎

赵某，女，47岁，杭州人，2009年4月12日初诊。舌边生疮已有半月余，经行10余天方净。左关脉弦，右关脉大；舌质红苔薄。拟从肝经论治。

方药：柴胡5g，当归10g，赤芍15g，炒白芍15g，茯苓12g，生甘草6g，丹皮10g，黑山栀10g，生地20g，白茅根30g。14剂。

二诊：5月24日。服方3剂，舌边生疮即瘥，未再发作；此次经行7天仍未净。左关脉弦，右关脉大；舌苔薄，舌质红。守方加减治之。

方药：初诊方去白茅根，茯苓改为15g；易当归、丹皮、生地为当归炭6g、丹皮炭10g、生地炭20g，再加蒲黄炭6g（包煎）。14剂。

评析：舌边候肝胆，若舌边发疮，宜从肝胆论治。《医方考·口齿舌疾门》云：“肝主谋虑，胆主决断，劳于谋虑决断……木能生火，故令舌疮。”妇人情志常多抑郁，气机郁滞，久则化火。本案左关脉弦，右关脉大，舌质红苔薄，此为肝郁化火之征。郁火循经上炎，灼伤血肉，故舌边生疮；肝司藏血，冲为血海，肝火循经下注，扰乱冲任，血热妄动，故经行十余天方净。方以丹栀逍遥散清肝泻火，因苔薄主火热伤阴，故加生地（即黑逍遥散）以养阴生津、清热凉血；白茅根甘寒生津，凉血止血，亦可清热利尿，使火热从小便而走。火热得清，则不致上扰，故三剂舌疮即愈。二诊时正值经期，七天未净，此热伏冲任所致，仍守前法，丹皮、生地、蒲黄均炒炭，则凉血止血之力益佳。

连师经验：肝郁化火所致口舌生疮，常因七情刺激诱发或加重，多伴有胁肋胀痛、心烦易怒、失眠等症状，若兼有肝肾阴亏者，则选用滋水清肝饮，以滋水涵木、清泄肝火。

十、黄褐斑

案1 肝气壅滞，血脉不畅

宋某，女，43岁，浦江人，2013年8月19日初诊。面部黄褐斑，经行乳胀。左关脉弦，右关脉大；舌苔薄，舌边暗。以疏泄其气血治之。

方药：柴胡6g，赤芍20g，炒枳壳10g，炙甘草6g，川芎6g，制香附10g，青陈皮各6g，广郁金12g，丹参20g，当归10g，生大麦芽15g。21剂。

二诊：12月30日。面部黄褐斑有减，经行乳胀。左关脉弦，右关脉大；舌苔薄腻，舌质红。再疏泄其气血。

方药：初诊方去生大麦芽，加浙贝母10g。21剂。

三诊：2014年3月3日。面部黄褐斑已消退，经行乳胀亦好转。右关脉大，左关脉弦；舌苔薄腻，舌质红。再守方加味。

方药：二诊方加茯苓15g。21剂。

评析：黄褐斑主要是由于肝、脾、肾三脏功能失调所致，或肝郁气滞血瘀，或肾虚精血不足，或脾虚痰湿凝聚。本案伴见经行乳胀，左关脉弦，右关脉大，舌边暗，此肝脾失和，气机壅滞，血脉不畅所致。气血运行不畅，血不上荣，遂生褐斑。气为血帅，气行血亦行，初诊以柴胡疏肝散行气疏肝化滞；治斑不化瘀，非其治也，加郁金、丹参、当归行气解郁，活血祛瘀；右关脉大，此脾胃气滞，加生麦芽消食健胃，疏肝解郁。气机条达，血络畅通，则瘀滞可消，色斑自然消退。

案2 脾虚肝郁，气血失荣

朱某，女，47岁，浦江人，2009年8月23日初诊。面部黄褐斑，经行有瘀块，食少。右脉缓，左关脉小弦；舌苔薄腻，舌边有瘀点。拟资生丸加柔肝和血之品。

方药：党参 20g，炒白术 10g，茯苓 15g，炙甘草 5g，陈皮 6g，山药 20g，炒扁豆 12g，炒薏苡仁 30g，砂仁 6g（杵，后入），桔梗 5g，芡实 15g，广藿香 10g，川黄连 3g，焦山楂 10g，焦神曲 12g，炒谷麦芽各 15g，鸡内金 10g，炒当归 10g，赤芍 15g。21 剂。

二诊：9 月 20 日。面部黄褐斑好转，此期经行瘀块亦少，食增。左关脉小弦，右脉缓；苔薄腻，舌边有小瘀点。再守初诊方继进 21 剂治之。

三诊：10 月 22 日。面部黄褐斑大退。左关脉弦已趋缓，右关脉已有力；舌苔薄腻。再守效方加味。

方药：初诊方加白蔻仁 6g（杵，后入）。21 剂。

四诊：11 月 26 日。面部黄褐斑大退。右关脉已有力，左关脉弦；舌苔薄腻，舌质淡。再守效方化裁治之。

方药：三诊方党参改为 25g。21 剂。

五诊：12 月 24 日。面色红润，黄褐斑已基本消退。右脉缓，左关脉虚弦；舌苔薄白，舌边有瘀斑。守方治之。

方药：四诊方党参改为 30g。21 剂。

评析：黄褐斑多见于鼻柱及鼻之两旁，目眶之下，两颧之上，为阳明经循行所过之处。若脾胃虚弱，气血生化乏源，不能循经上荣于面，则生黄褐斑。本案脾虚兼有肝郁血瘀，方以资生丸益气健脾、化湿和胃；左关脉小弦，此血虚肝郁，故经行有瘀块，遂加当归、赤芍养血柔肝、活血化瘀。脾胃健旺，则生化气血；肝木柔和，则气血调畅。实践证明，黄褐斑不是很快或很容易就能消散，连师从气血入手，益气和血，养荣除斑，气血上荣于面，则黄褐斑可缓缓渐消。万变不离其宗，治妇人病不离“气血”二字也。

十一、带下病

案 1　脾虚肝郁，带脉失约

杨某，女，42 岁，诸暨人，2015 年 3 月 27 日初诊。带下色黄量多，月经瘀块多。医院 B 超检查示（2015 年 2 月 25 日）：盆腔积液，宫颈多发纳氏囊。左关脉小弦，右脉缓；舌苔腻，舌边有瘀斑。拟傅氏法。

方药：山药 30g，炒白术 30g，炒白芍 15g，荆芥炭 6g，制苍术 12g，党参 15g，柴胡 5g，炙甘草 3g，车前子 10g（包煎），陈皮 6g，茜草炭 10g，乌贼骨 20g。21 剂。

二诊：4 月 17 日。带下已少，色白，此次月经瘀块亦少，然大便偏溏。左关脉弦，右脉缓；舌苔腻，舌边有瘀斑少许。再守方主之。

方药：初诊方加薏苡仁 30g，茯苓 15g。21 剂。

三诊：5 月 7 日。带下已少，大便亦正常。左关脉弦，右脉缓；舌苔薄腻，舌边有瘀斑。守方主之。

方药：二诊方制苍术改为 15g。21 剂。

评析：本案带下病系肝郁脾虚，湿浊下注所致。常因饮食不节，劳逸失度，损伤脾气，脾失健运，不能运化水谷精微，反而聚湿下注，伤及带脉，带脉失约，故带下色黄量多，舌苔腻；左关脉小弦，右脉缓，为血虚肝郁，脾虚湿蕴之象；经行夹有瘀块，舌边有瘀斑，此下焦瘀阻为患。初诊方以完带汤健脾疏肝，除湿止带，佐以乌贼骨、茜草炭化瘀止带。乌贼骨配伍茜草，即《内经》之“四乌鲗骨一藘茹丸”，用于治疗血枯经闭。二药相配，既能行血通经，又能止血止带。茜草炒炭，则偏于固涩下焦。二诊时大便偏溏，此湿盛之候，加薏苡仁、茯苓淡渗利湿。案中白术、苍术二药并用，盖因脾主运化，喜燥恶湿，白术苦甘温，入脾胃二经，功能补气健脾，化湿利水；苍术辛苦温，亦入脾胃二经，功能燥湿健脾，祛风除湿。白术伍苍术，一补一运，则有助于脾气上升之功能恢复正常。阳升湿化，带下自止。

连师治疗带下病，善用傅氏完带汤，认为完带汤用量甚巧。君药山药、白术各一两，臣药白芍、人参、苍术、车前子三至五钱，佐使药陈皮、荆芥穗、柴胡、甘草五分至一钱。这种重达一两，轻则数分的药物用量，是傅氏寓散于补之中、寄降于升之内的组方经验，临证用此方若不按此比例，则难以收到化湿止带之功。

案 2　肝脾失和，湿热下注

李某，女，25 岁，杭州人，2006 年 1 月 6 日初诊。带下色绿夹黄，量多，小腹疼痛。左关脉弦，右脉沉；舌红苔腻。治拟仲师法。

方药：炒当归 10g，赤芍 15g，炒白芍 15g，生白术 12g，泽泻 12g，茯苓

15g，川芎 6g，生甘草 6g。7 剂。

二诊：1 月 19 日。带下好转，绿色带已无，但仍有少许黄带，稍有异味，小腹疼痛已减。左关脉弦，右脉沉；舌苔腻。再守方加减。

方药：初诊方去生甘草，川芎改为 10g，加制香附 10g，薏苡仁 30g。7 剂。

评析：带下之病，因湿而起，病位在任、带二脉及相关脏腑，主要与肝、脾、肾三脏密切相关。本案带下色绿兼黄，量多，此青带、黄带相兼为病。色青属肝，色黄属脾。肝脾两脏在生理上相互协调，相互为用；在病理上则相互影响，相互传变。左关脉弦，右脉沉，舌红苔腻，主肝郁化火，疏泄失常，横克脾土，脾失健运，以致湿热之气蕴结于下，任脉失司，带脉失约，而见带下黄绿且量多、舌红苔腻。肝脾失调，气血瘀滞，故小腹疼痛。《傅青主女科》云："以脾气之虚，肝气之郁，湿气之侵，热气之逼，安得不成带下之病哉！"方以《金匮》当归芍药散养血疏肝、健脾利湿，加甘草配伍芍药敛肝、和营、止痛。二诊时青带除，腹痛减，仍有少许黄带，去甘草，加香附行气疏肝，薏苡仁淡渗利湿，以奏全功。诸药合用，调肝理脾，养血补虚与活血利湿并治，使气宣血畅，则湿化瘀除，带下病方能缓解。

案 3　肝经火盛，血热妄行

童某，女，29 岁，杭州人，2007 年 3 月 1 日初诊。带下绵绵已有月余，赤白相兼，质黏稠，2006 年医院妇科检查提示宫颈糜烂、宫颈炎症。左关脉弦，舌苔黄腻。拟荆芩四物汤加减。

方药：荆芥炭 6g，黄芩 10g，当归炭 6g，炒白芍 20g，生地炭 15g，乌贼骨 20g，茜草炭 6g，煅龙骨 20g（先煎），煅牡蛎 30g（先煎）。14 剂。

2009 年 10 月 4 日来诊，诉服前方 14 剂后赤带即愈。

评析：赤带系指女性阴道排出的一种赤浊黏滑、似血非血的液体，相当于现代医学所谓之"血性分泌物"。赤带病证，历代以傅青主详论尤深，认为"夫赤带亦湿病，湿是土之气，宜见黄白之色，今不见黄白而见赤者，火热故也……其实血与湿不能两分，世人以赤带属心之火误矣。治法须清肝火而扶脾气，则庶几可愈"。《妇科玉尺》亦云"若实火郁结，则为赤白兼下""内火盛，阴虚烦热而赤白带下"。本案带下绵绵，赤白相兼，质黏稠，左关脉弦，舌苔黄腻，此为肝经湿热下注，阻滞冲任二脉，以致血不归经，溢于脉外。湿浊瘀血夹杂而下，故带下赤白相兼。赤带多湿热，治多清解之法，方以荆芩四物汤清热利湿、凉血止血。清代医家张璐云“赤白带下，积久不愈，必有瘀血留着于内”，故佐以清带汤（乌贼骨、茜草炭、煅龙骨、煅牡蛎）化瘀止血，收涩止带。诸药合用，共奏清利湿热、凉血止血、收涩止带之效。

清带汤出自张锡纯《医学衷中参西录》，方由“生山药一两，生龙骨（捣细）六钱，生牡蛎（捣细）六钱，海螵蛸（去净甲，捣）四钱，茜草三钱”组成。张氏认为：“带下为冲任之证，而名谓带者，盖以奇经带脉，原主约束诸脉，冲任有滑脱之疾，责在带脉不能约束，故名为带也。然其病非仅滑脱，也若滞下。然滑脱之中，实兼有瘀滞。其所瘀滞者，不外气血。而实有因寒、因热之不同。此方用龙骨、牡蛎以固脱，用茜草、海螵蛸以化滞，更用生山药以滋真阴固元气。至临证时，遇有因寒者，加温热之药，因热者，加寒凉之药，此方中意也。而愚拟此方，则又别有会心也。尝考《神农本经》龙骨善开癥瘕，牡蛎善消鼠瘘，是二药为收涩之品，而兼具开通之力也……乌贼鱼骨即海螵蛸，茹藘即茜草，是二药为开通之品，而实具收涩之力也。四药汇集成方，其能开通者，兼能收涩，能收涩者，兼能开通，相助为理，相得益彰。”连师常以此方作为辅佐方，用于脾虚失摄或肾虚不固所致的带下病，有收敛而不留邪、止血而不留瘀之妙。

连师指出，历代医家有“五色带”之论述，若见妇人带下量多，色泽赤白相兼，或夹血水流出，质地黏稠，淋漓不断，有臭秽气，此为血色带下，严重者多色杂见，常见病因有重度宫颈糜烂、宫颈癌、恶性子宫体肿瘤等，故为医者应有所警惕。《医宗金鉴·妇科心法要诀》有云：“更审其带久淋沥之物，或臭或腥秽，乃败血所化，是胞中病也。”因此，赤带治疗必须结合妇科检查，以排除恶性病变，切不可见带止带。

十二、不孕

验案 气血失和，胞脉不畅

陈某，女，33岁，嘉兴人，2012年10月11日初诊。婚后12年未孕，经行每后期十余天，经前乳胀痛，当地医院妇产科检查示：输卵管不畅。左关脉弦，右脉缓；舌苔薄白，舌尖有朱点。治拟调和法。

方药：柴胡6g，炒当归12g，赤芍15g，炒白术10g，茯苓15g，生甘草

6g，薄荷 6g（后入），陈皮 6g，制香附 10g，广郁金 12g，丹参 20g，玫瑰花 6g，月季花 6g，川芎 6g。28 剂。

二诊：11 月 8 日。此期月经周期 28 天，按时而至，然经前仍乳胀痛。左关脉弦，右脉缓；舌苔薄白，舌尖红。仍拟调和法。

方药：初诊方加丹皮 10g。28 剂。

三诊：12 月 6 日。月事按时来潮，经前乳胀痛已瘥。左关脉弦，右脉缓；舌苔薄，舌尖红。守方加减主之。

方药：二诊方去月季花、川芎、丹皮，加延胡索 10g。28 剂。

四诊：2013 年 1 月 6 日。此期经水已逾期 8 天未行，2013 年 1 月 3 日查 β-HCG：359.4IU/L，提示早孕。脉滑，舌苔薄白。拟益气安胎法。

方药：党参 20g，炒白术 12g，茯苓 10g，炙甘草 5g，陈皮 5g，山药 20g，炒白芍 12g，大枣 15g，炒杜仲 10g，菟丝子 12g。21 剂。

2013 年 9 月 15 日其邻居来门诊时告知，8 月 31 日陈某生产一男婴。

评析：女子以肝为先天。肝主藏血，疏泄为用，故月经的满溢与肝密切相关。本案经行后期，经前乳胀痛，左关脉弦，右脉缓，此肝气郁结、脾气亏虚之候。情志内伤，肝气郁结，血为气阻，冲任不畅，运行迟滞，则经行延后；气机阻滞，血脉运行不畅，经前气血更为壅滞，故乳房胀痛。经水失调，又兼胞脉失畅，故婚后 12 年来不能摄精成孕。种子重在调经，经调然后有子嗣也。方以逍遥散养血疏肝、益气健脾，佐以香附、郁金行气解郁，丹参、川芎、玫瑰花、月季花活血调经。此后随证加减，使肝气条达，胞脉通畅，则气血疏泄以时，胞宫蓄溢循常，故能孕育矣。案中虽有妇产科检查提示“输卵管不畅”，然连师不囿于此，未加清热利湿、解毒通络之品，而是谨守病机，辨证论治，终获全功。可见临证论治，并无一定成法可循，全在辨证求因，此国医名师示人之良法也。

十三、产后恶露不绝

验案 肝肾阴亏，火旺迫血

张某，女，38 岁，杭州人，2009 年 8 月 29 日初诊。产后 60 余天，恶露迄今未净，量少质稀，其色偏黄，尾闾疼痛，足跟疼痛，盗汗多。左关脉虚弦，左尺脉略浮，舌红苔薄。拟养阴止血法。

方药：生地炭 25g，山药 20g，山茱萸 12g，丹皮炭 10g，茯苓 10g，泽泻 10g，当归炭 6g，炒白芍 12g，煅龙骨 20g（先煎），煅牡蛎 30g（先煎），乌贼骨 15g，茜草炭 6g。14 剂。

二诊：9 月 11 日。服方 4 剂，恶露即净；尾闾已不甚疼，盗汗已少，足跟仍酸痛。左关脉虚弦，两尺脉沉；舌红苔薄。再守方加减。

方药：初诊方去乌贼骨、茜草炭，加五味子 6g，枸杞子 12g，鹿角霜 12g。14 剂。

评析：妇人产后，如果恶露 1 个月未净谓之恶露不绝。本案产后 60 余天恶露未净，可谓久矣。从症状而言，恶露量少质稀，其色偏黄，伴有尾闾、足跟疼痛，盗汗多，左关脉虚弦，左尺脉略浮，舌红苔薄，此肝肾阴亏、虚火旺盛之候，故治疗以滋阴清热、收敛止血为要。初诊以归芍地黄汤滋阴补肾、养血柔肝，佐以清带汤（乌贼骨、茜草炭、煅龙骨、煅牡蛎）化瘀止血、收敛固涩。方中生地、丹皮、当归、茜草均炒炭用，则止血之力益佳，且止血而不留瘀。药证相符，服方 4 剂，恶露即净。二诊时尾闾疼痛及盗汗已大减，左关脉虚弦，两尺脉沉，舌红苔薄，此阴血久虚，伤及肾阳，遂去止血之乌贼骨、茜草炭，加五味子、枸杞子滋补肝肾，鹿角霜温肾壮阳。于大队滋阴养血药中，少佐 1～2 味温肾助阳药，所谓“善补阳者，当于阴中求阳，则阳得阴助而泉源不绝”。

第六章 名医之路

中国医药学理论是建构在中国传统哲学基础之上的，其指导实践的理论有着深深的传统哲学烙印，甚至许多哲学的概念（比如阴阳、五行、精气等）直接指导了医学的实践，这样的理论建构也必然要求着特殊的治学方法。在中医学上有一定建树和成就的人，无一不是有着深厚文化积淀、扎实国学基础、灵巧思辨意识的人，连建伟教授无疑就是当代的杰出代表。因此，总结连建伟教授的从医经历和学术成就，从中可以探寻名老中医成才的必由之路，这是中医后学登堂入室的门径，也是治学实践的榜样，更是精神感召的旗帜，亦是中医传承的重要内容之一。

1951 年 2 月　出生于浙江省嘉善县魏塘镇。

1957 年 9 月　就读于嘉善宾阳门小学。

1960 年 8 月　迁居嘉兴，就读于嘉兴解放路小学。

1963 年 9 月　就读于嘉兴南湖中学。

1966 年 7 月　嘉兴南湖中学初中毕业。正值十年动乱时期，辍学在家，前途茫茫。在其叔公的指引下，初识《药性赋》《药性歌括四百味》两部医书，从此对中医学产生极大兴趣。此后，又系统自学了中医院校的教材，阅读了一些古代医著。此时，连师发奋苦读，择善而从；并且先后侍诊近十位当地名老中医，边学习边实践。

1968 年 9 月　邻居何某因患肺结核而大咯血，连师第一次为病人诊治开方，药仅生地、阿胶珠、小蓟炭、血余炭四味，二剂药后咯血止住，转危为安。

1970 年 3 月　作为知识青年到嘉兴县凤桥公社永红大队第九生产队插队落户。

1970 年 8 月　任嘉兴县凤桥公社永红大队合作医疗站赤脚医生。因对患者热情和善，疗效显著，声名遂盛，周边县乡的求诊者络绎不绝。

1976年11月　被嘉兴县卫生局分配到嘉兴县建设公社卫生院中医科工作。

1977年9月　给我国中医界泰斗、卫生部中医研究院西苑医院的岳美中先生写信，表达了自己学好中医的决心和求师指点的渴望。不久，接到了岳老的回信："同志所赐之书，语言畅快，字体娟好，医案总结，简练恰当……惟余平生，爱才若命，见足下英俊之才，愿为代筹前途。"

1978年9月　以总分第一名的成绩考入北京中医学院中医研究生班，成为新中国历史上首届中医研究生。在岳美中先生的指导下选择了中医方剂学作为研究方向，师从王绵之教授，从此开启了他在高等院校中的学习、工作生涯。

1978年10月起　在北京中医学院学习期间，得到多位中医界名宿传道授业，当时任应秋教授执教《黄帝内经》，刘渡舟教授执教《伤寒论》、马雨人研究员执教《金匮要略》，赵绍琴教授执教《温病学》，王绵之教授指导进行《方剂学》教学研究。此外还受教于赵锡武、祝谌予、董建华、关幼波、金寿山、李今庸等诸位学界泰斗，更有岳美中老先生的榻前亲授、沈仲圭老先生的谆谆教诲。这段时间的学习使得连师的中医学识和医术突飞猛进。

1980年12月　北京中医学院研究生毕业，成为新中国历史上第一批中医硕士。

1981年1月至今　历任浙江中医学院（现浙江中医药大学）方剂学教研室讲师、副教授、教授、博士生导师，方剂学教研室主任，基础部副主任、主任，浙江中医学院副院长、浙江中医药大学副校长；连任第九届、十届杭州市上城区人大代表，第七届、八届浙江省政协常委，第十届、十一届全国政协委员，中国民主促进会第十二届、十三届中央委员会委员，中国民主促进会浙江省委员会副主委，浙江省文史研究馆馆员，享受国务院政府特殊津贴专家；兼任中华中医药学会方剂学分会副主任委员、主任委员、名誉主任委员。

1987年11月　花费八年时间编著的《历代名方精编》一书由浙江科学技术出版社出版发行。全书含正、附方共300首，每首正方分组成、用法、功效、主治、证候分析、方解、临床运用、原书指证、方论选录、医案验证等10项进行阐述，发行量达两万余册。1989年此书获得浙江省自然科学优秀论文二等奖，并被载入《二十世纪中国学术要籍大辞典》。2009年，应人民卫生出版社之邀，在原书基础上增添新内容，出版了《新编历代名方》。

1991年9月 编著的《金匮方百家医案评议》一书由浙江科学技术出版社出版发行。该书精选古今173位医家运用《金匮》方治病的医案458则，每方附有数则医案，且撰有评议。评其异病同治之机理，议其遣方用药之得失，指出古方今用之规律，具有很强的实用价值。

1992年5月 获国家中医药管理局中医药科学技术进步二等奖。

1996年8月 获"浙江省优秀教师"称号。

2001年12月 被浙江省人民政府授予"浙江省名中医"称号。

2002年、2008年、2012年、2017年、2022年 先后被确定为第三、四、五、六、七批全国老中医药专家学术经验继承工作指导老师，现已培养学术继承人9名。

2002年5月 校订的《三订通俗伤寒论》一书由中医古籍出版社出版发行。为感谢徐荣斋先生忘年之交，完成其未竟之遗愿，连师以徐老生前的《重订通俗伤寒论》为底本，以1934年3月上海六也堂书局铅印本《通俗伤寒论》十二卷本为主校本，以1916年绍兴医药学报社铅印大增刊《通俗伤寒论》为旁校本，以1956年杭州新医书局《重订通俗伤寒论》为参校本，对全书进行认真校勘。凡书中存在的谬误或费解之处，则加撰简要按语，或直指其误，或解释疑难，并提出个人见解，供学者参考。

2004年2月 编著的《连建伟中医文集》一书由上海科学技术出版社出版发行。选录连师于1970—2003年精心撰著的中医文稿105篇，展现了其中医理论、临证研究和中医教育的学术思想。

2005年1月至今 被浙江省保健委员会聘为"浙江省干部医疗保健专家"。

2007年12月 获浙江省科学技术进步二等奖。

2008年1月 主编的《连建伟中医传薪录》一书由科学出版社出版发行，突出反映了连师从医40年来独到的临证诊治经验。2016年5月，该书第2版出版发行。

2008年1月 编著的《连建伟金匮要略方论讲稿》一书由人民卫生出版社出版发行。2005年7月，连师应台湾长庚大学之邀请，为该校医学院中医系八年制学生讲授中医经典著作《金匮要略方论》。他参阅中外古今文献，附以己见，将全书逐字逐句地进行讲解，并将全部上课内容精心整理成书，以扶掖中医后学深入经典，掌握中医基本功。

2009年9月 获国家级教学成果奖二等奖，并获浙江省教学成果奖一等奖。

2012年3月　编著的《连建伟国学精要讲稿》一书由中国中医药出版社出版发行。连师在精读《明心宝鉴》及《御制重辑明心宝鉴》的基础上，摘录其中精要，结合自己读书体会和人生经历，古为今用，冀其作为国学教材，对在校大学生、研究生和中医学术继承人进行国学教育。

2013年1月　被国家中医药管理局确定为第一批中医药传承博士后合作导师。

2017年12月　被浙江省卫计委、人社厅、中医药管理局确定为首批浙江省国医名师。

2019年1月　主编的《中华当代名中医八十家经验方集萃》一书由知识产权出版社出版发行。汇集了八十位第一、二、三、四批全国老中医药专家学术经验继承工作指导老师的经验方，每方均有组成、功效、主治、方解、常用加减、验案举例等项，充分显示了当代名中医遣药组方、济世活人的深厚功力。

2019年10月　在人民卫生出版社出版《新编历代方论》(与沈淑华联合编著)。

2020年4月　辑复明代龚廷贤著作《云林医圣普渡慈航》一书，由人民卫生出版社出版发行。以明代崇祯五年金阊书林刻本《云林医圣普渡慈航》为底本，以我国及韩国手抄本为主校本，以1911年上海锦章书局刊印的《寿世保元》、1915年上海广益书局刊印的《万病回春》为旁校本，以日刻本《云林医圣普渡慈航》为参校本，并结合他校、理校，去伪存真，辑复点校出《云林医圣普渡慈航》，补充目前国内该医著之缺失。

2020年8月　主编的全国中医药行业高等教育“十三五”规划教材《方剂学》获首届全国教材建设奖高等教育类二等奖。

2022年3月　被国家卫生健康委、国家中医药管理局确定为第二届全国名中医。

此外，连师已撰写发表中医学术论文百余篇，还出版了《金匮要略校注》《中医必读》《古今奇效单方评议》《仲景治法与方剂临证探微》《连建伟手书医案》《连建伟方剂学批注》《新编方剂歌诀详解》等著作；担任全国高等中医药院校《方剂学》教材副主编、主编，并且主编或参编《方剂学》教材十部；任浙江中医药大学中医临床基础专业博士研究生导师、方剂学专业博士研究生导师，至今已培养出中医博士后2名，博士研究生29名，硕士研究生14名。

“自强不息，终日乾乾”，是岳美中先生病榻上的勉励，也是连师坚持中医、传承精华和守正创新的真实写照。总结回顾老师从医、治学、传薪之路，切身感受到老师探赜岐黄、博极医源而精勤不倦的献身精神，为之深深感动。他学习中医，则记诵、精读、覃思、博览，夜以继日；临证实践，则尝药、求师、侍诊、省身，未曾停顿。连师是一位著名的中医教育家，一直从事中医方剂学教学工作，对仲景经方和历代名方十分熟稔；连师是一位坚定的铁杆中医，一直关心中医的前途命运，并为之呐喊呼吁；连师是一位坚持中医特色的医学家，临诊问疾善于抓住主证，详辨脉舌，理法方药，丝丝入扣。他的学术思想和经验来自实践，临证积累了很多真知灼见和独到经验。老师不忘初心、方得始终之精神将激励着我们为中医事业奋斗终身！

32检